全身図　骨格の構造

（体の前面から見たもの）

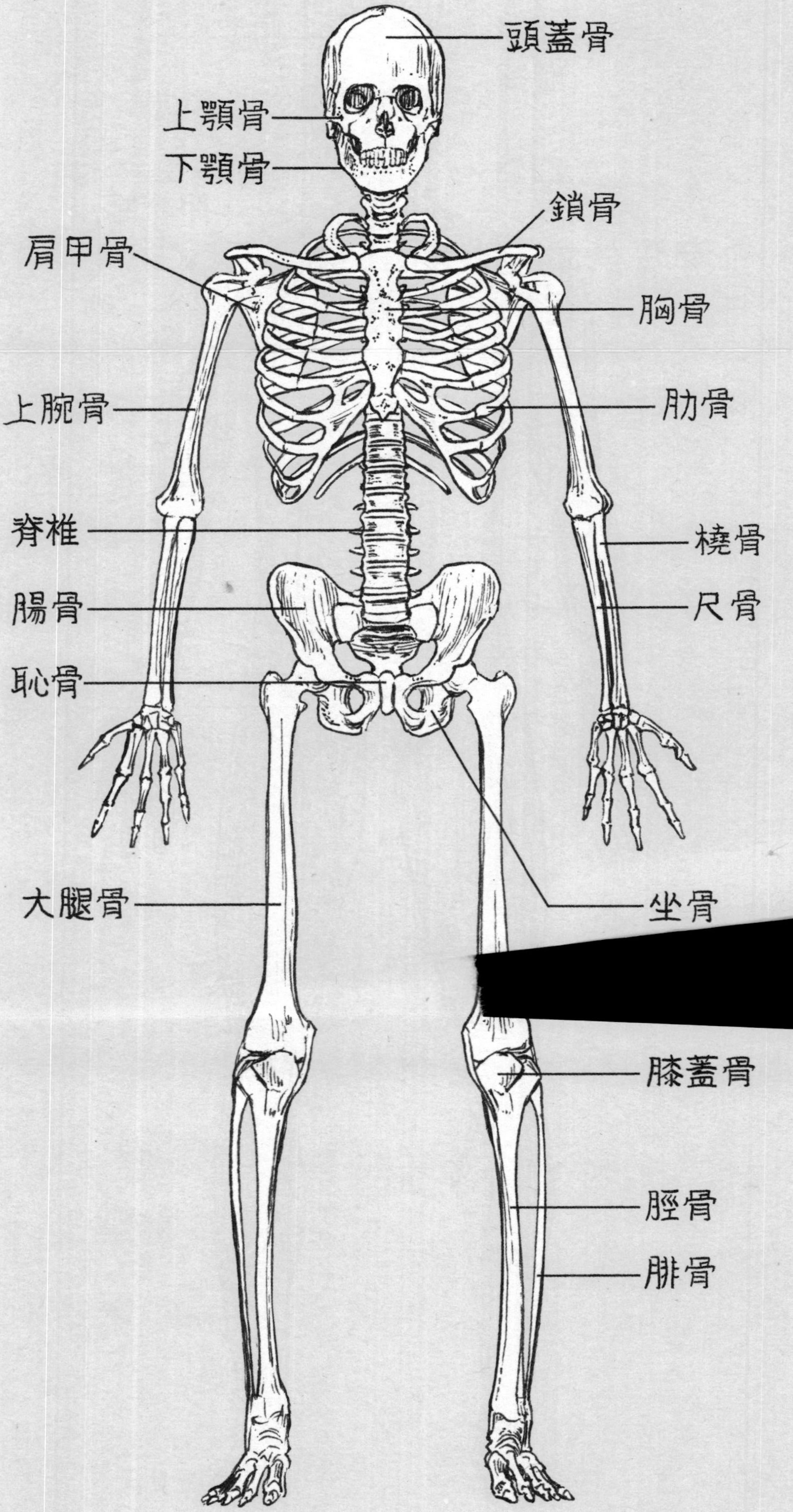

全身図　頭部・内臓の構造

（体の前面から見たもの）

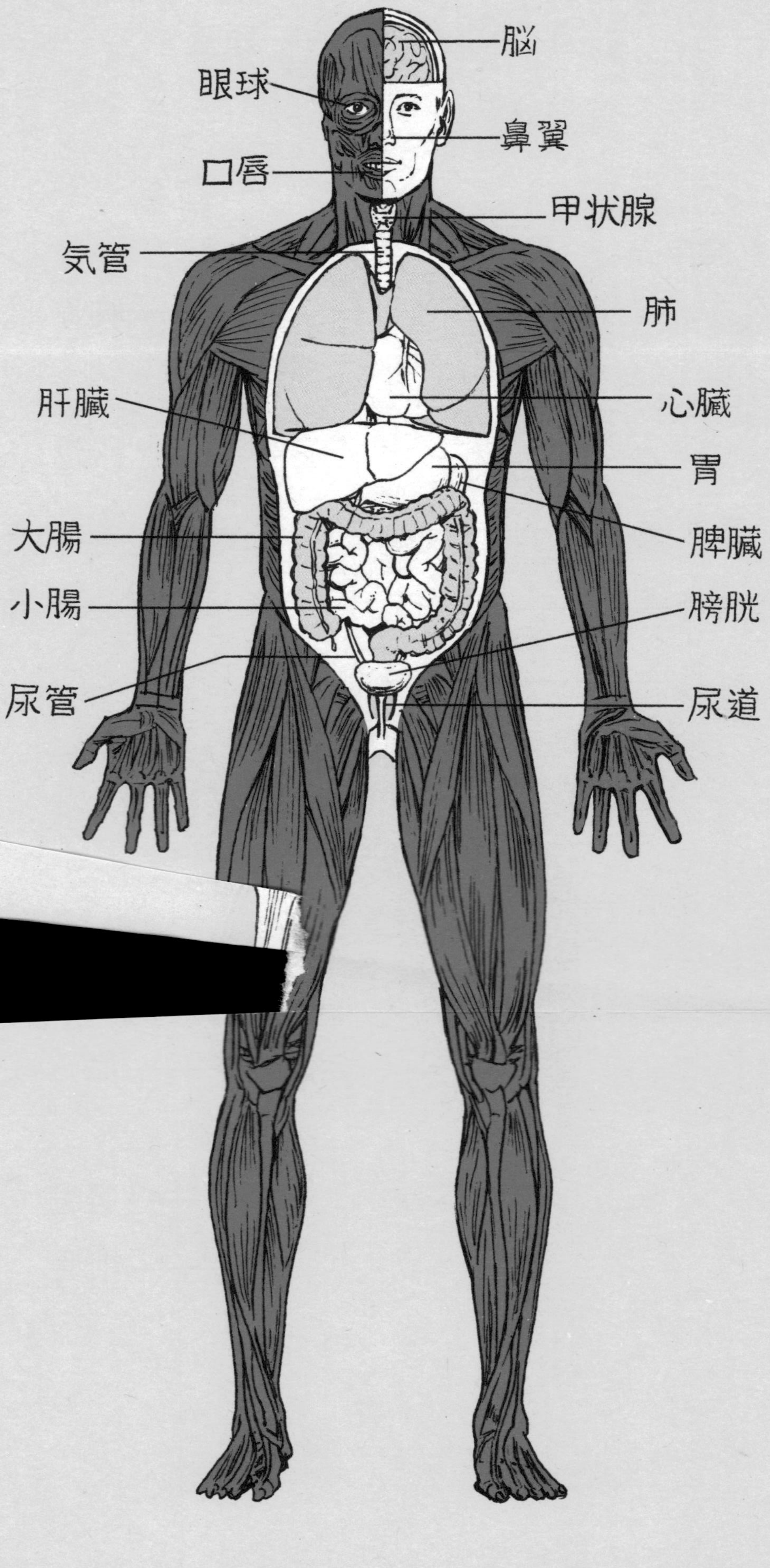

すばらしい人体

あなたの体をめぐる知的冒険

山本健人

医師、Twitter@外科医けいゆう

ダイヤモンド社

医学は

サイエンスに

支えられたアートである

ウィリアム・オスラー

（医師）

はじめに

医学生時代に経験した解剖学実習で、大変驚いたことがある。

それは、「人体がいかに重いか」という事実だ。

脚は片方だけでも一〇キログラム以上あり、持ち上げるのに意外なほど苦労する。一見軽そうな腕でも、重さは四~五キログラムである。想像以上にずっしり重い。

私たちは、身の周りにあるものの重さを、実際に手にしなくともある程度正確に推測できる。だが不思議なことに、自分の体の「部品」だけは重さを感じない。日常的に「持ち運んでいる」にもかかわらず、である。

一体なぜなのだろうか?

その答えを求めると、美しく精巧な人体のしくみが見えてくる。

人体がいかに素晴らしい機能を持っているか。

健康でいる限り、私たちはそのことになかなか気づけない。

私たちは、たとえ走っている最中でも道路標識を読むことができ、前から歩いてくる人をよけることができる。頭は上下に激しく揺れているにもかかわらず、視界が揺れて酔うなどということはない。

あなたは、今これを読んで「ウンウン」とうなずいたかもしれない。だが、その頭の動きに合わせて、あなたの視界が上下に揺れることはない。

ところが、スマートフォンのカメラを目の前に構え、走りながら動画を撮影してみればどうだろうか。収められる映像は大きく揺れ動き、視聴に耐えるものではないはずだ。

私たちの視界と、カメラが収める映像の違いは何なのだろうか。そう考えると、一つの真実が見えてくる。私たちの体には、「視界が揺れないための精巧なシステム」が備わっているということだ。

もう一つ、例をあげよう。

汚い話で恐縮だが、私たちが「おならができる」のは、肛門に近づいてきた物体が固体か液体か気体かを瞬時に見分け、「気体であるときのみ排出する」という機能を持っているからである。

「固体のみを体内に残し、気体だけを排出する」という芸当もできる。恐ろしく緻密《ちみつ》なしくみである。このようなシステムは、とても人工的にはつくれない。

私たちの肛門は、おならと大便を識別《しきべつ》できる。一見すると当たり前のようだが、これは私たちが社会生活を送る上で大切な能力だ。

私は医師として医学を学び、人体の構造・機能の美しさに心を奪われてきた。一方で、このすばらしいしくみを損なわせる、「病気」という存在の憎らしさも実感してきた。病気の成り立ちを理解し、病気によって失われた能力を取り戻すのも、医学の役割である。

これまで医学は、多くの病気に潜む謎を解き明かし、膨大な数の治療手段を生み出してきた。

今の私たちにとって、細菌やウイルスは人体を脅かす恐ろしい存在だ。実際、これまでの人類史において、感染症はおびただしい数の人命を奪ってきた。

だが、感染症の原因が「微生物」であるという事実に人類が気づいたのは、ほんの百年あまり前である。それ以前の時代を生きた人たちに感染症の成り立ちを説明しても、きっと信用してもらえないに違いない。

目に見えない生き物が体内に侵入して、さまざまな病気を引き起こす――。

あまりにも荒唐無稽で、馬鹿馬鹿しい発想だと嘲笑されるかもしれない。

十九世紀後半、ドイツの医師ロベルト・コッホは、細菌が病気の原因になることを初めて証明した。

ある病気が、特定の微生物によって引き起こされている。この驚くべき発見は、医学を大きく前進させた。なぜなら、「その微生物を殺すことができれば、病気を治療できるのではないか」という発想が生まれたからだ。

二十世紀初頭、ドイツの医師パウル・エールリヒは、数百種類もの化合物を用いて実験し、ついに細菌を殺せる化学物質を発見する。製造番号六〇六号のこの物質は「サルバルサン」と名づけられ、梅毒の治療薬となった。

特定の病原体のみを狙い撃つ。この物質を、彼は「Magic Bullet（魔法の弾丸）」と呼んだ。病気の原因そのものにアプローチするという概念が、当時は「魔法」だったからだ。

それから十年ほどのち、イギリスの研究者アレクサンダー・フレミングは、アオカビの分泌物に細菌を殺す作用があることに偶然気づいた。彼はこの分泌物に、アオカビの学名Penicilliumにちなんだ名前をつけた。「ペニシリン」である。

これはのちに「抗生物質」と呼ばれ、人類の歴史を変える革新的な薬となった。大昔の話ではない。二十世紀半ばのことである。

流行する病の原因を特定し、それに合う薬を投与する、という一連のプロセスは、現在当然のものとして受け入れられている。だが、この当たり前の営みが「当たり前」になったのは、長い人類の歴史においてごく「最近」のことなのだ。

その後、医学はさらに長足の進歩を遂げてきた。

一九八一年、医学雑誌『ランセット』に報告された未知の病気は、主に性交渉によって伝播し、感染者の免疫機能を破壊した。のちに「後天性免疫不全症候群（ＡＩＤＳ）」と名づけられるこの病気は、ウイルスが原因であった。「ヒト免疫不全ウイルス（ＨＩＶ）」である。

驚くべきは、一九八三年にはウイルス発見の報告がなされ、現在までに強力な治療薬が生み出されたことだ。当初、その病名告知は「死の宣告」とまでいわれたが、今やＨＩＶ感染症は制御可能な「慢性疾患」となった。

Ｃ型肝炎ウイルスは、実に厄介な病原体だ。一九八九年に初めて発見されたこのウイルスは、人に感染すると慢性肝炎や肝硬変を経て肝臓にがんを引き起こす。これまで世界中で多くの人命を奪ってきた凶悪なウイルスである。

ところが近年、直接作用型抗ウイルス薬（Direct Acting Antivirals; DAA）と呼ばれる画期的な治療薬が生まれ、戦局は一変した。多くのＣ型肝炎が、「治癒」を目指せるようになったのだ。

飲み薬でＣ型肝炎が治る――。

ひと昔前には考えもしなかった未来が、今ここにある。

ロベルト・コッホ、パウル・エールリヒ、アレクサンダー・フレミング、そして、HIVを発見したリュック・モンタニエとフランソワーズ・バレ＝シヌシ、C型肝炎ウイルスを発見したハーベイ・オルター、マイケル・ホートン、チャールズ・ライス。彼らは全員、ノーベル賞受賞者である。

誰もが想像すらできなかった医学の進歩を、血の滲《にじ》むような努力の末に実現した偉人たち。その功績が臨床の現場にもたらした恩恵について知ることも、医学という学問が持つ魅力である。

医学を学ぶことは、途方もなく楽しい。

知れば知るほど、学ぶことの楽しさは指数関数的に増大していく。

私が医学生の頃から絶えず味わってきた興奮を、誰かと共有したい。知識の点と点が線となってつながり、思わず膝を打つときのときめきを、誰かに伝えたい。

私が本書を執筆したのは、それが理由である。

本書では、まず第1章で「人体の構造がいかによくできているか」を具体的な例をあげて紹介する。同時に、「それが病気によって失われるとき、あなたにどんな〝不足〟や〝不快〟が起こるのか」を、脳や心臓から肛門に至るまで、さまざまな臓器を取り上げてわかりやすく解説する。

第2章では、人がどのような経緯で「病気」という状態に至るのか、病気と健康の境界はどこにあるのか、がんや心疾患、感染症などを例に、人は何によって命を失うのかについて述べる。

第3章では、医学の歴史において転換点となった大きな発見、今私たちが享受する医学の基礎をつくったヒポクラテスやロベルト・コッホなどの偉人たちの功績を振り返る。また、彼らの成し遂げたことが、今の臨床で「いかにして生きているか」を、医師の目線で解説する。

第4章では、誰もがよく知る過去の事件・事故から、食中毒やエコノミークラス症候群、寄生虫感染症などを例に、私たちの健康を脅かす身近な危険や健康にかかわる知識を紹介する。

第5章では、体温計や血圧計、内視鏡などを例に、医療現場で活躍する道具、器械などを紹介し、医学に進歩をもたらした科学技術について語る。

本書では、情報の信頼性を担保するため、八〇以上の出典を掲載した。また、専門領域外の詳細な知識については、各専門医に監修を依頼し、正確性を損なわないよう留意した（参考文献・三六七頁）。本文内の（1）などの数字が各章の参考文献と対応している。内容をより詳しく理解したいと考える方は、直接文献にあたってみてもよいだろう。

本書が目指すのは、過去から未来まで、頭から爪先まで、人体と医学を楽しく俯瞰《ふかん》することだ。幼い頃に買ってもらった新しい図鑑の頁をワクワクしながらめくったときのような、心躍る体験を届けたいと思う。

それでは、さっそく始めよう。
あなたの体をめぐる知的冒険を。

山本健人

目次

第2章 人はなぜ病気になるのか？

第3章 大発見の医学史

第4章 あなたの知らない健康の常識

第5章 教養としての現代医療

第1章

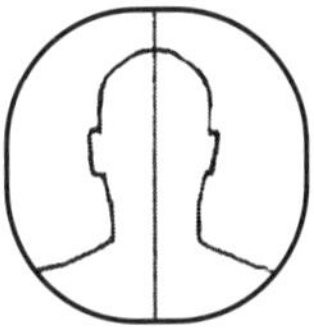

人体はよくできている

自然は無駄なものや
余計なものをつくらない

アリストテレス
（哲学者）

私たちの体は重い

立ち上がることができますか？

あなたは今、この本を椅子に座って読んでいるだろうか？

もしそうであれば、まず正面を向き、頭の位置を前後に動かさずに立ち上がろうとしてみてほしい。きっと、全く立ち上がれないことに驚くはずだ。どれだけ足に力を入れようと、腰は少しも浮き上がらないはずである。

では次に、何も考えずに立ち上がってみてほしい。おそらく、最初に頭を思い切り前に突き出して、その後ようやく腰を浮かせるはずである。椅子から立ち上がるためには、まず「前屈する」という動作が必要なのだ。

なぜだろうか？　その理由は単純で、重い臀部《でんぶ》を持ち上げるためには、頭の重さでバランスを取る必要があるからだ。頭を前に突き出し、重心を前方に移動させることで、重い臀部を持ち上げるのである。まさに、「重い腰を上げる」ためには頭を使う必要があるのだ。

では、もう一つ実験をしてみよう。

今度は立った状態で足を肩幅に広げ、頭を左右に動かさずに右足を上げてみてほしい。おそらく、どれだけ足に力を入れても右足は地面から浮き上がらないはずだ。

では、どうすれば右足を上げることができるだろうか？　やってみればすぐにわかる。右足を上げる前に、上半身を左側に傾ける必要があるのだ。先ほどと同様に、重い足を上げるには、まず重心を反対側に移動することから始めなければならないのである。

私たちの体を構成する「部品」は、それぞれがかなりの重量を持っている。体重が五〇キログラムの人であれば、頭は五キログラムほどもある。足は一本あたり約一〇キログラム、腕も一本四〜五キログラムほどあり、意外なほどにずっしり重い。

私たちは日頃、自分の「部品」の重さを自覚することがほとんどない。これほど重いものを毎日「持ち運んでいる」にもかかわらず、意外にもそのことに気づかないのだ。

頭や手足は、肩や背中、臀部の大きな筋肉で支えているため、重さを感じにくい。これは、子どもを抱っこするより肩車をするほうが楽に感じたり、重い鞄を手で持つよりリュックサックを肩に背負うほうが軽く感じたりするのと同じ理屈である。

また、生まれてから今に至るまで、必要な筋肉が必要なだけ鍛えられている。体は、自らの「部品」を持ち運ぶのにもっとも好都合に発達するからだ。

一方、私が初めて医療現場に出たときもっとも驚いたのは、まさに「人体がいかに重いか」という事実である。医療現場では、歩けない人をベッドから車椅子に移動するのを介助したり、意識のない人をベッドからベッドに移動したりすることは、日常的な仕事だからだ。

宇宙飛行士と筋肉

例えば、手術の際に、全身麻酔がかかった人の手足を持ち上げたり、仰向けからうつ伏せに変えたり、手術後に体を手術台から病棟用のベッドに移動したりする作業は毎日行われる。

このように体を移動させる作業は、それなりの重労働だ。決して一人ではできず、四、五人のスタッフが一緒に力を合わせて行う。自分の体は一人で運べるのに、他人の体は一人では到底運べないのだ。

特に全身麻酔中に体を移動させるときは、手と足に注意が必要である。手足はずっしり重いにもかかわらず、胴体とは小さな面積でしか繋がっていない。四本それぞれを誰かがしっかり支えていないと、重みのままに勢いよく垂れ下がり、あっという間に関節を損傷してしまうからだ。お互いが声を掛け合い、息を合わせて慎重に動かすのである。

体の重さが問題になるのは、手術のときだけではない。

入院が長引き、ベッド上の生活が長くなった人が、久しぶりに起き上がろうとすると全く立てなくなっている、ということはよく起こる。特に、もともと筋肉が弱った高齢者に起こりやすい現象だ。

胸やお腹の病気で手術を受けたり、心筋梗塞や肺炎にかかったりなど、足腰とは全く関連のない病気にかかったとしても、歩く力は自然に失われていく。体を毎日「持ち運ぶ」作業を怠れば、見る見るうちに筋肉は弱ってしまうからだ。

程度の差こそあれ、無重力の空間から地球に帰還した宇宙飛行士が、支えなしには歩けなくなっているのと状況は似ている。宇宙飛行士の油井《ゆい》亀美也《きみや》氏が、帰還直後の生活について、「私はスーツを脱ごうとして、頭を前に傾けた時に、首と背筋で頭の重さを支えるのを忘れ、前のめりに頭を地面にたたきつけそうになりました」と語っていたのが印象的だ(1)。

したがって、宇宙空間で宇宙飛行士が筋力トレーニングを怠らないのと同じように、入院中はリハビリが重要になる。可能な限り意識的に歩いたり、手足を動かしたりする必要があるのだ。病院では、多くの人が毎日病棟の廊下をゆっくり歩いている。生活力を維持するために、必須の運動なのである。

意外に知らない目の働き

あなたの視野はかなり狭い

今あなたの目には、この文字だけでなく、周囲の広い範囲が映っているだろう。目を動かさなくても、上下左右の景色は目に入っているはずだ。

では、今読んでいる文字に視点を固定し、目を動かさずに他の文字を読もうとしてみてほしい。おそらく、ぼやけて読めないのではないだろうか？　そしてあなたは、視線を動かさない限り、「文字を読める範囲」が非常に狭いことに気づくはずだ。私たちの視野は、テレビ画面に映る景色のように、隅々までくっきり映し出されているわけではないのだ。

目のしくみを知っていると、この理由がよくわかる。カメラにたとえてみよう。レンズに相当するのが水晶体（中心部は瞳孔）、しぼりが虹彩、フィルムが網膜、カメラに装

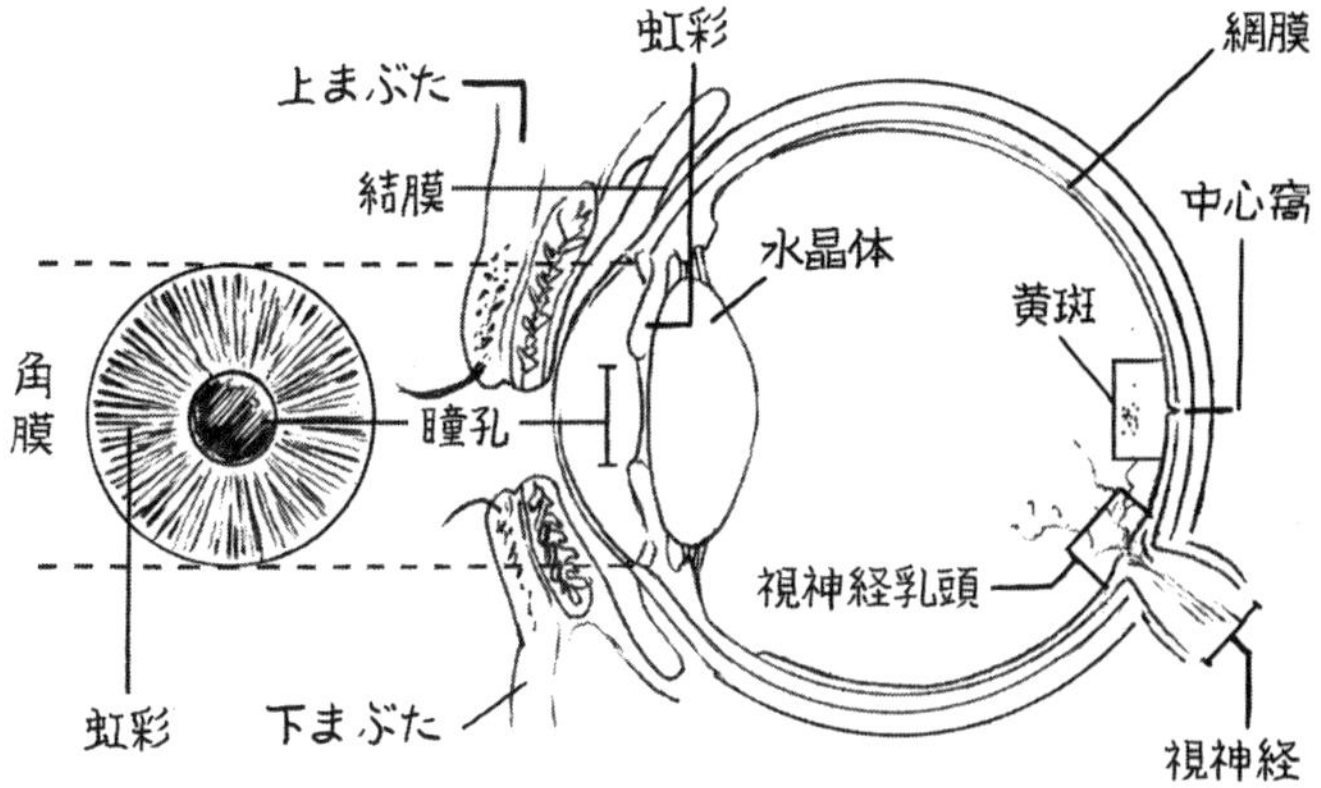

目のしくみ

着するレンズキャップがまぶたである。ちなみに、上まぶたと下まぶたの裏面から白目の部分を覆う膜は結膜、黒目の部分を覆う膜は角膜という。

私たちが景色を認識するのは、網膜に映った映像が脳に伝わるからだが、実は網膜全体ではっきりものを見ているわけではない。網膜の中心部分の、ほんの一点だけで見ているのだ。

この一点とは、黄斑《おうはん》と呼ばれる部位の、さらにその中央、「中心《ちゅうしん》窩《か》」と呼ばれる点である。この部分の直径はわずか〇・三ミリメートルしかない。ここから少しでも外れると、視力は大きく低下する。私たちの視力は、この狭い部分に依存しているのである。

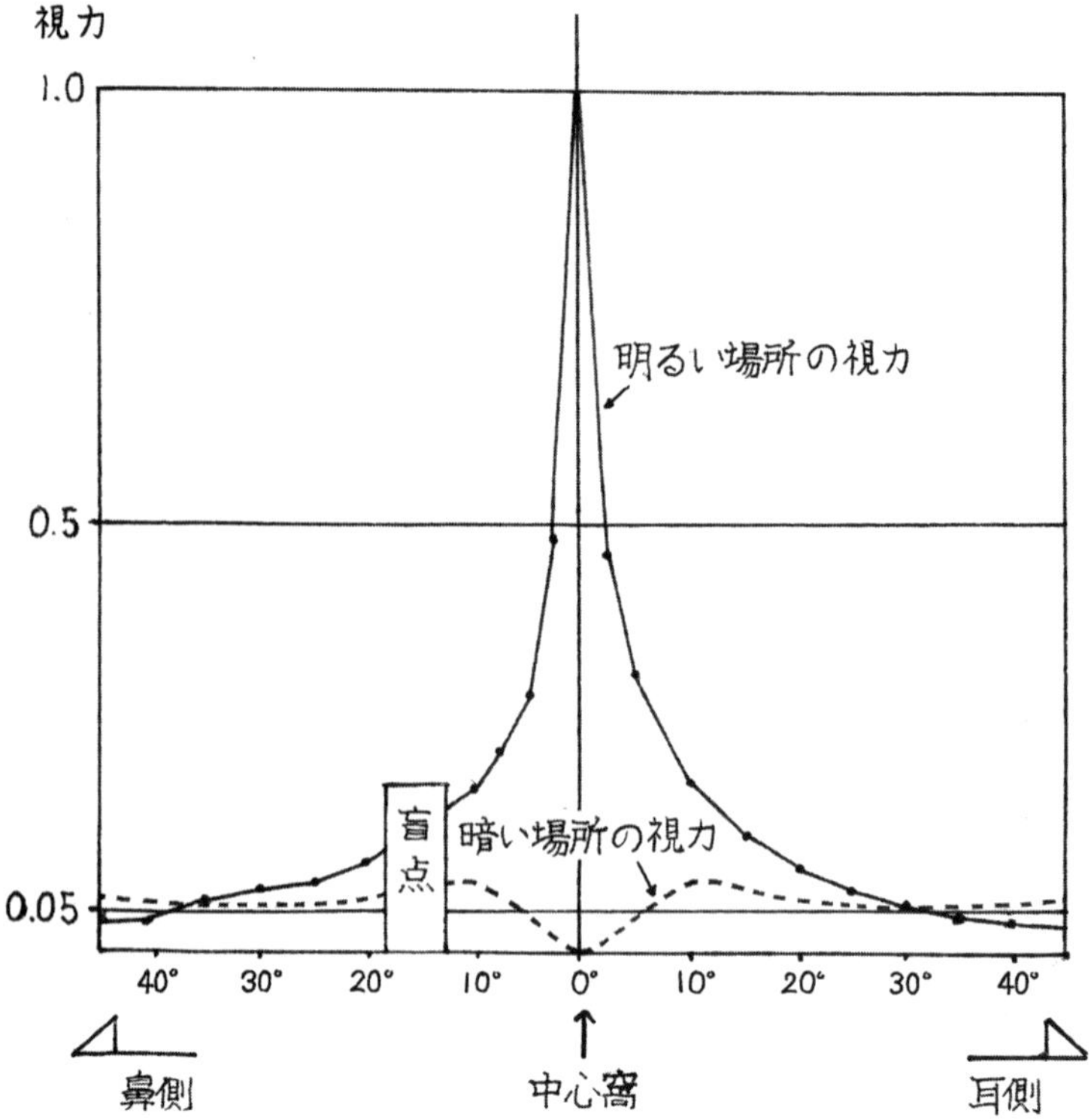
視力
1.0
0.5
0.05
明るい場所の視力
暗い場所の視力
盲点
40°
30°
20°
10°
0°
10°
20°
30°
40°
鼻側
中心窩
耳側

網膜各部の視力

普段このことに気づきにくいのは、無意識に視線をせわしなく動かし、常に対象物を中心で捉えているからだ。

網膜には視細胞と呼ばれる細胞がぎっしり並んでいて、その数は片目だけで一億個以上ある。この細胞が光の刺激を信号に変え、神経を通して脳に伝えている。

視細胞には、桿体《かんたい》細胞と錐体《すいたい》細胞の二種類の細胞がある。それぞれ、細胞の形に由来した名前である。「桿」とは「さお」や「棒」の意味で、「錐」は、円錐や四角錐のように、先端が細くなった形のことだ。

桿体細胞はわずかな光でも捉えられるため、主に暗い場所の視力を生み出すが、色は識別しない。一方、錐体細胞は暗い場所では機能しないが、色や形を認識でき、主に明るい場所の視力を生み出す。意外にも、一億個以上ある視細胞のうち九割以上が桿体細胞で、錐体細胞は五パーセント程度だ。この錐体細胞が中心窩に極めて偏って存在しており、これが明るい場所での視力を生み出しているのである。また、明るい場所の視力は中心窩から鼻側、あるいは耳側に離れるにつれて、急激に低下していく。視野の中心部分でしかはっきりと文字を読めないのは、それが理由である。

逆にいえば、病気や外傷で中心窩が傷つくと、視力は格段に落ちてしまう。幼い頃から「太陽を見つめてはいけない」とよくいわれるのは、中心窩を傷める恐れがあるためだ。こうなれば、メガネを使っても決して視力が上がることはない。たとえレンズによって屈折率を変え、網膜表面に像を結べても、それをはっきり認識できないからだ。

盲点の実験

さて、視細胞は網膜全体に広がっているものの、一箇所だけ視細胞が全く存在しない点がある。目の神経である視神経が網膜を貫く、視神経乳頭と呼ばれる部分である。ここは「盲点」とも呼ばれ、その位置は、中心窩から鼻側に約一五度離れたところである。

盲点の位置は、自分で確認することができる。左目を閉じて「＋」に視点を固定したまま、「●」を視野の端に捉えつつ、ゆっくり本に近づいてみよう。ある一点で、「●」が見えなくなるはずだ。「●」が盲点に入った瞬間である。

不思議なことに、私たちは普段、自分の盲点の存在に気づかない。片目で世界を眺めても、視野が一箇所だけ欠けているなどということはないはずだ。脳が周囲の情報から推測して欠けた視野を補完しているからである。

先ほどの実験を思い出してほしい。「●」が見えなくなったとき、そこには何が見えただろうか？　脳は「周囲が白い」という情報から、「白」を補完したはずである。

盲点の実験

明順応と暗順応

明るいところから急に暗いところに入ると、最初は何も見えないのに、徐々にものが見えるようになってくる。このことは、誰もが経験的に知っているはずだ。この現象を「暗順応」と呼ぶ。主に働く細胞が、錐体細胞から桿体細胞にゆっくりと切り替わるのである。

逆の経験もあるだろう。暗いところから急に明るいところに出ると、最初はまぶしくてものが見えにくいが、徐々に普段の見やすさを取り戻す。これは、「明順応」と呼ばれる現象だ。暗順応と逆の作用が起こっているのである。

明順応と暗順応は、完了するまでにかかる時間が大きく異なる。明順応は約五分とすみやかに起こるが、暗順応は三十分ほどかかるのだ。

実は、この興味深い現象を学んで以来、私はこれを日常生活に生かしている。夜中に尿意を催し、暗い寝室からトイレに向かう、といった経験は誰しもあるだろう。このときに、廊下の電気をつけて両目を光にさらすと、あっという間に明順応が完了してしまう。再び暗い寝室に戻ると、部屋の中が見えにくくなってしまうのだ。

そこで、片目をつむった状態で電気をつけ、一方の目は暗順応を維持したまま、もう一方の目を明順応させる。すると、暗い部屋に戻って両目を開けたとき、片方の暗順応が生きているため部屋の中をスムーズに移動できるのだ。もちろん、片目をつむって歩くと距離感がわかりづらいので注意は必要だが、意外に便利な方法である。足元がよく見えなかったために、寝室のベッドに小指をぶつけて痛い思いをすることもない。

むろん、もう一度寝室の電気をつければいいではないか、といわれれば反論のしようもない。だが、臓器の持つ特性を知り、それを大いに利用し、その成果を自ら体感することは、この上なく心地よいものである。

ちなみに、アニメや映画で出てくる海賊は、決まって片目に眼帯をしている。その理由については諸説あるようだが、一説によると暗順応を維持するのが目的なのだそうである。明るい甲板から暗い船倉に入った際、眼帯をずらすだけで中の様子がわかるというのだ。明るい場所で作業している最中に突然船倉で戦闘が始まっても、暗順応が生きている片眼を使えば困ることはない。確かにこれが真実なら、目の特性を生かした便利なテクニックだといえるだろう。

目の動きをコントロールする力

この本を揺らして読めますか？

ここでまた一つの実験をしてみよう。この本を両手で左右に細かく揺らし、その状態で文字を読もうとしてみてほしい。文字が左右にぶれて、とても読み進めることはできないだろう。当然のことだ。

では逆に、頭のほうを左右に細かく揺らすとどうだろうか？　先ほどと同じ幅で、かつ同じ速度で左右に振りながら、文字を読もうとしてみてほしい。本を揺らすのと比べると、はるかに読みやすいのではないだろうか？　頭を左右に振っても、意外に視野はぶれないのだ。

これには、私たち動物が持つ「前庭動眼反射《ぜんていどうがんはんしゃ》」という機能がかかわっている。耳の奥にある前庭や半規管という器官が頭の動きを感知し、瞬時に逆方向に（打ち消す方向に）眼球を回転させ、視線のブレを防いでいるのだ。

試しに鏡で自分の顔を見つめながら、頭を左右に振ってみよう。目を動かそうと思わなくても、顔の向きとは反対方向に眼球は自然に動くはずだ。

道を歩いているときも、あるいは走っている最中ですら、私たちの視野は安定している。頭がどれだけ揺れていても、周囲の景色をくっきり認識できる。走りながら道路標識の文字を読むことすらできるはずだ。顔の動きに合わせて、自動的に眼球が動いてくれるからである。

この機能は、あらゆる動物が生きる上で大切である。逃げるシマウマを追いかけるライオンが、シマウマを視野の中央にしっかり捉えたまま高速で走れることを考えれば、その重要性がよくわかるはずだ。

こうした反射は、意図とは関係なく常に行われているため、私たちはそのありがたみに気づきにくい。だが、例えば走りながらカメラで周囲の景色を撮影すると、どんな映像が撮れるかを想像してみてほしい。上下左右に激しくぶれて、とても見るに耐えない映像になるはずだ。もし私たちに前庭動眼反射がなかったら、こういう景色の中で生きることになるのである。

ちなみに、近年のホームビデオには、「光学式手ぶれ補正」と呼ばれる高度な機能が搭載されているものがある。カメラの動きに合わせてレンズが逆方向に動き、映像のぶれを軽減するのだ。しくみとしては前庭動眼反射と同じである。昔に比べると、ホームビデオの進歩は本当に凄まじい。だが、もっと「凄まじい」のは私たちの眼球なのだ。

耳は平衡感覚を司る

知人の眼科医から聞くところによると、「めまいがする」といって眼科を受診する人はとても多いのだという。「めまい」は漢字で「目眩」と書くくらいであるし、視野がぐるぐる回ると「目の病気だ」と考えるのはむしろ自然かもしれない。

だが実は、めまいの原因は目以外にあることが多い。病院でよく経験するのは、「耳の病気」で起こるめまいである。

耳は音を聞くための器官、すなわち聴覚を司っていることは誰でも知っている。しかし、耳が平衡感覚を司る器官でもあることは、意外に知られていない。耳の奥の「内耳」と呼ばれる領域で、前庭や半規管が平衡感覚を司っているのだ。

一方、内耳には「蝸牛《かぎゅう》」と呼ばれる器官もあり、こちらは聴覚を担っている。「蝸牛」とは、ご存知の通り「カタツムリ」のことだ。形がカタツムリに似ていることからそう名づけられている。耳の入り口から入った音は鼓膜や耳小骨《じしょうこつ》（中耳にある小さな三つの骨）を振動させ、これが蝸牛を経由し、電気信号となって神経を通って脳に送られる。

さて、前庭や半規管が何らかの理由で不具合を起こすと、平衡感覚が損なわれる。この状態を、私たちは「めまい」と認識するのだ。メニエール病や前庭神経炎、良性発作性頭位めまい症といった病気は、「めまい」を引き起こす代表的な「耳の病気」である。

ちなみに、「突発性難聴」という耳の病気がある。その名の通り、突然耳が聞こえにくくなる原因不明の病気だ。実は、その二〜六割の患者が同時にめまいを発症する(2)。「難聴」と「めまい」は、一見するとかけ離れた症状に思えるだろう。だが、聴覚と平衡感覚を同じ場所にある器官が担うと知っていれば、それほど違和感はないはずだ。内耳に起こったトラブルが、聴覚と平衡感覚の両方に異常を引き起こすのだ。

ただし、めまいの原因は耳以外にも多くある。脳梗塞や脳出血など、脳のトラブルが原因でめまいが起こることもある。また、貧血や不整脈などが原因で、「ふらつく」「立ちくらみがする」といった症状が起こっているときに、これを「めまい」と表現する人もいる。異なる病気によって起こる、異なる現象を、同じ言葉で「表現できてしまう」のだ。

あらゆる自覚症状は、本人しか体験できない。医師がどれほど技術を磨いても、自覚症状だけは追体験できない。この極めて「個人的な体験」を何とか言語化し、体内で起こる異常に迫ろうとするのが医学の営みである。

涙の理由

涙と鼻水はなぜ一緒なのか？

映画館で感動的な映画を見ていると、あちこちからズルズルと鼻をすする音が聞こえることがある。涙を流すと、同時に鼻水も出てくる、というのは経験上誰もがよく知っていることだ。なぜ鼻の調子が悪いわけでもないのに、涙と一緒に鼻水があふれるのだろうか？

実は、目と鼻は繋がっていて、涙は鼻に流れ込むからである。「鼻の粘膜から分泌された液体ではない」という意味では、鼻炎などで出る鼻水とは性質が異なる。その証拠に、泣いたときに出る鼻水はさらさらしていて、あまり粘り気がないはずである。

目と鼻をつなぐ管は「鼻涙管《びるいかん》」と呼ばれている。まぶたの上の涙腺でつくられた涙は、目の表面を濡らし、目頭のところにある出口から目の外に出ていく。その後、涙のう

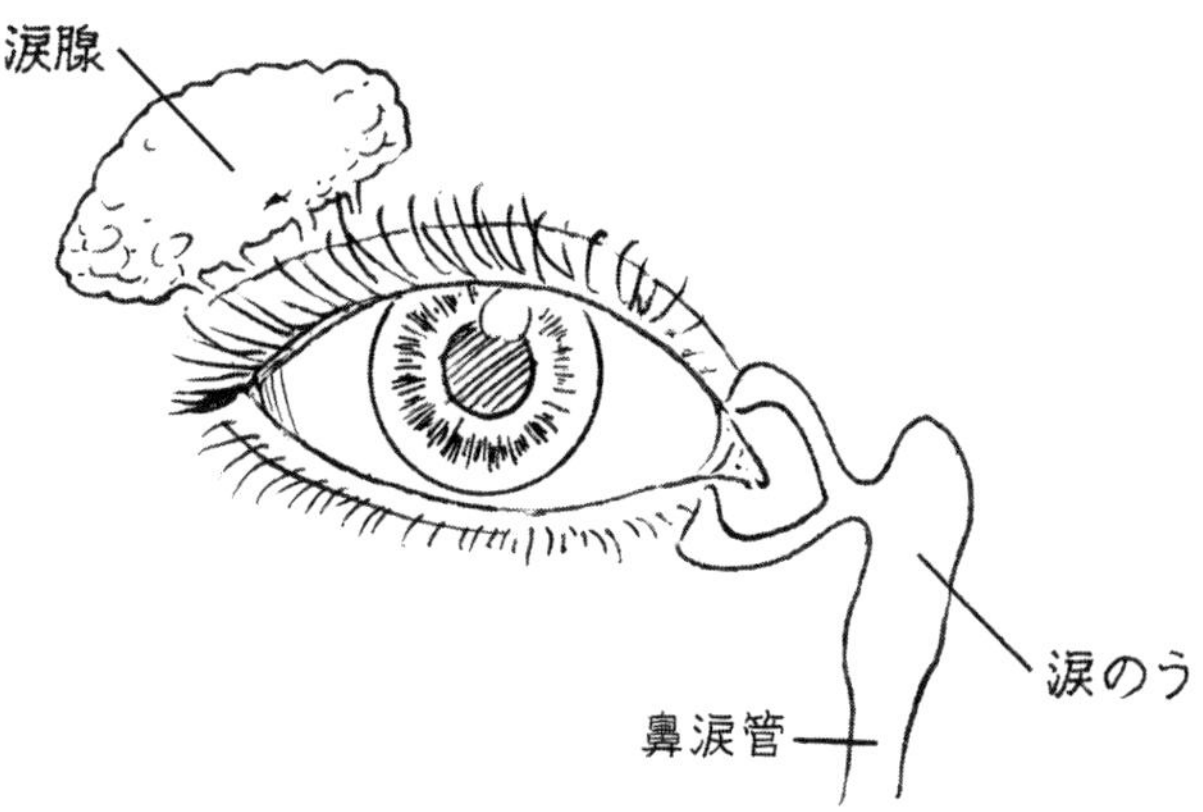

涙の流れ

という袋と鼻涙管を通って鼻腔《びくう》に流れ込む。

涙が出るのは、嬉しいときや悲しいとき、目にゴミが入ったときだけではない。普段から常に少しずつ分泌されていて、目の表面を濡らしているのだ。私たちがこれに気づかないのは、涙が常に鼻に排出されているからである（最終的にはのどに流れて意識せずに飲み込んでいる）。

一方、泣いたときに涙が目からこぼれるのは、一定時間に排出できる量より、分泌される量のほうが上回るからである。逆に、怪我など何らかの理由で鼻涙管が詰まってしまうと、「悲しくないのに涙が流れる」という現象が起きる。「鼻涙管閉塞《へいそく》」と呼ばれる状態だ。普段から絶えず涙がつくられている証拠である。

耳と鼻もつながっている

目と鼻だけでなく、鼻と口もつながっている。これは誰もがよく知っている。鼻の奥と口の奥は、いずれも「のど」である。

鼻の奥のほうから鼻血が出ると、のどに垂れ込んで口から血が出てくることがある。また、気づかないうちに鼻水がのどの奥から気管に流れ込んでいて、慢性的な咳の原因になることもある。これは、「後鼻漏《こうびろう》」と呼ばれる現象だ。欧米の報告では、八週間以上咳が続く慢性咳嗽《がいそう》の原因のうち、二〜三割を後鼻漏が占めている(3)。日本ではこれほど多くないと考えられているが、いずれにしても体の構造上、鼻水が頑固な咳を引き起こすことがあるのだ。

一方、耳は、鼻の奥とも繋がっている。耳と鼻をつなぐのは、耳管と呼ばれる細い管である。耳は外耳・中耳・内耳の三領域に分けられ、前述の前庭や半規管、蝸牛のある部分を内耳、鼓膜より外側を外耳、中央部分を中耳と呼ぶ。耳管は中耳と鼻をつなぐ管である。耳管には、耳の中の気圧を調節する働きがある。

例えば、飛行機が急に上昇するときや、エレベーターで高層ビルに昇ったときに、耳が塞《ふさ》がったような不快な感覚が起こることがあるだろう。これは、外界の気圧と耳の中(鼓室

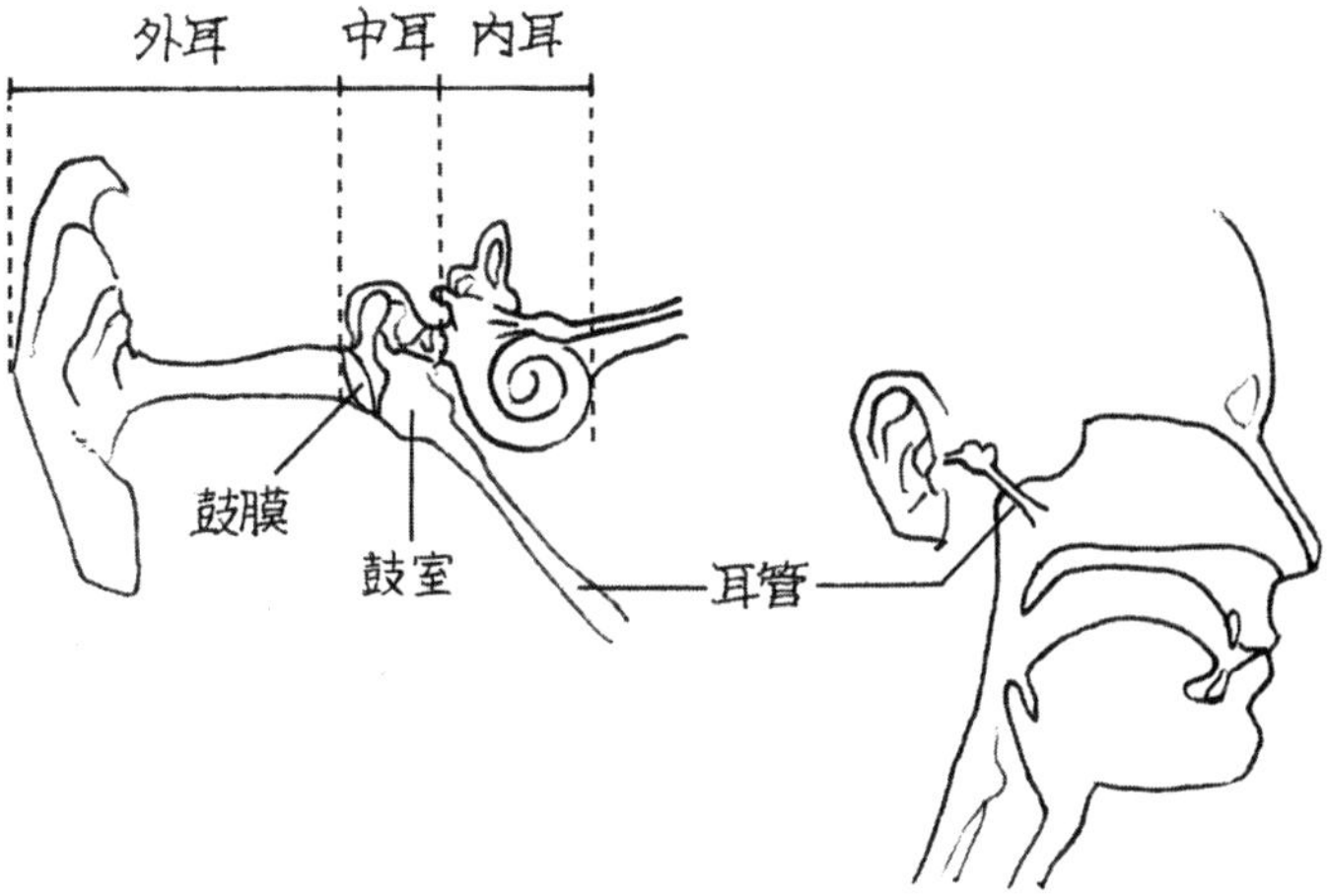

耳と鼻のつながり

と呼ばれる鼓膜の内側の空間）の気圧に差が生じるからである。鼓室のほうが気圧が低いと、鼓膜が内側に押し込まれ、外界の気圧のほうが低いと鼓膜は外側に引っ張られる。これによって鼓膜の振動が妨げられ、耳の不快感が起こるのだ。

また、あくびをしたり唾を飲み込んだりすると、この不快感は解消される。このとき、普段閉じている耳管が開き、空気が鼓室に出入りすることで外気圧と等しくなり、鼓膜の位置がもとに戻るからだ。

ただし、鼻やのどの奥で細菌やウイルスが繁殖すると、これが耳管を通って耳の中に入り、耳に感染が広がることがある。これが中耳炎である。耳管は憎き病原体に通り道を与えてしまうこともあるのだ。

舌が持つ多彩な機能

「味を感じる」以外の役割

舌の機能とは何だろうか？

そう問うと多くの人は「味を感じること」と答えるだろう。だが、舌の機能はもっと多彩である。

まず舌は、「咀嚼《そしゃく》」と「嚥下《えんげ》」という重要な動作に役立っている。咀嚼とは、食べものを歯で噛んで砕き、唾液と混ぜ合わせることだ。ものを噛むためには、当然ながら「歯と歯の間にものを移動させる」という作業が必要になる。これが舌の役割である。

粉砕された食べものは徐々に小さく粉々になっていくため、これを舌で集めて再び左右の歯と歯の間に移動させ、繰り返し咀嚼できるようにするのだ。

一方、嚥下とは、ものを飲み込む動作のことである。今一度、口の中の唾液を飲み込む動作をしてみてほしい。自分の舌が極めて複雑な動きをしていることに気づくはずだ。

嚥下の際、舌がスプーンのような形に変化し、窪んだ中央部分に食べものが集められる。その後、前から後ろに向かって口の中の空間を閉鎖していきながら、食べものをのどの奥に送り込む。舌は多くの筋肉からできており、さまざまに形を変えることができる。これが、舌の多彩な動きを可能にしているのだ。

さらに、舌の重要な機能に「発音」がある。

口の中に歯ブラシを入れて上顎《うわあご》につけ、「あいうえお、かきくけこ……」と順に言葉を発してみると、舌が歯ブラシに当たる位置が全く異なることがよくわかる。それぞれの音を発するために、舌は実にさまざまな動きをしているのだ。前歯が重要に思われる「さ行」も、実は舌が上顎に近接しないと発声できないことがわかるだろう。舌がんなどの病気で、舌を部分的に切除すると、発音がかなり難しくなることも想像に難くないはずだ。

味蕾は年齢とともに減る

味覚は味を感じる感覚のことだが、その機能をより正確に書くなら、「水に溶けた化学物質を検出する力」ということになるだろう。一方、空気中に含まれる化学物質を検出するのは鼻であり、これを「におい」と呼ぶ。

味覚は、塩味、旨味、甘味、酸味、苦味の五つの味を識別できる（辛味は痛覚として受容されるため、味覚には含めない）。

塩味は、生きていくのに必須となる電解質（ミネラル）を認識し、旨味や甘味は栄養のあるものを認識する。一方、酸味や苦味は、腐ったものや有毒なものを識別し、体内に入れないようにするための「水際対策」を担う。これらを識別することで、私たちは自身の命を守ることができるのだ。

だが、私たちは納豆やブルーチーズのように独特の臭みを持つ食べものを好んで食べ、ビールやコーヒーのような苦い飲みものを楽しめる。酸味や苦味のあるものが、必ずしも人間にとって有害であるとは限らない。食べることに幸福を感じ、生きる意味を見出せる私たちにとって、味覚は必ずしも身を守るためだけのものではないのだ。

さて、味覚を司るのは、舌の表面にある「味蕾《みらい》」という器官である。その名の通り「蕾《つぼみ》」のような形をしていて、化学物質を受容するセンサーとしての働きを持つ。大きさは〇・〇五〜〇・〇七ミリメートルと小さく、舌全体で五〇〇〇〜一万個もある。また、味蕾は舌以外に口の内側の粘膜やのどの奥にもあり、年齢とともに減っていく。

鼻をつまむと味を感じにくくなることは、誰もがよく知っているだろう。「味」というのは、脳で味覚と嗅覚の情報を統合した結果として形作られたものだからだ。さらには、痛覚や温度覚、触圧覚（接触や振動、圧などの機械的刺激を感じる）の情報も統合して味全体がつくられる。味を楽しむために、私たちはあらゆる感覚を総動員しているのだ。

なお、舌の触圧覚もかなり鋭敏だ。

例えば、金平糖のように表面に凹凸があるものを舌で触れると、かなり正確にその形をイメージできるだろう。一方、背中や臀部《でんぶ》のような部位で触れても、どんな形なのかは非常にわかりづらい。外からの刺激を入力する受容器の密度が、体の部位によって大きく異なるからだ。受容器の密度が高いほど、精度は良い。

二本のペン先を体表面に当て、その間の距離を縮めていくと、ある距離から「二点で触れられていること」がわからなくなる。二点を判別できる最小の距離を二点弁別閾《べんべついき》と呼ぶ。背中では、なんと四センチメートルほど離れていないと二点を判別できない。つまり、間隔が二センチメートルや三センチメートルだと、「一点で触れている」と認識してしまうのだ。実際に試してみると、あまりの「鈍感さ」に我ながら愕然《がくぜん》とするほどである。

一方、舌の先や指先ではもっとも短く、たった三、四ミリメートルでも識別できる。点字を指先で触れて読み取れることを思えば、指先が二点の判別に優れていることはよくわかる。性行為に舌や指がよく使われることも、こうした感覚の鋭敏さゆえといえるかもしれない。

おたふく風邪と唾液腺

一日に分泌される唾液の量

「おたふく風邪」という病名は誰もがよく知っているだろう。まるで「おたふく」のように頬が腫れることからついた、一種の〝あだ名〟である。

ではなぜ、「おたふく風邪」にかかると頬が腫れるのだろうか？

「おたふく風邪」の正式名称は、「流行性耳下腺炎《じかせんえん》」である。その名の通り、「耳下腺」が炎症を起こす感染症である。

耳下腺は、唾液腺の一つである。唾液腺は唾液を分泌する器官の総称で、耳下腺のほかに顎下《がっか》腺と舌下《ぜっか》腺がある。これらの唾液腺で一日あたり一～二リットルの唾液がつくられ、導管（唾液の通り道）を通って口の中に分泌される。

その七〇パーセントが顎下腺から、二五パーセントが耳下

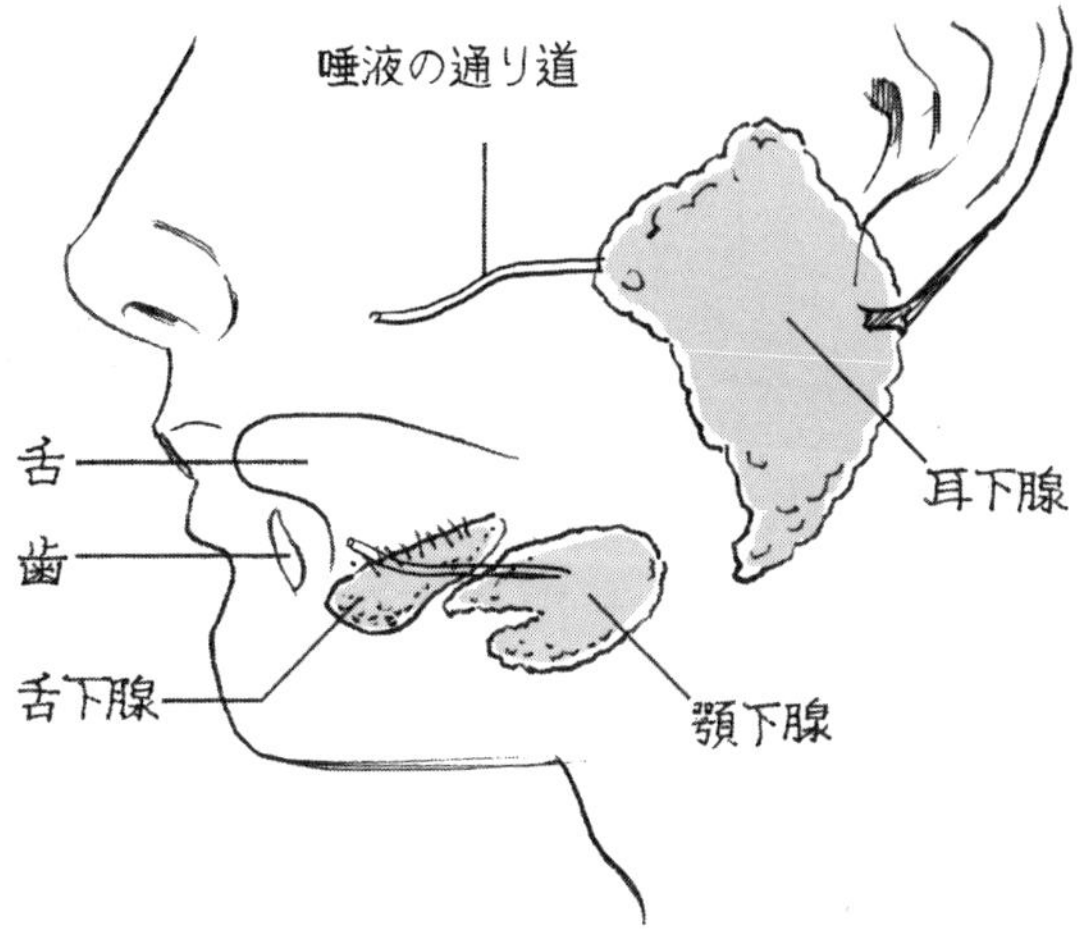

3つの唾液腺

腺からである。耳下腺は、耳の前方、顔の真横にあるため、耳下腺が腫れると、まるで「おたふく」のようになるのだ。

流行性耳下腺炎は、ムンプスウイルスによる感染症である。「おたふく風邪」という名前の通り風邪に似た症状が現れるのだが、この病気が怖いのは「それだけでは済まないこと」だ。ウイルスが血液中に入って全身を巡り、さまざまな臓器に多彩な炎症を引き起こすことがあるのだ。

三〜一〇パーセントに髄膜炎を引き起こし、男性の二五パーセントに精巣炎を引き起こし、女性の五パーセントに卵巣炎を、一五〜三〇パーセントに乳腺炎を引き起こす。特に問題になるのが、四パーセントに聴力の低下を引き起こし、四〇〇人に一人は永久に治らない難聴になることだ(4)。「ムンプス難聴」と呼ばれるこの病気は、二〇一八年のNHK連続テレビ小説で扱われたことでも話題になった。このドラマのタイトル『半分、青い。』は、左耳の聴力を失った主人公が右耳でしか雨音を聞くことができず、これを「いつも左側は晴れている」という意味で表現したものだ。

大切なのは、おたふく風邪は予防接種によって防げるという事実である。日本小児科学会は、一回目の接種を一歳に、二回目を小学校入学前の一年間に接種することを推奨している。二回の接種により、おたふく風邪の発症者は九九パーセント減少することがわかっているからである(5)。

唾液の働き

唾液の機能は非常に多く、食べかすや歯に付着した歯垢を洗い流す自浄作用や、細菌の増殖を抑える抗菌作用、粘膜を保護する作用などさまざまである。

また、溶けたエナメル質を修復する作用も、唾液の重要な役割だ。「甘いものを食べすぎると虫歯になる」のは常識だが、これは虫歯の原因となる細菌がショ糖を分解し、その反応で産生された酸が、歯の表面のエナメル質を溶かすからである。この現象を「脱灰《だっかい》」という。

一時的に脱灰が起こっても、唾液は「再石灰化」と呼ばれる働きで、これを修復する。だが、脱灰が頻繁に起こると、そのスピードに再石灰化が追いつかなくなり、歯が深くまで溶けて虫歯になってしまうのだ。つまり、虫歯が起こるリスクは、「おやつの量」よりむしろ「おやつの頻度」によるのである。

一方、人工甘味料のキシリトールや、非糖質系甘味料のステビアなどは、細菌が分解できないため脱灰が起こらない。「歯にやさしい」といわれるのは、それが理由である。

さらに、唾液は消化液としての働きも持つ。唾液中にはアミラーゼと呼ばれる酵素が含まれ、これが食べものの中のデンプンを分解する。アミラーゼは膵臓《すいぞう》から分泌される膵液《すいえき》にも含まれ、唾液ではまだ消化されていなかったデンプンも、のちに膵液と混ざって分解されることになるのだ。

ちなみに、デンプンはグルコース（ブドウ糖）が鎖のように連なってできたものである。アミラーゼはこの鎖を切断し、グルコースが二個、三個と連なった二糖類や三糖類まで分解する。最終的に、小腸でこれらが単糖のグルコースにまで分解され、栄養として吸収される流れである。

唾液は、こうした消化のプロセスの第一段階を担っているのである。

頭から大量の血が流れても重症とは限らない

頭皮は出血しやすい

ミステリーもののドラマでよく見る「殺人シーン」といえば、「頭を殴る」か「お腹を刺す」が定番である。頭を殴るケースでよくあるのは、犯人がガラスの灰皿や花瓶などで相手の頭を殴りつけて卒倒させ、床に血だまりが広がる、という描写だ。

頭から大量に流血する絵は、殺人シーンに限らず、階段や高所から転落して頭を打撲するケースでも頻用されている。

なぜだろうか?

もちろん、多くの人がこれを「致命的な傷だ」と認識しているからである。

だが、実は頭からの流血は必ずしも致命的とは限らない。

なぜなら、頭皮は特に血が出やすい部位だからだ。頭皮には細い血管が多い上に、頭皮のすぐ下に硬い骨（頭蓋骨）があるため、打撲だけでも皮膚がダメージを受けやすい。頭の皮膚がパックリ割れてしまうことも多く、出血量が多くなりやすいのだ。

頭をぶつけて流血し、病院に慌ててやってくる人は多い。出血の量が多く、顔や服が大量の血で汚れると、誰もが動揺してしまう。その上、頭の大部分は鏡で見られない。そこから血がしたたっていれば、恐怖心も一段と増してしまうのだ。

幼い頃に頭をぶつけ、大きなタンコブをつくった経験は誰しもあるだろう。私自身、子どもの頃から疑問に思っていたのは、「なぜ頭以外にはタンコブができないのか」ということだ。そもそも、「タンコブ」という呼称は頭にしか使わない。妙な話である。だが、医学部に入って体のしくみを学んだとき、この謎はあっさり解けた。

「タンコブ」は、正確には「皮下血腫」という。つまり、打撲後に皮膚の中の細い血管が破れ、血液が溜まった状態だ。頭にタンコブができやすいのは、頭皮は血が出やすい上に、すぐ下に頭蓋骨があるために溜まった血液が内側に広がれず、外側に広がって皮膚がふくらんでしまうからである。

いずれにしても、表面の傷だけなら多くの場合は命にかかわらない。出血していればタオルなどで圧迫して止血し、その後に落ち着いて病院に行き、糸と針で縫ってもらえばよい。

だが、本当に怖いのは「頭蓋骨の中」の出血である。

私はよく、頭を打撲して流血した人にこういう。

「表面の傷なら縫えば大丈夫です。心配するのは、頭の中に出血が起こっていないか、です。今検査をして頭の中に出血がなくても、のちにじわじわと出血が起こることがあります。慎重に様子を見ましょう」

頭を強く打撲して頭蓋骨の中に出血が起こり、致命的になるケースは少なからずある。しばらくしてから意識がなくなったり、言動がおかしくなったり、手足が麻痺《まひ》したりといった症状が現れ、頭蓋内出血が判明することもあるのだ。

「頭部外傷注意書」として、これらの注意事項をリストアップした用紙を患者に手渡す病院も多い。最初の受診時に「大丈夫です」とは言い切れないからだ。

目の周りがパンダになったとき

また、打撲後一週間〜一カ月以上経ってから頭の中の出血がわかるケースもある。これは「慢性硬膜下血腫《こうまくかけつしゅ》」と呼ばれ、特に高齢者に多い。何となく物忘れが目立つ、ふらつく、といった症状が現れ、家族が認知症だと誤解して受診が遅れることもある。

このケースでは、「頭の表面からの出血がない」どころか、「頭を打ったことすら覚えていない」こともある。気づかないうちに打撲していて、知らないうちに見えないところで出血を起こしている、というわけだ。頭からの流血が必ずしも重症ではない一方で、目立つ出血がなかったら軽症とも限らないのだ。

余談だが、おでこを打撲してタンコブ（皮下血腫）ができ、翌日目の周りがパンダのように紫になって慌てて受診する人も多い。「目も打撲していたのではないか」と思うからだ。

これは、皮膚の下に溜まった血液が移動して起こる現象で、珍しいものではない。おでこにあった血液が、重力に従って降りてきたのである。多くの場合、自然に色が薄くなり、そのうち吸収されてしまう。

ただし、皮膚が薄い高齢者の場合は、ただの「タンコブ」でも要注意である。表面の皮膚の血流が悪くなり、壊死《えし》してしまうことがあるためだ。

このように、打撲によって体にはさまざまな変化が起こりうるが、その成り立ちは理論的に説明できる。人体のしくみを知っていると、「予測もつかない現象」に仰天することは少ないのだ。

心臓の拍動のしくみ

心臓にまつわる人類の疑問

あなたの心臓は、一分間に何回拍動しているだろうか？

個人差、年齢差はあるものの、心臓は一分間におよそ約六〇～七〇回拍動する。ここから算出すると、一日に約八万回、一年に約三〇〇〇万回、八十年間生きるなら一生で約二〇億回以上になる。とてつもない数である。

昔から人類は、心臓がなぜ絶えず動き続けられるのか、不思議で仕方がなかったようである。かつては、空気中から取り入れた「生命精気」なるエネルギーが、心臓や動脈を拍動させていると考えられていた。第3章で詳述するように、心臓がポンプのような機能を持ち、血液を全身に循環させているという事実が発見されたのは十七世紀以降である。その後、二十世紀前半までにかけて、心拍動の謎が

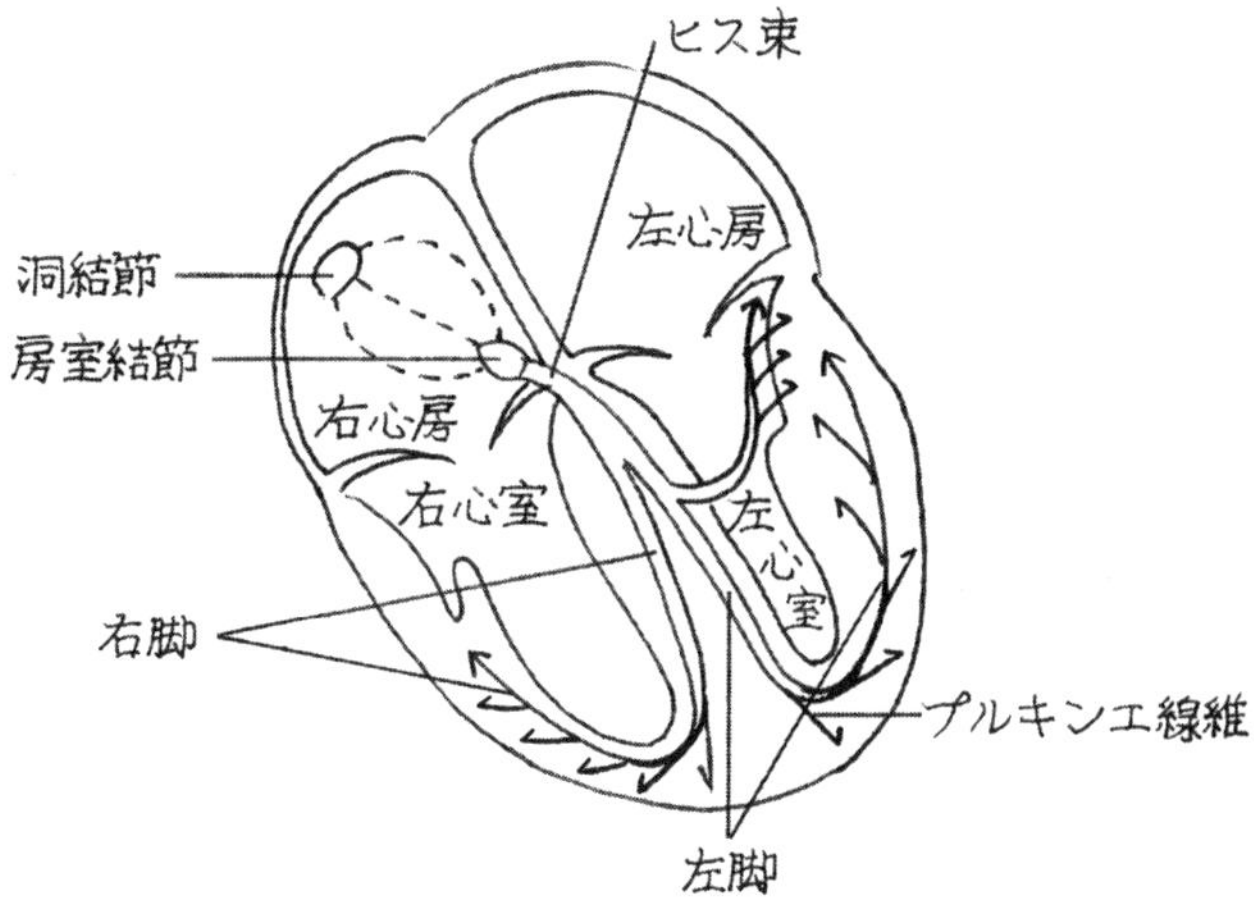

刺激伝導系のしくみ

徐々に解明されていった。

心拍動は、心臓の壁の中を電気信号が指令として走ることで起こる。このしくみを「刺激伝導系」と呼ぶ。

心臓は一つの大きな袋ではなく、右心房・右心室・左心房・左心室という四つの部屋でできている。それぞれの部屋が適切なタイミングで、整然と、秩序を保って「収縮」と「拡張」という営みを繰り返しているのだ。それぞれがバラバラに動いていては、うまく血液を循環させることができない。

そこで、刺激伝導系は会社内の指揮命令系統のように、社長から平社員までトップダウンで指令が伝わっていくしくみになっている。

いわゆる「社長」にあたるのがリズムをつくる「洞結節《どうけつせつ》」である。最初に指示を出す部位であり、ここが「ペースメーカー」となる。右心房の右上で、規則正しく電気信号を発生させる。この指令が次に届くのが「房室結節」である。

房室結節は四つの部屋のほぼ中央にあり、ここで少し〝ため〟をつくって下方へ信号をつなぐ。この後、ヒス束、左脚《さきゃく》と右脚《うきゃく》、プルキンエ線維に信号が伝わっていく。ただし、これらは点ではなく線であり、心臓のすみずみまで信号を届け、筋肉を収縮させる。いわゆる「下っ端」ほど、末端で広く動き回って指示を伝えなければならないというわけだ。

ちなみに、房室結節は別名を「アショフ・田原結節」という。この結節を発見した日本の病理学者、田原淳《すなお》と、田原が師事したドイツの病理学者ルードヴィッヒ・アショフの名にちなんだ名前である。一九〇六年のことだ。

刺激伝導系のどこかで問題が起きると、指令がうまく伝わらなくなる。このようにして起きるのが、「不整脈」と呼ばれる病気である。

不具合の種類に応じて、不整脈の種類もさまざまにある。例えば、「洞結節」の不具合により指令を出す頻度が下がり、心拍数が落ちるものは「洞不全症候群」と呼ばれる不整脈である。房室結節が不具合を起こせば「房室ブロック」という不整脈が起こる。

だが、誰もがよく知るように、心臓の拍動はいつも一定ではない。緊張したり、激しい運動をしたりすると速くなる。こうした調節は、脳から自律神経を通して行われている。「自律」という名の通り、全身のさまざまな生命維持機能を自動調節する神経である。

心臓は筋肉でできている

臓器について説明するとき、私はよく焼肉や焼き鳥を引き合いに出す。牛や鶏の筋肉や臓器を見慣れた人は多く、その姿形をイメージしやすいからだ。心臓なら、「ハツ」や「ハート」「ココロ」を思い浮かべればイメージをつかみやすい。まさしく「筋肉の塊」である。この筋肉を「心筋」という。

心筋は、腕や足の筋肉と違って、自力でコントロールできない。心臓を動かそうと思って動かしている人はいないし、当然ながら止めることもできない。意図と関係なく動くこうした筋肉を、不随意筋と呼ぶ。逆に、自分の意図で動きを制御できる筋肉は随意筋である。心筋は代表的な不随意筋だ。

心臓は、安静時に毎分約五リットルの血液を送り出す。一方、体全体にある血液の量は、成人でおよそ五リットルである。つまり、一分間で血液が全身を一周するということだ。ただし、この量は運動時に大きく変動する。心拍数が上がるとともに心筋の収縮力も増し、最大で毎分約三五リットルまで拍出量を増やせるのだ。

このように、心臓は収縮を繰り返す「ポンプ」のような臓器だが、拡張することで血液を吸い込む「バキューム」のような機能も持つ。血液をしっかりと送り出すには、その分だけ血液が戻ってくる必要があるからだ。収縮する力だけでなく、拡張する力も大切なのだ。

心臓や血管を専門に見る内科を「循環器内科」と呼ぶ。心臓から出た血液は全身をぐるぐると「循環」しているからだ。循環器内科が担当するのは、心臓だけでなく、血液が循環する系そのものである。

重要なのは、この循環には「二種類の系がある」ということだ。一つが肺循環、もう一つが体循環である。外界から得た酸素を全身に送り届けるしくみだ。

二つの循環のプロセスを簡単に書くと、こうである。
①肺に流れ込んだ血液が外気から酸素を受け取る。②この酸素は血流に乗って心臓の左心房に入る。③左心室から全身に送り出され、酸素が各臓器で消費される。④各臓器から排泄《はいせつ》物である二酸化炭素を受け取る。⑤二酸化炭素は血液中に溶け込み、心臓の右心房に戻ってくる。⑥この血液が右心室から再び肺に送り出され、二酸化炭素を放出し、再び酸素を受け取る。肺では酸素と二酸化炭素が交換されており、これを「ガス交換」という。
血液は心臓を中心に「8の字」を描き、肺と全身を行ったり来たりしているのである。

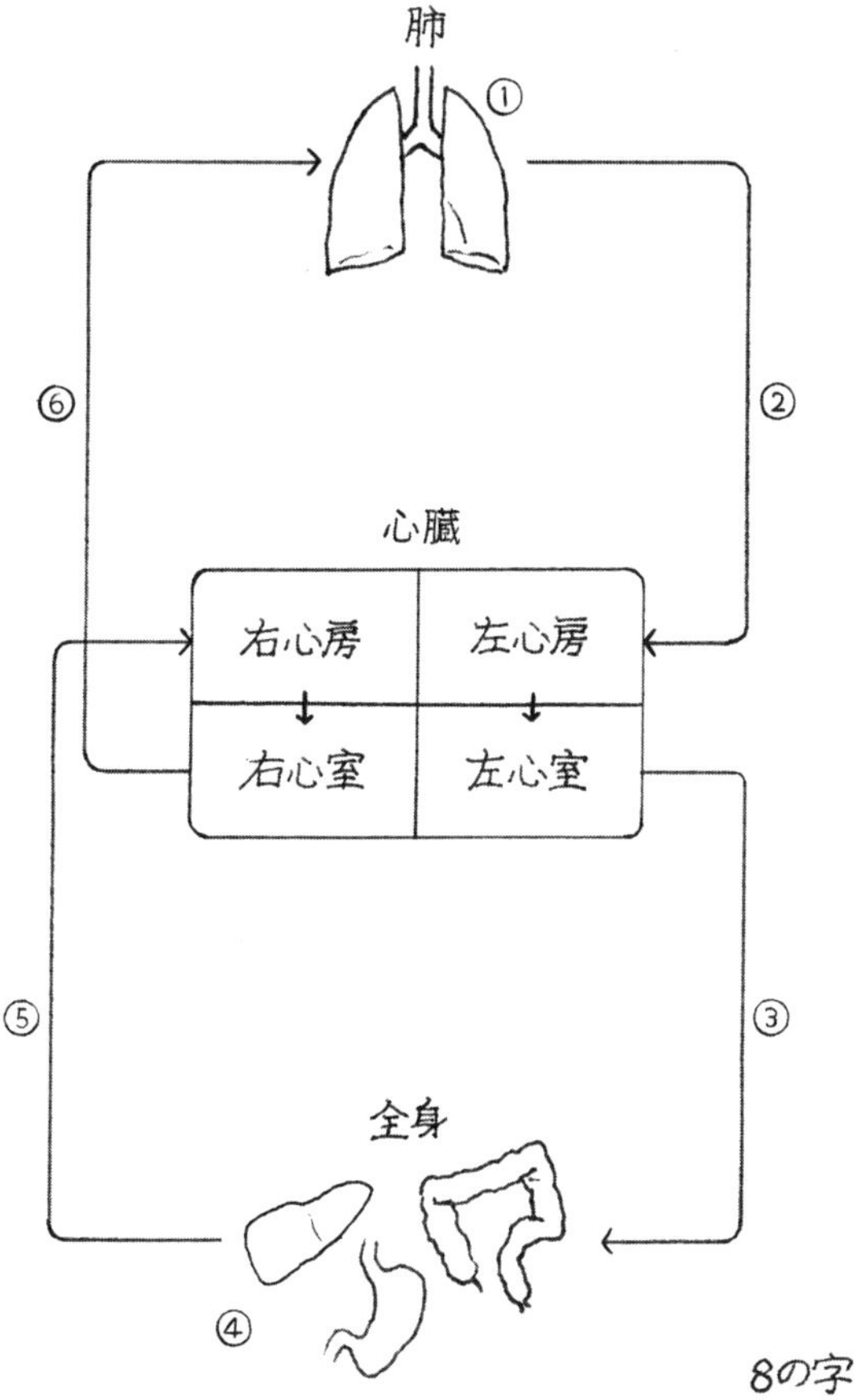

肺
①
②
⑥
心臓
右心房
左心房
右心室
左心室
⑤
③
全身
④
8の字

2つの循環プロセス

脳が呼吸をコントロールする

呼吸の不思議

心拍動は自力で止められないが、呼吸は自力で止められる。

もちろん、いつもより深く、意識的に深呼吸することもできるし、時には大きく息を吐き出して「ため息」をつくこともある。

呼吸というのは、心拍動よりはるかに「自由が効く」活動なのだ。

だが、私たちはいつも自分の意図で呼吸をコントロールしているわけではない。「今日は一分に一八回呼吸しよう」などと思って呼吸する人はいない。

ほとんどの場合、呼吸は無意識に行われているのだ。個人差はあるが、呼吸の回数は一分間におよそ一二〜二〇回、一日に約二・五万回、一年で約一〇〇〇万回、一生で約八億回にもなる。

また、自由に呼吸を止められても、永遠に止めていられるわけではない。せいぜい一分もすれば苦しくなり、再び呼吸せずにはいられなくなる。激しく運動すれば、意識せずとも自然に呼吸は速くなる。

つまり呼吸とは、ほとんど「自動」で、しかしある程度は「手動」でコントロールできる、不思議な活動なのである。一体、どのようにしてこのしくみが維持されているのだろうか？

まず、呼吸を自動的にコントロールする中枢は、脳幹というところにある。この呼吸中枢が血液中の酸素や二酸化炭素の量（分圧）、ｐＨ（酸性・アルカリ性の程度）を一定に保つため、呼吸のリズムを規定してくれる。

呼吸を止めても……

また、心臓から出てすぐの大動脈弓《きゅう》と呼ばれる部位と、首の太い動脈である頸《けい》動脈には、血液の酸素・二酸化炭素分圧・ｐＨの変化を検知する器官がある。これらはいわば前線にいる偵察隊である。それぞれ「大動脈小体」「頸動脈小体」と呼ばれている。

この偵察隊が、司令官である脳幹に戦況を伝えるのだ。このしくみを解明したベルギーの生理学者コルネイユ・ハイマンスは、一九三八年にノーベル医学生理学賞を受賞している。

一方、私たちが「考える」ときに使うのは大脳皮質である。好きなように息こらえをしたり、深呼吸したりできるのは、大脳皮質も呼吸運動を制御できるからだ。これを随意的呼吸調節という。

そして、呼吸を止めてもいつか耐えられなくなるのは、呼吸中枢の指令が大脳皮質の指令より優先されるようにできているからだ。呼吸中枢は生命に直接かかわる機能を担う。これを大脳皮質に任せるような「危なっかしい」しくみにはなっていないのだ。

肺は風船のようなもの

では、実際どのようにして肺で空気の出し入れを行っているのだろうか?

肺そのものに膨らむ力があると思われがちだが、実はそうではない。肺は単なる風船のようなもので、それ自体が変形する力を持っているわけではない。

ペットボトルを中ほどで切り、底に膜を張った模型を想像してみよう。上部の口は開いていて、二つの風船と空気の出入りが可能な状態だ。この模型での風船が肺で、風船につながる二股の管が気管、底の膜が横隔膜、ペットボトル内は胸腔《きょうくう》と呼ばれる空間に相当する。

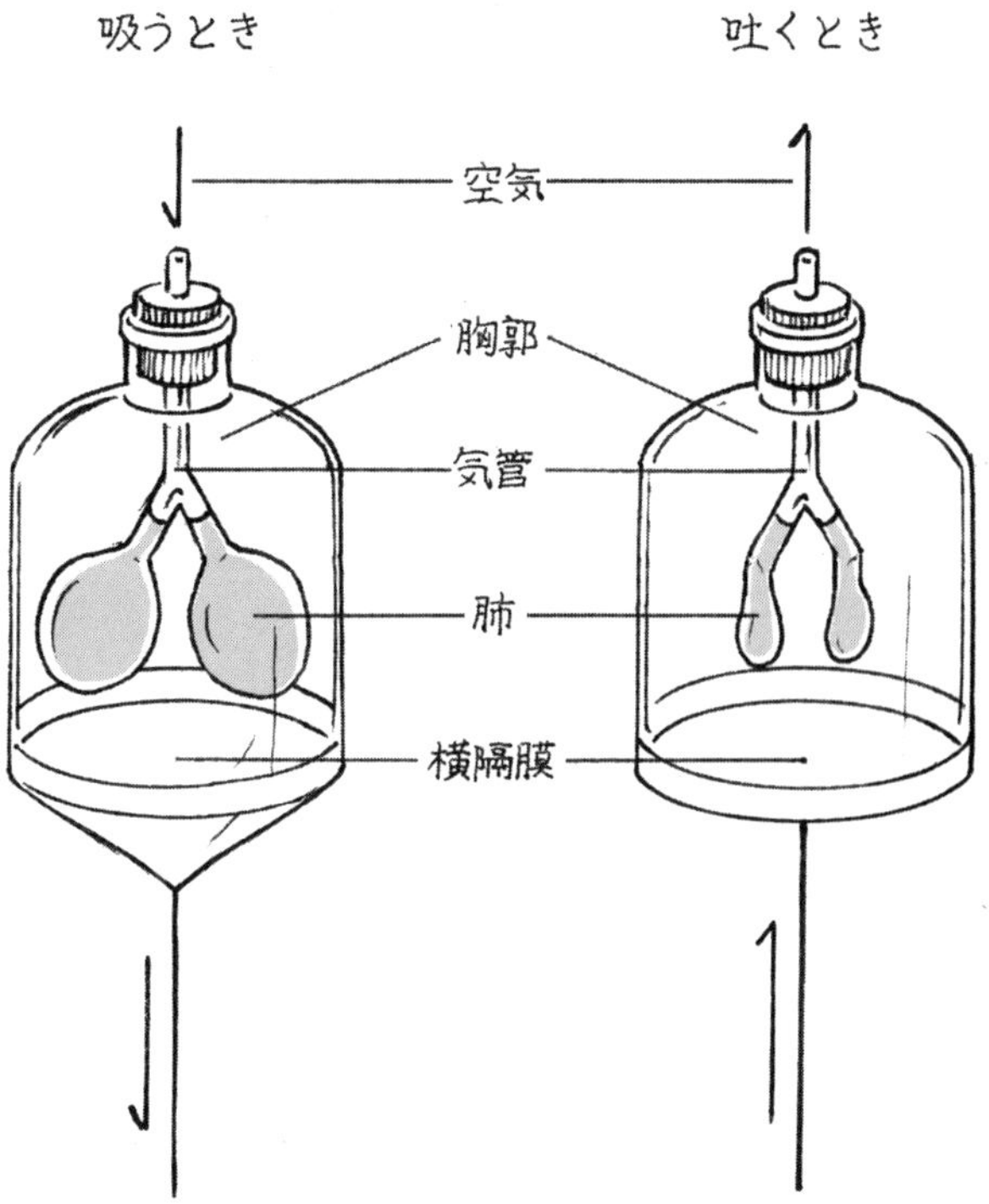

呼吸のしくみ

底の膜を下に引っ張ると、ペットボトルの中の気圧が下がる。すると、それに釣り合うように外から風船に空気が入ってくる。風船の中の気圧がペットボトルの内部の気圧と等しくなるまで風船は膨らむ。これが空気を吸うときの動きである。逆に、底の膜を引っ張る手を緩めると、ペットボトルの中の気圧がもとに戻り、風船の中の空気が自然と外に出ていく。これが空気を吐くときの動きに相当する。

つまり、肺自体が「自力で」大きさを変えるのではなく、胸腔内の気圧に合わせて肺が自然に膨らんだりしぼんだりしているのだ。

この模型では、底の膜のみが内部の容積を調節しているが、実際の体では横隔膜のみが呼吸にかかわるのではない。「胸郭《きょうかく》」と呼ばれる、胸をつくる壁を構成する筋肉も、胸腔の容積を調節できる。図の模型でいえば、ペットボトルの壁そのものが大きく広がることができるのだ。実際、深呼吸をすると肋骨《ろっこつ》が大きく上方、外側に開き、胸が膨らむことがわかるだろう。

激しい運動時は、肩の筋肉も胸郭を広げるのに使われる。全速力で走り込んだ運動選手が、肩を上下させる様子を想像するとわかりやすい。

この呼吸運動に関する情報は、知覚神経を通して呼吸中枢に伝わり、呼吸リズムの調節に利用される。「今はどのくらい吸った状態なのか、あるいは吐いた状態なのか」をリアルタイムに認識し、適切に指令を出す必要があるからだ。

なお、横隔膜は図の中で薄い「膜」として描かれ、名前にも「膜」が入っているのだが、実際には分厚い筋肉である。焼肉でいえば、横隔膜は「ハラミ」である。ロースやカルビと同じように、いかにも見た目が「筋肉らしい」ことを思えばイメージしやすいだろう。

前述した通り、臓器をイメージするときは、焼肉のメニューを想像すると極めてわかりやすい。人間もまた、自然界に多く存在する脊椎動物の一種にすぎず、臓器の姿形は他の動物とよく似ているからだ。

私たち外科医は、手術を受けた人やその家族に、切除した臓器を見ていただく機会がよくある（実物または写真で）。特に、切り開いた小腸や大腸を見た人は、まさにその姿が「ホルモン」そっくりであることに、妙に納得するものである。

人間の臓器を見るのが初めてでも、目の前の実物は全くもって既視感のある姿をしているからである。

ピロリ菌とノーベル賞

胃がんの最大の危険因子

がんとは、何らかの遺伝子の変化によって細胞が無秩序に増殖する病気のことだ。周囲の臓器を破壊するなどして大きくなり、時に命を脅かす。

多くのがんは、さまざまな要因が重なってできていて、原因は単一ではない。とはいえ、それぞれのがんについて罹患《りかん》リスクを上げる危険因子は多く知られている。

例えば、肺がんは喫煙者に多いがんである。喫煙者の肺がんは非喫煙者より四・八倍も多く、喫煙は肺がんの最大の危険因子である。ちなみに、喉頭がんは五・五倍、食道がんは三・四倍、喫煙者に多い(6)。

では、胃がんはどうだろうか?

胃がんの危険因子としては、食塩や塩蔵品が知られている。塩蔵品とは、漬物のような塩漬けの食べもののことだ。

また、喫煙が胃がんリスクを高めることも知られている。

だが近年、もっと大きく、かつ確実な危険因子の存在が明らかになった。ヘリコバクター・ピロリ（以下、ピロリ菌）という細菌である。胃にピロリ菌が感染すると、胃の粘膜に慢性的な炎症を引き起こす。長い年月を経て萎縮性胃炎と呼ばれる胃粘膜の萎縮に発展し、胃がんが発生しやすい状態になると考えられている。

ピロリ菌に感染していても必ず胃がんになるわけではなく、ピロリ菌感染は一つの危険因子である。とはいえ、感染者の胃がんリスクは非感染者の一五〜二〇倍以上であり、ピロリ菌感染のない胃がんは一パーセント以下とされている（7）。

では、ピロリ菌はどのように人に感染するのだろうか？

実はほとんどが家庭内感染である。乳幼児期に、親から口を介した感染が多い。一方、大人になってからは、キスなどによる感染や食事による感染はないとされている。

胃にピロリ菌がいるかどうかは、さまざまな検査で調べることができる。よく行われるのは、尿素呼気試験という検査である。尿素を含む検査薬を飲んだあと、口から吐く息を調べるものだ。

ピロリ菌は、尿素を分解するという特徴を持つ。尿素が分解されてできるのが、二酸化炭素とアンモニアだ。よって、胃の中にピロリ菌がいれば、検査薬中の尿素が分解され、発生した二酸化炭素が呼気に含まれる。逆にいえば、この二酸化炭素を検出できれば、ピロリ菌の存在を証明できる。

ところが、ピロリ菌感染の有無にかかわらず、そもそも誰の呼気にも二酸化炭素は含まれている。どのようにして、「ピロリ菌が発生させた二酸化炭素」を識別すればいいのだろうか？

実は、検査薬の尿素中の炭素原子Cを、同位元素である^{13}Cに置き換えておき、$^{13}CO_2$を検出するのである。自然界には、質量の異なる炭素原子Cが複数種類あり、約九九パーセントが^{12}Cである。したがって、検査薬を内服した後、呼気に含まれる二酸化炭素に$^{13}CO_2$が多ければ、ピロリ菌の存在を証明できるのだ。もちろん^{13}Cは人体に害はない。

ピロリ菌は、胃がん以外にも胃のポリープやリンパ腫、胃・十二指腸潰瘍など、さまざまな病気と関連している。胃潰瘍や十二指腸潰瘍の原因は何かと問うと、多くの人が「ストレス」や「暴飲暴食」と答えるが、実は約九割が「ピロリ菌か痛み止め」である（8）（痛み止めとの関連は第3章で詳述する）。

ピロリ菌の発見

ピロリ菌が発見されたのは、一九八二年のことだ。それまで、胃の中に細菌は生息できないと思われていた。pH1という極めて強い酸性の環境だからだ。

だが、オーストラリアの医師、ロビン・ウォレンは、胃に未知の細菌が存在することに気づき、培養を試みた。この細菌が生きていることを証明するには、培養して増やす必要があるからだ。この研究には、同じくオーストラリアの医師であるバリー・マーシャルも加わった。

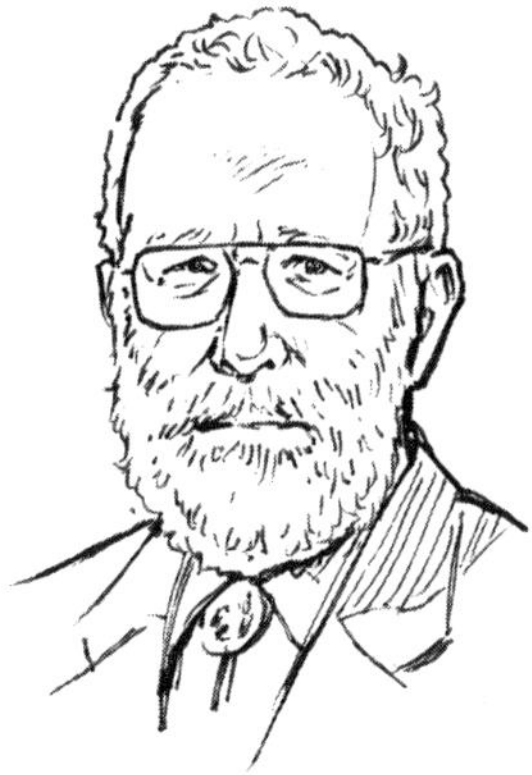

ウォレン

培養は、胃の表面をこすりとって得た検体を培地の上に撒《ま》き、細菌が増えるかどうかを確認することで行う。培地とは、細菌が生きるのに必要な栄養を豊富に含む素材のことだ。

ところが、予想に反して実験は難航した。

何度試みても、細菌は培地の上で全く増えなかったのだ。

彼らを成功に導いたのは、一つの偶然だった。復活祭の休暇を取ったマーシャルが、うっかり五日間も培地を放置してしまったのだ。意外なことに、この長期間の培養が決め手になった。増殖スピードの遅いピロリ菌は、彼の休暇の合間を利用し、培地の上に見事な塊をつくったのである。

顕微鏡で観察すると、そこにはこれまで報告されたことのない、らせん状の細菌が存在していた。ウォレンとマーシャルは、らせん状（helical）の細菌（bacteria）であることと、幽門（pylorus）に存在したことにちなみ、この細菌をヘリコバクター・ピロリ（helicobacter pylori）と名づけたのである。

とはいえ、胃にピロリ菌がいるというだけでは、病気の原因になるとは言い切れない。ピロリ菌が本当に胃の病気を引き起こすのか。それを証明するためにマーシャルが行ったのは、自らの体を使った人体実験だった。

一九八四年、マーシャルは、ピロリ菌が胃炎と関連することを証明するため、自らピロリ菌を飲み込んだ。その結果、ひどい胃炎と胃潰瘍を引き起こしたため、これを論文として報告したのだ。細菌の存在に懐疑的だった周囲の人たちを納得させるのに十分な結果だった。

のちにピロリ菌は、胃がんを含めさまざまな病気とかかわっていることが知られ、公衆衛生に与える影響が非常に大きいことがわかってきた。

ウォレンとマーシャルは、ピロリ菌を殺す除菌療法の研究も行った。現在は、二種類の抗生物質と一種類の胃薬を一日二回、一週間内服するという除菌療法が行われている（三剤が一パックになった製品がある）。マーシャル自身も併用療法を受け、ピロリ菌の除菌に成功したといわれる。二〇〇五年、マーシャルとウォレンは、これらの功績によってノーベル医学生理学賞を受賞した。

ところで、なぜピロリ菌は強酸性の環境でも生きられるのだろうか？　実はそのヒントは、これまでの説明の中にある。ピロリ菌は、アルカリ性であるアンモニアを産生するため、自らの周囲の強酸を中和できるのだ。

敵もさるもの。厳しい環境で生き延びるため、独自の進化を遂げていたのである。

便は
なぜ茶色いのか

十二指腸は交通の要所

十二指腸は小腸の一部だというと、意外に思う人が多いかもしれない。名前は知っているが、どこにあるか、何の働きをしているのかはよくわからないという人も多いだろう。

先に述べた通り、胃の出口には「幽門」と呼ばれるゲートがある。そこを越えてすぐ下流にある短い腸が、十二指腸である。小腸は、十二指腸、空腸、回腸の三区画に分けられる。十二指腸は、そのもっとも上流にある、アルファベットのCの形をした臓器だ。

「十二指腸」は、指を一二本並べたときの幅に近い長さなので、そう呼ばれている。およそ二五センチメートルである。十二指腸を含む小腸は、栄養の吸収を行うもっとも重要な臓器だ。

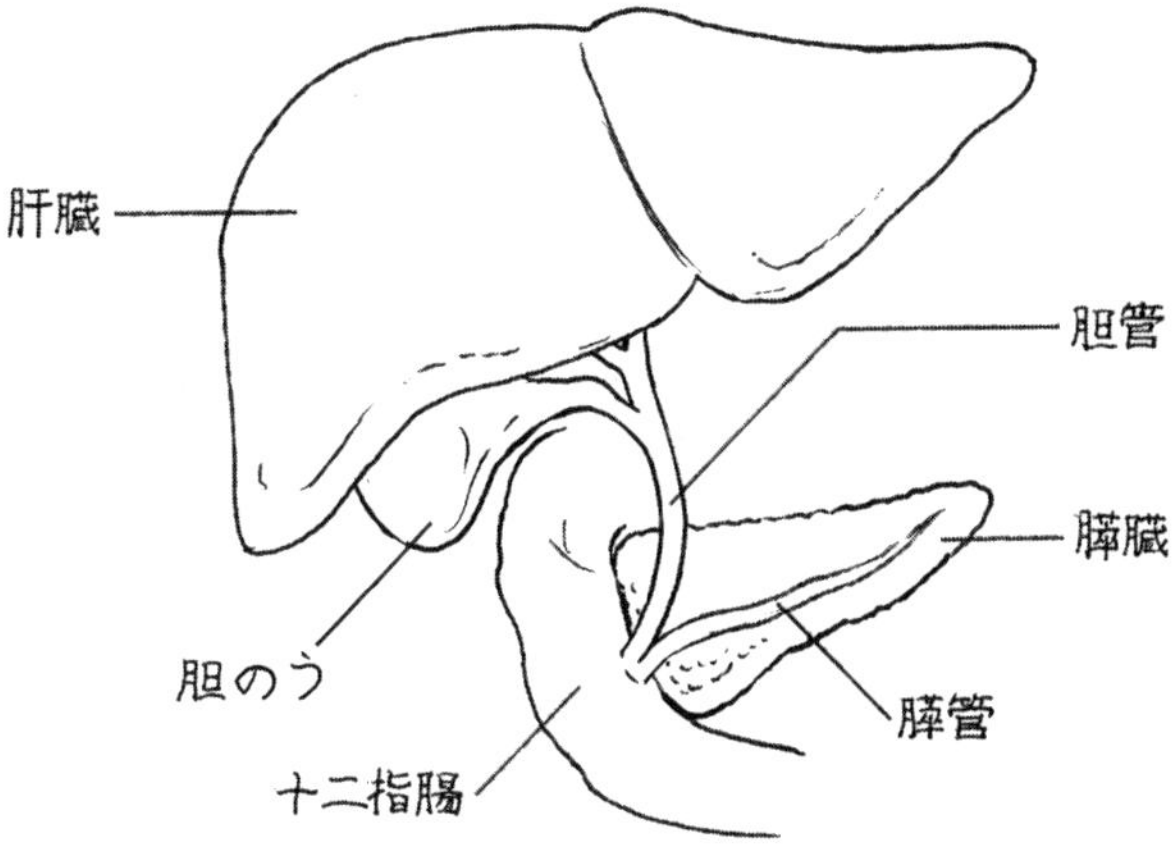

十二指腸と膵管・胆管

さらに、十二指腸は消化管の中でも特に大切な「交通の要所」である。

十二指腸は膵臓《すいぞう》とべったり張りついていて、膵臓の中心部を通る膵管の出口が十二指腸の壁に開いている。膵臓でつくられた膵液《すいえき》は、この管を通って十二指腸に流れ出し、ここで食べたものと混ざることになる。

膵液には、食べものの消化に必要な酵素が数多く含まれている。前述した糖質を分解するアミラーゼや、タンパク質を分解するトリプシンやキモトリプシン、脂質を分解するリパーゼなどである。つまり、膵液は三大栄養素のすべてを分解できるのだ。

一方、十二指腸の同じところに出口を持つのが、胆管である。胆管は、肝臓でつくられた胆汁《たんじゅう》の通り道である。胆汁は胆のうと呼ばれる袋に溜められたのち、膵液と同じように十二指腸に送り出され、そこで食べたものと混ざる。胆汁に含まれる脂肪酸とリン脂質が、食べたものに含まれる脂質を吸収しやすい形に変化させる。ラーメンの液面に浮かぶ油滴を想像するとわかるように、脂質はそのままでは水に溶けない。そこで胆汁によって、水と油を混ざり合わせる作業が必要になるのだ。この作用を乳化という。

このように、十二指腸は周囲の臓器とさまざまな形で接続した、大切な消化の場なのである。

赤い便・黒い便・白い便

ウンチは茶色い。誰もが当たり前のようにそう思っているだろう。

だが、考えてもみてほしい。私たちは、毎日さまざまな色のものを食べている。茶色のものばかり食べているわけではない。口に入るときはカラフルなのに、出てくるときは茶色になるというのは、一体どういうわけだろうか。

実は、大便の茶色は胆汁の色である。もう少し正確に書くと、胆汁に含まれるビリルビンが、腸内細菌の作用でウロビリンに変化し、これが便を茶色くしているのだ。

ビリルビンとは、赤血球の成分であるヘモグロビンが分解されてできたものである。赤血球は寿命が約百二十日で、老化した赤血球は破壊され、中のヘモグロビンが肝臓でビリルビンに変化するのだ。これが胆汁の成分として十二指腸に流出する。

もし、何らかの理由で胆管が詰まってしまい、十二指腸に胆汁が流れ出なくなるとどうなるだろうか？　食べたものが胆汁と混じらないため、白っぽい便が出るのだ。

他にも、病気によって便の色が変化することがある。

例えば、便に血液が混じると、赤くなったり黒くなったりする。大腸や肛門などから出血すると、血液がそのまま便に付着し、真っ赤になる。一方、胃や十二指腸のように上流から出血した場合は、便が真っ黒になる。消化管を通って肛門まで到達する長い道のりで、ヘモグロビンが変性して赤色から黒色に変化するからだ。

まるで海苔の佃煮のように、真っ黒でドロッとした便が特徴的である。

また、飲んだ薬の影響で便の色が変化することもある。例えば、検査のためにバリウムを飲んだら便は白くなるし、貧血の治療で鉄剤を飲んでいる人の便は黒い。

ともかく便には、体の不調から飲んだ薬まで、非常にたくさんの情報が詰まっている。ちょうど家庭ゴミから個人の趣味・嗜好《しこう》、年齢や性別まで読み取れてしまうという話があるように、私たちの排泄《はいせつ》物は実に雄弁に体の内情を語るのだ。

本当に怖い膵臓の外傷

膵臓の特殊な性質

二〇一五年、七歳の男児が登校中につまずいて転倒し、首から下げていた水筒がお腹と地面の間に挟まって腹部を強打するという事故があった(9)。走っていた勢いで回転するように転び、水筒は地面に対して垂直になり、その底でお腹を突き刺すような形になったという。

その後、ぐったりして嘔吐《おうと》が続いたため、男児は病院に搬送された。検査の結果、膵臓《すいぞう》が断裂していた。二週間のうちに三回の開腹手術を受け、膵臓を半分摘出し、男児は一命を取り留めた。

膵臓の外傷は、本当に「一大事」である。その理由は、膵臓の特殊な性質にある。

膵臓は、胃の裏側にある長さ一五センチメートルほどの黄色くてやわらかい臓器である。交通事故や転落、暴力などで腹部に強い衝撃を受けると、傷ついたり断裂したりすることがある。

前述の通り、膵臓は万能な消化液である膵液《すいえき》をつくる臓器だ。もし膵臓が壊れ、この液がお腹の中に漏れて広がると、大問題を引き起こす。なぜなら、私たちの体が（ある意味で）消化されてしまうからである。人体を構成する成分は、私たちが好んで食べる自然界の動物たちと大差ないのだから、当然のことだ。

膵液は、お腹の中の血管や臓器を傷め、ひどい炎症を引き起こす。場合によっては即座に命にかかわることもあるのだ。

しかも、膵液は一日に約一・五リットルも産生される。大きなペットボトル一本分である。膵臓が断裂したからといって、膵臓は膵液をつくるのをやめてはくれない。手術で修復しない限り、膵液はお腹の中にあふれ続けるのだ。

その上、断裂した膵臓を再びつなぎ合わせるのも至難の業である。膵管の直径はほんの数ミリメートルと非常に細い。膵臓そのものも、豆腐のようにやわらかい。場合よってはつなぎ合わせることが困難と判断され、膵臓を部分的に、あるいはすべて摘出しなければならなくなる。

冒頭の事例でも、最初の手術では膵臓が温存されたようだが、二回目の手術では膵臓を約五〇パーセント摘出している。インスリンが不足して糖尿病を発症する恐れもあるため、注意が必要になる、と報告されている(9)。

管腔臓器と実質臓器

銃やナイフなどによる外傷を「穿通性《せんつう》(鋭的)外傷」といい、交通事故や転落などによる外傷を「鈍的《どんてき》外傷」という。「鈍」の訓読みは「なまくら」だ。つまり鈍的外傷では、傷が皮膚を貫通しない。だが、ピンポイントで臓器が傷つく穿通性外傷に比べ、鈍的外傷は広い範囲に損傷が起きやすく、重篤化《じゅうとく》しやすい。前述の水筒による打撲などは、まさしく鈍的外傷の一例だ。

日本では鈍的外傷が八八パーセントを占め、穿通性外傷は約三パーセントと少ない(10)。銃創が極めてまれな日本において、穿通性外傷の多くは刺創(ナイフなどで刺した傷)である。

また、一般的に、管腔《かんくう》臓器より実質臓器のほうが損傷しやすい。管腔臓器とは、「管」になった臓器や、中が空洞になった臓器のことだ。胃や小腸、大腸、子宮、膀胱《ぼうこう》などがそうである。一方、実質臓器とは中身が詰まった臓器のことだ。肝臓や腎臓、脾臓《ひぞう》、膵臓などがそうである。

管腔臓器は、凹んだり膨らんだりと外力によって柔軟に大きさを変えられる。赤ちゃんが子宮の中でどんどん大きくなれることを思えば、その変化はイメージしやすい。だが、実質臓器はそう簡単に形を変えられない。

実際、鈍的外傷のわずか一・二パーセントが管腔臓器の損傷で、大半を占めるのは実質臓器の損傷である(10)。

腹部の外傷によってもっとも損傷する頻度が高いのは肝臓である。その次が脾臓、腎臓と実質臓器が続く。膵臓はこれらより少ないが、お腹の奥にあるため単独損傷は極めて少なく、九〇パーセント以上に他の臓器損傷を併発する(10)。特に肝臓は、男性で一・五キログラム、女性で一・二キログラムもあり、腹部臓器の中では最大である。その分だけ、外力によって損傷されやすいのだ。

私たちの体には、傷つきやすい場所とそうでない場所がある。体のしくみを知っていれば、人体の弱点についても理屈で理解できるのだ。

腸の長さと人体の「遊び」

人体の「遊び」

「下部消化管内視鏡検査」をご存知だろうか？

通称「大腸カメラ」、肛門から細長い筒状のカメラを挿入し、大腸の中を一周観察する検査である。大腸カメラは、胃カメラ（上部消化管内視鏡検査）と比べると、受ける側にとっては手間の多い検査だ。

準備は検査前夜から始まる。夕食を軽めにし、寝る前に飲み薬の下剤を飲んで夜中に便を排出させる。さらに当日の朝、二リットルもの液状の下剤を飲み、大腸を完全に空っぽにする。便が残っていると大腸の壁がきちんと観察できず、検査の質が落ちるからだ。

当日は検査室の前に大勢の患者が並んで座り、下剤を少しずつ飲みながらトイレを何度も往復する。透明な便が出るようになった人から検査を受ける、という流れである。

便の出やすさや下剤への反応は人それぞれで、すべての便が排出されるまでにかかる時間は人によって違う。普段から便秘気味で、大腸内に残便が多かった人は時間がかかる。すぐに便が出る人もいれば、なかなか便が出ない人もいる。患者側としては、少し面倒な検査である。

さらには、検査そのものにかかる時間も人によって違う。大腸の長さや、その曲がり具合、走行は人によって全く異なり、それがカメラの通りやすさを左右するからだ。このことを話すと驚かれることは多いのだが、目や鼻の形、大きさ、手足の長さ、身長などが一人一人違うことを思えば、むしろ当然のことだといえるだろう。

ただし、内臓の大きさや長さと、外観でわかる身体上の特徴が大きく異なるのは、「それを自覚できるか否か」である。

私たちは日頃から、「他人との大腸の長さの違い」を実感することはない。今これを読むあなたの大腸は私の大腸より二〇センチメートル長いかもしれないが、特別な理由がない限り、あなたはそのことに気づかない。普段は多少長くても困らないからだ。

このように、人体には生存に影響を与えない範囲内で「遊び」がある。胃や肝臓の大きさ、小腸や大腸の走行、血管の太さは人それぞれ違う。外観と同様に、臓器にも健康に生きるという目的を果たせる範囲内で個性があるのだ。

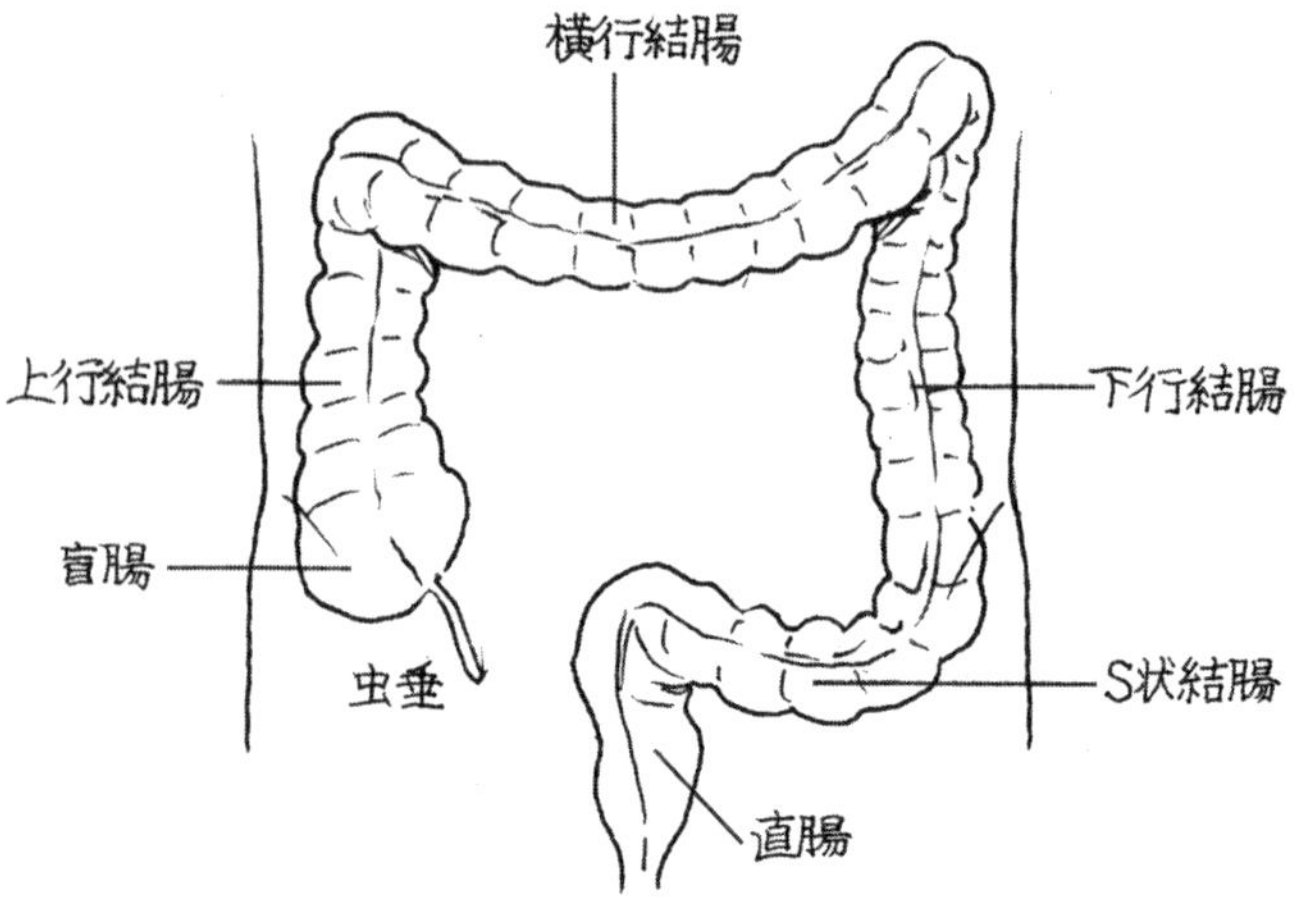

大腸

「盲腸」という病名のまちがい

一方、その個性が「遊び」の範囲を超え、人体に悪い影響を与えるようになれば、それを「個性」ではなく「病気」と呼ぶ。大腸は多少長くても困らないが、長すぎて慢性的な便秘になったり、腸がねじれたり（「捻転」と呼ばれる）しやすい状態になれば治療が必要になる。たとえば「S状結腸《けっちょう》過長症《かちょうしょう》」と呼ばれる病気は、S状結腸が長すぎてトラブルを引き起こす病気のことだ。大腸を短く切り取って摘出し、上流と下流をつなぎなおす手術が必要になる。

ちなみに大腸には、盲腸・上行結腸・横

行結腸・下行結腸・S状結腸・直腸と、各区画に番地のごとく名前がついている。小腸から流れてきた液体は、この順に大腸の中を流れ、便になる。「S状結腸」という名前は、その「S」の形に由来する。「S」の湾曲の程度も人によって実にさまざまで、中には「I」に近いほど湾曲が少ない人もいるし、「Ω《オメガ》」のようにぐるりと円を描けるほど湾曲が強い人もいる。

さて、大腸の「遊び」は、他にもたくさんある。

「虫垂炎」という病気をご存知だろうか？　なぜか昔から間違って「盲腸」と呼ばれている病気だ。前述の通り盲腸とは部位の名前で、盲腸にぶら下がった「虫垂」という管に炎症を起こす病気が「虫垂炎」である。虫垂はお腹の右下にあるため、典型的な症状は「右下腹部痛」である。

しかし、「右下」といっても人によって痛む位置は少しずつ違う。虫垂のサイズや走行は人によって異なるからだ。細くて長い人もいれば、太くて短い人もいる。上向きに伸びている人もいれば、下向きに垂れ下がっている人もいる。同じ虫垂でも、その様子は人によって本当に多種多様だ。

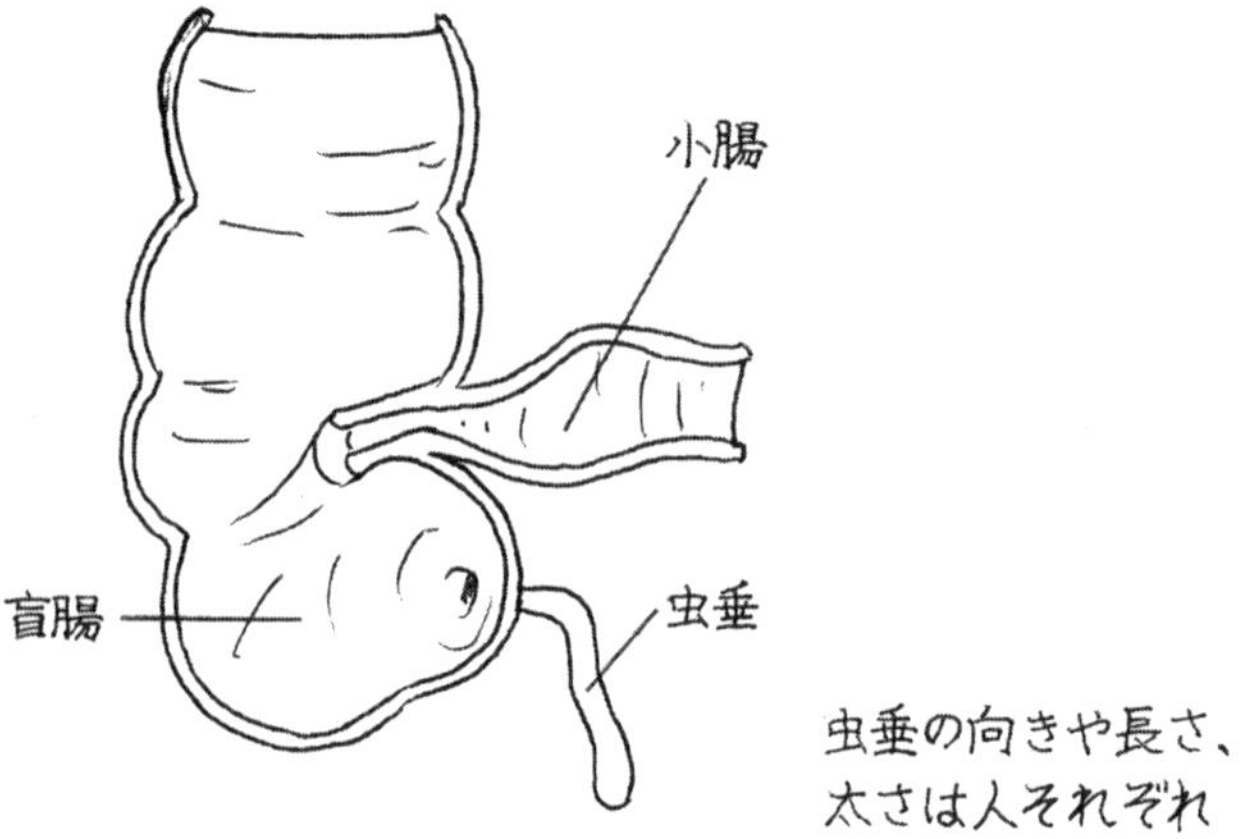

虫垂と盲腸

臓器にも個性がある

　実は盲腸の位置も、人によって少しずつ違う。小腸が接続する位置より下側の大腸を「盲腸」と呼ぶのは誰しも同じだが、ここが生まれつき周囲に固定されておらず、あちらこちらに移動できる人もいる。この状態を「移動盲腸」と呼ぶ。盲腸の位置が違えば、ぶら下がる虫垂の位置も異なる。そこに炎症を起こせば痛みを感じる位置もさまざま、というわけだ。

　この本を読むあなたの盲腸は、もしかすると固定されていないかもしれない。虫垂は、私のものより五倍くらい長いかもしれない。だが、病気になって検査をされない限り、そのことには気づかない。このような正常範囲内の「個性」は、生活に何ら影響を与えないからである。

余談だが、私の大腸は「とても検査しやすい」といわれている。大腸カメラを担当した医師によれば、素直な走行で、長すぎず、カーブも急すぎず、カメラが通りやすいというのだ。

大腸カメラを受けたときの痛みが人によって違うのは、こうした臓器側の要因によるところが大きい。一方で、多くの人は「術者の腕がいいほど痛みが少ないはずだ」と考える。確かに医師によって多少の技術の差があるのは否めないが、「スムーズに検査を終えられるか否か」は、臓器の「個性」によるところも大きいのだ。

ちなみに、胃カメラを受ける場合は一般的に、大腸カメラと違って下剤などの薬を内服する必要はない。健康な人であれば、一晩眠ると胃の中はたいてい空っぽになってしまうからである。

おならは何でできているのか？

おならとげっぷの共通点

おならはなぜ臭いのだろうか？　それは、大腸の中にいる細菌が食べものを分解し、メルカプタンや硫化水素といった臭い気体を発生させるからである。硫化水素は「卵の腐ったような臭い」といわれ、温泉で漂っている臭いの原因でもある。細菌にとっては、こうした作用は自らが生きる上で必要な生命活動である。

このような知識があると、「おならは腸の中で産生されるガスだ」と誤解しやすいが、そういうわけではない。おならの大半は、口から飲み込んだ空気である。

私たちは、食事中に食べものと一緒に空気を飲み込んでいる。胃の中に入った空気は、一部が逆流して口から排出される。これを一般に「げっぷ」と呼ぶ。医学的には「噯《あい》気《き》」と呼ばれる現象だ。

一方、残った空気は食べたものと一緒に小腸へ流れていく。腸の蠕動《ぜんどう》運動によって下流に運ばれ、大腸内の臭いガスと一緒に肛門から排出される。これがおならである。急いでいるときに慌てて食べものを飲み込むと、空気も一緒に飲み込みやすい。飲み込む空気の量が多ければ、当然げっぷやおならの回数も増えやすい。

とはいえ、空気を全く飲み込まずに何かを食べるのは不可能である。お腹のＣＴ検査をして腸の中を見てみると、誰でも必ず空気が写る。その量は人によってさまざまで、たくさん空気が入っている人もいれば、少ない人もいる。だが、健康な人であれば、腸の中に全く空気が写らない、などということはありえない。どれほどゆっくり慎重に食べても、空気は必ず飲み込むものなのだ。

空腹時にお腹が鳴る、という経験は誰しもあるだろう。だが、実は空腹時に限らず、常にお腹は「鳴って」いる。その証拠に、お腹に聴診器を当てると、健康な人なら誰でもグルグルという音を聞くことができる。私たちが「お腹が鳴った」と思うときは、「聴診器なしでも聞こえるくらい大きな音が鳴った」というだけである。

お腹の音は、主に腸（小腸や大腸）が運動して内容物を運ぶときに出る。腸は常に運動しているが、これには二つのパターンがある。一つは空腹時の「空腹時収縮」、もう一つは食後の「食後期収縮」だ。腸管の収縮力は空腹時のほうが大きく、胃・十二指腸から始まった収縮が小腸の末端まで伝わっていく。腸管内に残った胃液や腸液を下流に送り出し、次の食事の準備をするためだ。空腹時にお腹の音が聞こえやすいのは、それが理由である。もちろん、空腹時以外にお腹の音が聞こえることもあるが、いつも腸が運動しているのだから不思議ではない。腸の運動が活発であることは、腸が健康である証拠だ。

お腹の手術をするときは、お腹を切り開いて直接腸を見ることになる。このときは、腸の蠕動《ぜんどう》音が驚くほどよく聞こえる。普段はお腹の壁を隔てて聞いている音を、遮蔽《しゃへい》物なしに聞くのだから当然だ。手術室にいる大勢に聞こえるくらい大きな音が響くこともある。

一方、腸の動きが悪くなると、音が聞こえにくくなる。聴診器を当ててもなお、お腹の音がほとんど聞こえないときは、何らかの腸の病気を疑うことになる。

聴診器といえば胸に当てるもの、というイメージが強いかもしれないが、私のように消化器を専門とする医師なら、聴診器をお腹に当てる機会のほうがむしろ多い。

何かを食べると便意を催す理由

食事をしてしばらくすると、決まって便意を催す、ということがあるだろう。朝食を摂って家で排便してから出勤する、という人も多いはずだ。便意がないからといって排便せずに家を出たら、歩いているうちに便意を催して後悔することもある。

昼食後も同じである。私が運営する医療情報サイトには便について解説する記事があるが、平日十二時から十三時に顕著にアクセスが集中する。この時間帯に排便する人が多く、必然的に「下痢」や「血便」などで検索する人が増えるからである。

このように、「食事をすれば便が出る」というのは、一見当たり前の事実に思える。だが、よく考えると不思議な話だ。食べたものが、そんなに早く便になるわけがない。ゆっくりと消化され、腸の運動によって下流に運ばれ、一～二日経ってようやく便として排出されるのだ。まるでロケット鉛筆のように、腸の中にぎっしり詰まった便が押し出されるというものでもない。前述の通り、食べたものはしばらく胃の中に溜め込まれ、ゆっくりと十二指腸に送り出されるからだ。つまり、食後に便意を催してトイレに行った時点では、食べたものの大半はまだ胃の中である。

では、なぜ食後に便意を催すのだろうか？　実は、「食べものが胃に入ると大腸の蠕動が促される」というしくみがあるからである。これを「胃結腸反射」という。何かを食べれば反射的に大腸に溜まっていた便が下流に運ばれ、結果として便意を催すというわけだ。

もちろん、個人差はある。普段から便秘気味の人は、そう簡単に便意を催すならどれほど楽かと思うかもしれない。反射に対する体の反応は人によってさまざまである。

とてつもない肛門の機能

実弾と空砲

「実弾と空砲の区別がつかない」。肛門の手術を受けたことがある私の知人は、自分の悩みをこう表現した。肛門の機能が落ち、おならと便の区別がしにくくなったのだ。表現はユニークだが、全くもって笑いごとではない。

肛門は、精密機械のようによくできた臓器である。「降りてきたのは固体か液体か気体か」を瞬時に見分け、「気体のときのみ排出する」という高度な選別ができるからだ。固体と気体が同時に降りてきたときは、「固体を直腸内に残したまま気体のみを出す」という芸当もできる。こうしたシステムを人工的につくるのは不可能であろう。

おならと便を識別できないと、生活はとても不便になる。なぜなら、毎度トイレに行って便座に座らないとおならができなくなるからだ。日頃トイレに行きづらい職業の人なら、オムツが手放せなくなってしまう。

このような話をすると、必ず少数の人から、「私の肛門はたまに気体と液体を間違える」と指摘を受ける。確かに肛門が健康であっても、水のような液体の便は、気体と出し分けるのがやや難しいこともある。だが、その頻度は高くないはずだ。せいぜい、お腹を壊して下痢気味のときくらいだろう。「たまに」ならご愛嬌だ。

それはともかく、肛門の素晴らしい機能は他にもある。

直腸に溜まった便を「無意識に」せき止めておき、好きなときに排出できるという機能だ。もし直腸に少しでも便が降りてくるたび、肛門に力を入れて漏れるのを防がなければならないとしたら、どうだろうか？　とても生活は成り立たないだろう。ゆっくり眠ることすらできないはずだ。

肛門には、出口を常に締めている括約《かつやく》筋が二種類ある。一つは外肛門括約筋、もう一つは内肛門括約筋だ。外肛門括約筋は、自分の意図で動かせる筋肉、すなわち随意筋である。一方、内肛門括約筋は不随意筋、つまり意図とは関係なく動く筋肉である。

肛門をぎゅっと締めるようにいわれれば、従うことはできるはずだ。このとき動かすのは外肛門括約筋（と恥骨直腸筋）である。

もちろん、直腸の容量に限界はあるため、十分な量の便が降りてきて直腸の壁が引き伸ばされると、排便反射によって内肛門括約筋が弛緩《しかん》する（ゆるむ）。このとき、意識的に外肛門括約筋を弛緩させれば排便できる。

乳幼児は、これらを調節する機能が未熟なため、反射的に排便してしまう。一方、成人は大脳皮質からの指令によって外肛門括約筋を収縮させ、排便しようとする無意識の反射に意識的に逆らえるのだ。

これらの高機能な筋肉と、極めて繊細なセンサーが、私たちの日常生活を支えている。普段の生活では肛門のありがたさを実感しづらいが、実は替えのきかない優れた臓器なのである。

肛門の外傷は必ず防ぐべき

性的な目的で肛門にコップや人形などを挿入し、取れなくなって病院を受診する、というケースは比較的多い。直腸や肛門を傷つけて出血したり、穴が開いて重篤《じゅうとく》な腹膜炎になったりすることもある。手術が必要になるケースも少なくない。

肛門への異物挿入については、これまで多数の研究報告がある。患者は二十〜九十歳代と広い年齢層に及び、男性は女性の一七～三七倍多い、とされている(11)。挿入された異物は家庭内で使用する日用品が多く、ボトルやグラスが約四二パーセントを占める(11)。その他、歯ブラシやナイフ、スポーツ用品、携帯電話、電球などの報告もある。

他にも、遊び半分でエアコンプレッサーの空気を同僚の肛門に吹きつけ、相手を死亡させるという事故が何度か報道されたこともある。いずれにしても非常に危険な行為である。

また、肛門を使用した過剰な性交渉によって肛門や直腸に怪我をする事例も少なからずある。特に、直腸の表面はやわらかい粘膜でできているため、乱暴に扱うと裂けたり出血したりする。膣に比べると、肛門や直腸の壁はデリケートだ。

肛門や直腸をひどく損傷すると、治るまでしばらく使えなくなる。その場合は、手術で人工肛門をつくり、便の通り道を変更しなければならなくなってしまう。無事に治療ができても、術後に肛門の機能が完全に回復せず、後遺症が生じることもある。

肛門の機能が落ちると、日常生活に甚大な影響を与えるというのは、前述の通りである。

もちろん、こうした事態が起こるのは肛門外傷だけではない。直腸がんや肛門がんなど、直腸や肛門の病気に対する手術後にも肛門の機能障害は起こりうる。病巣を切除するためには、肛門周囲の筋肉や神経を傷つけざるをえないことがあるからだ。

また、交通事故やスポーツ中の事故などによる脊髄損傷も、こうした神経障害を引き起こすことがある。

人工肛門はどのようなものか？

直腸や肛門の外傷のほか、お腹の中のさまざまな病気が原因で人工肛門が必要になることがある。人工肛門を持つ人は、日本に二〇万人以上いるともいわれている（※）(12)。だが、服に隠れて見た目ではわかりにくいため、その実態はあまり知られていない。ペースメーカーや人工関節のような器具だと誤解している人もいる。

人工肛門とは、お腹の壁に孔を開けて大腸の切れ端を外に出し、大腸の中と外界とが直接繋がった状態にするものである。お尻の肛門とは別に出口を設けるだけであり、器具を埋め込むわけではない。大腸の一部が皮膚の外に見えている状態である。ここにパウチを装着し、その中に便が溜まるようにする。便意を感じないため、便はパウチの中に自然に溜まる。これを定期的にトイレに捨てに行く、という流れになる。

一方、人工膀胱《ぼうこう》は、腸を使って膀胱の代わりをつくったものだ。やはりお腹の壁に開けた孔から腸の端を外に出し、尿を排出できる状態にする。見た目や原理は人工肛門と似ており、これらを合わせて「ストーマ（stoma）」と総称するのが一般的だ。

装具は防臭加工されており、適切に使っていれば臭いはなく、漏れもない。防水テープなどをつけ、装具をつけたままの入浴も可能である。残念なことに、温泉施設等で人工肛門を理由に入浴を拒否される事例があるという。きれいなパウチに覆われた人工肛門が汚いというなら、その人自身の肛門は一体どのくらいきれいなのだろうか。お尻に露出した肛門を直接お湯につけるほうがよほど汚いかもしれない。

ちなみに、お尻にある肛門は、人工肛門と対比して「自然肛門」と呼ぶ。自然肛門を残したまま人工肛門を一時的につくることもあり、この場合は「肛門」が二つになる。こうしたケースでは、それぞれを呼び分ける必要があるのだ。

（※障害者手帳交付数に基づいた数字であるため、一時的に人工肛門を造設した人〔のちに閉鎖する予定の人〕の数は含まれておらず、全体数はこれよりかなり多いと推定される。）

がんが転移する臓器は偏る

肝臓は人体の「物流基地」

がんの転移について、興味深い話をしよう。

がんが他の臓器に転移することを遠隔転移というが、消化器にできたがんの遠隔転移先は、圧倒的に肝臓が多い。例えば、遠隔転移があるステージ4の大腸がんは、その転移先の約半数が肝臓である(13)。胃がんや食道がん、膵臓《すいぞう》がんも、転移先としては肝臓が非常に多い。

なぜ、このように転移する臓器が偏るのだろうか？　全身にこれだけ多くの臓器があるのに、満遍なく転移が起こらないのはなぜだろうか？

それには、実に単純な理由がある。消化器を流れる血液が、その次に向かう主な行き先が肝臓だからだ。がんが他の臓器に転移を起こすのは、がん細胞が近くの血管に入って転移先に流れ着くからである。消化器にできたがんは、必然的に肝臓へ流れ着くのだ。

消化器から集められた血液は、肝臓へ向かう太い血管を経由して肝臓内に入り込む。血流に乗ったがん細胞も一緒に肝臓に入り、そこで生着し、成長して再び腫瘍をつくるのだ。

消化器に流れる血液を肝臓が一手に引き受けるしくみは、栄養の吸収という観点から都合がいい。前述の通り、食べたものはさまざまな酵素によって分解され、消化管の粘膜を通して血管内に吸収される。これが血流に乗って肝臓に流れ着き、肝臓の中で利用可能な形に変換されたり、必要なときに備えて貯蔵されたりするのだ。肝臓が人体の「物流基地」とか「化学工場」などと呼ばれる所以《ゆえん》である。

例えば、ブドウ糖は肝臓でグリコーゲンという貯蔵に適した形に変化する。必要時にエネルギーとして使えるよう保存するのだ。また、アルブミンやフィブリノゲンなど、人体に必須のタンパク質も肝臓で生成される。これらの原料は、食べたものから吸収した各種のアミノ酸である。各種のビタミンも肝臓に貯蔵され、必要時に利用可能な形に変換される。

まさに「化学工場」たる肝臓の機能を考えれば、原料が即座に肝臓に運ばれる物流システムは、極めて効率的といえるのだ。

ちなみに、肝硬変で肝臓の機能が低下すると、夜食が必要になる。これを夜食療法や「Late evening snack（LES）」という。

健康な人なら、夕食後から翌朝まで全く食事を摂らなくても何ら問題ない。これだけ長時間絶食しても体に負担がないのは、肝臓に貯蔵されたグリコーゲンが必要に応じてブドウ糖に変換され、エネルギー源になるからだ。

肝臓の機能が低下すると、グリコーゲンの貯蔵量が少なくなり、エネルギーが欠乏しやすくなる。一晩寝るだけで飢餓状態になってしまい、体に大きな負担を与えることになるのだ。肝硬変の人のたった一晩の絶食は、健康な人が二、三日間絶食した状態に相当するといわれている(14)。

肝臓の解毒作用

食べものが分解されてできる老廃物は、時に人体に有害なことがある。こうした物質の「解毒」も肝臓の大切な働きである。

中でも代表的な老廃物が、窒素代謝物であるアンモニアである。人間に限らず、あらゆる動物にとってアンモニアは有毒な物質だ。だが、タンパク質(アミノ酸)をエネルギー源として分解すると、どうしてもアンモニアが産生されてしまう。そこで、これを無害な形に変え、体外に排出するしくみが必要なのだ。

肝臓では、アンモニアを無害な尿素に変えることができる。このしくみを「尿素サイクル」と呼ぶ。複数の酵素がかかわる化学反応である。アンモニアを尿素につくり替えることで、尿の一部として安全に排出できるのである。

肝硬変など、重度の肝臓の病気で肝機能が低下すると、体内に異常にアンモニアが蓄積する。脳はアンモニアによってダメージを受けやすいため、血液中のアンモニアが増えると昏睡状態に陥ってしまうことがある。これを「肝性脳症」という。

また、生まれつき尿素サイクルに異常がある病気を「尿素サイクル異常症」と総称する。厚生労働省の指定難病の一つである。体内にアンモニアが蓄積し、意識障害や痙攣《けいれん》、発達障害など、さまざまな問題を引き起こす病気だ。

こうした病気の成り立ちを知れば、「アンモニアを解毒する」という肝臓の機能の大切さがよくわかるだろう。

このように、動物がタンパク質をエネルギー源にするには、アンモニアの処理システムが必須になる。常に水の中で暮らす魚類の多くは、アンモニアをそのまま体外に排出する。アンモニアは極めて水に溶けやすく、周囲にある大量の水によって拡散してしまうからだ。

一方、陸生動物はアンモニアを体内で毒性の少ない形に変える必要がある。そこで哺乳類はアンモニアを尿素に、鳥類や爬《は》虫《ちゅう》類の多くはアンモニアを尿酸に変えるしくみを身につけた。尿酸もまた窒素化合物の一つで、もっとも水に溶けにくい形態だ。水に溶かして排泄《はいせつ》する尿素とは異なり、尿酸は排泄に水を必要とせず、固体（結晶）として体外に排出（排便）できる。この点で、水分の乏しい環境で生きる動物にとっては尿酸を利用する方が有利である上、空を飛ぶために体を軽くする必要のある鳥類にとっても、水分を持ち運ばなくてよいのは大きな利点になる。

なぜ黄疸が出るのか？

肝臓が悪い人は黄疸が出る、という話を聞いたことがあるだろう。

黄疸とは、皮膚の表面や結膜が黄色く変化することだ。血液中にビリルビンが増えると起こる現象である。

では、血液中にビリルビンが増えるのは、どのようなときだろうか？　実は、ここまでに書いた知識を使えば、この疑問に答えることができる。

ビリルビンは老化した赤血球が壊されて生じる物質で、胆汁《たんじゅう》に含まれる成分である。健康な人の場合、ビリルビンは肝臓から排出され、胆管を通って十二指腸に流れ、最終的に便になる。これは先に述べた通りだ。

　では、肝臓の障害があるとどうなるだろうか？　肝臓からビリルビンの排泄がうまくいかないため、ビリルビンが肝臓の中で停滞してしまう。過剰なビリルビンが血液中にあふれ出し、これが黄疸を引き起こすのだ。

　もちろん、黄疸は肝臓の病気以外でも起こる。例えば、肝臓が正常でも、ビリルビンの流出路である胆管が詰まると、ビリルビンの排泄が滞るため黄疸が現れる。

　また、血液の病気などで赤血球が過剰に壊れると、ビリルビンの量が増え、肝臓で処理できる量を上回る。その結果、血液中に過剰なビリルビンが流れ、黄疸が起こる。この病気を「溶血性貧血」と総称する。

　このように、黄疸が出る病気は多くあるが、その理屈はシンプルだ。臓器の機能を知っていれば、病気が起こる理由はおのずと明らかになるのである。

陰茎はどのように伸び縮みするか

ダビデ像のリアルな造形

陰茎ほど、容積が大きく変化できる臓器は他にない。

前述した通り、胃や大腸、子宮などの管腔《かんくう》臓器であれば、内容物の容量に応じて形を変えられる。壁がやわらかいため、平常時よりかなり大きく膨らむことも可能だ。しかし、中身が詰まった実質臓器は、そう簡単に大きさを変えられない。その点で、陰茎はかなり異質である。

精子を効率的に子宮内に届けるため、陰茎は挿入時に大きく固くならなければならない。一方で、平時に大きいと歩行時に邪魔になるほか、後述する外傷のリスクもあるため、小さいほうが都合がよい。こうした大きさの変化を、どのように実現しているのだろうか？

勃起は、性的刺激によって脳から出た信号が、副交感神経を経由して陰茎に伝わることから始まる（陰茎への物理的な刺激で脳を介さず勃起する経路もある）。陰茎の内部には、陰茎海綿体と呼ばれる組織がある。「海綿」とはスポンジのことだ。ここに動脈から血液が流れ込むことで、スポンジが水を吸い込むように大きく膨らむのである。つまり、勃起した陰茎の内部は血液で満たされているのだ。

一方、海綿体は白膜と呼ばれる丈夫な膜で包まれ、勃起時にはこれが内側からの圧迫で固くなる。これによって血液の出口である静脈が押しつぶされ、血液の流出は妨げられる。こうして勃起の状態が維持されるのである。

副交感神経はリラックスしたときに働く神経である。一方、交感神経は緊張感が高まったときに働く。つまり、緊張や恐怖を感じたときに勃起は起こらないのだ。

ちなみに、ミケランジェロの代表作「ダビデ像」は、全身の大きさの割に陰茎が小さいことが知られている。二〇〇五年、フィレンツェの医師らはこの理由に関する研究結果を論文発表した。戦いを前に緊張と恐怖を感じる様子を表現したものだという(15)。

ルネサンス期には、それまで禁止されていた人体解剖の制限が解かれ、解剖学が急速に進歩した経緯がある（第3章で詳述）。医師や解剖学者だけでなく、のちの歴史に名を残す芸術家たちも解剖を行い、人体の構造を正確に理解しようとした。

レオナルド・ダ・ヴィンチは約三〇体の人体解剖を行い、七〇〇枚を超える精緻な解剖図を書いた。ミケランジェロもその一人で、自ら人体解剖をし、正確な解剖学的知識を得ていた。ダビデ像のリアルな造形も、そうした理解に裏づけされたものだと考えると納得がいく。

さて、臓器が固くなることは、同時に柔軟性を失うことを意味する。陰茎もまた、勃起時は平常時よりはるかに外力に弱くなり、外傷によって陰茎が折れてしまうことがある。これを「陰茎折症」という。原因は、性行為、自慰行為や寝返りのほか、早朝勃起時に子どもが飛び込んできて受傷するなど、さまざまである。

なお、陰茎に骨はない。実際に「折れる」のは白膜である。折れるときは、「ボキッ」という音がして、内出血が起きて腫れる。放っておくと勃起時に曲がってしまうことがあるため、手術で白膜を縫い合わせて修復する必要がある。きちんと治療すれば勃起障害などの後遺症は少ないとされている(16)。

尿道の長さは男女で違う

陰茎は、その中央に尿道があり、男性にとっては尿路の一部でもある。すなわち、精液を運ぶ管と尿を運ぶ管として尿道を兼用している。一方、女性の尿道は膣からわき道に入る形で存在する。

こうした構造上の違いから、男性の尿道は女性の尿道よりはるかに長い。女性の尿道は四センチメートルほどしかないが、男性はその四〜五倍もあるのだ。

そのため、膀胱《ぼうこう》炎や腎盂《じんう》腎炎《じんえん》などの尿路感染症も女性に多い。尿路感染症とは、陰部にいる細菌が尿路を逆流して起こる感染症のことだ。膀胱で感染症を起こすと膀胱炎、そこから尿管をさかのぼって腎臓まで感染が及ぶと腎盂腎炎と呼ぶ。

女性は尿道が短いため、細菌は上流に到達しやすい。また、女性のほうが尿道の入り口（尿道口）と肛門の距離が近いことも、感染リスクが高い要因の一つである。

一方、もし男性に尿路感染症が起これば、必然的に「何か隠れた原因があるはずだ」と考える。前立腺肥大症や尿路結石、悪性腫瘍など、尿の排出を滞らせる何らかの要因がない限り、健康な男性はほとんど尿路に感染症を起こさないからだ。

また、排尿にかかわる神経の障害で、尿がうまく排出できず、膀胱に滞留しがちになる状態を「神経因性膀胱《しんけいいんせいぼうこう》」という。これも尿路感染症のリスクの一つである。例えば、糖尿病が悪化すると神経の障害を起こすが、これが神経因性膀胱を引き起こすこともある。男性が尿路感染症を起こすリスクの一つだ。

男性と女性の体は、当然ながら生殖器にもっとも大きな違いがある。こうした差異は、病気のかかりやすさをも左右するのである。

あなたはできますか？
——深部感覚

ここで、一つの実験をしてみよう。

右手で握りこぶしをつくり、親指を立てる。この状態で目をつむり、何も見ずに左手で右手の親指をつかんでみてほしい。親指の位置を探し当てるまで時間がかかった、などという人はいないだろう。どれほど遠くに右手を置いても、やはり最短距離で、百発百中で右手の親指をつかめるはずだ。

目をつむっていても、体の各部位の位置はかなり正確にわかる。鼻であろうと、肘であろうと、足の指であろうと、その位置は目で見なくても正確に把握できるはずだ。

一方で、目をつむったまま他人の鼻を触るのはほとんど不可能である。位置を正確に把握できるのは、「自分の体」だけなのだ。

そんなことは当たり前だ、と思っただろうか？　目で見なくても体の各部の位置がわかる、というのは、すなわち体が常に「位置情報」を発信していて、それを脳が受け取っている、ということを意味する。視覚を遮ってもなお何かのありかがわかるというのは、その「何か」が「ここにいる」という情報を（視覚以外の）何らかの方法で発信している以外にありえない。

これは、「深部感覚」や「固有感覚」と呼ばれる感覚である。温度覚や痛覚、触圧覚などと比べると、普段から意識されにくい感覚だ。

温度覚や痛覚、触圧覚は、情報の受容器が主に体表面にある。一方、深部感覚の受容器は骨の表面や関節、筋肉、腱などにある。この受容器が受け取るのは、関節の曲げ伸ばしの程度、筋肉の収縮・弛緩《しかん》の具合、それぞれの位置に関する情報である。これらの情報を、脊髄を通して脳に伝えることで、私たちは自分の体の位置や姿勢を認識しているのだ。

たとえ目をつむっていても、自分の体のあらゆる関節が、それぞれどのくらいの角度で曲がっているかを正確に認識できるだろう。首、肩、肘、膝、手首、すべての部分がどんな様子であるかを、直接目で見なくても正確にイメージできるはずだ。

目をつむったまま誰かとじゃんけんをしても、相手が何を出したのかは決してわからないが、自分が何を出したかだけは正確にわかる。

私たちが、何も考えずにまっすぐ歩いたり、コップに入った水を飲んだり、服を着替えたりできるのは、こうした感覚が備わっているおかげである。常に、リアルタイムで全身の関節や筋肉から情報が提供され、それをもとに姿勢を調節できるのだ。

ところで、あなたにとって一番楽な姿勢とは、どんな姿勢だろうか？

そう問われると、きっとあなたは「布団の上に寝転がってゆったりしているときの姿勢だ」と答えるだろう。

では、その寝転がっているときは、具体的にどんな姿勢でいるのが楽だろうか？　つまり、肩や肘、膝、股の関節は、それぞれ何度くらいに曲がっているのが楽だろうか？

そこまで尋ねると、さすがに「そんなことは考えたこともない」といわれるかもしれない。つまり、おそらくあなたは無意識に楽な姿勢をいつも選んで寝ているはずである。

では、重い病気や寝たきりで、自力で動けない人ならどうだろうか？　自分が思う、楽な姿勢を自力でとることができない人なら？　病院や介護施設などでは、介助者であるメディカルスタッフが、「人間はどの姿勢なら楽か」を知っておかなければならない。自力で動けない以上、「どの姿勢にするか」は、本人以外の誰かが決めなければならないからだ。

実は、筋肉や関節に負担がかからない、もっとも楽な姿勢は医学的に明らかになっている。この姿勢を「良肢位《りょうしい》」と呼び、いわゆる「気を付け」の姿勢である「基本肢位」とは異なる。

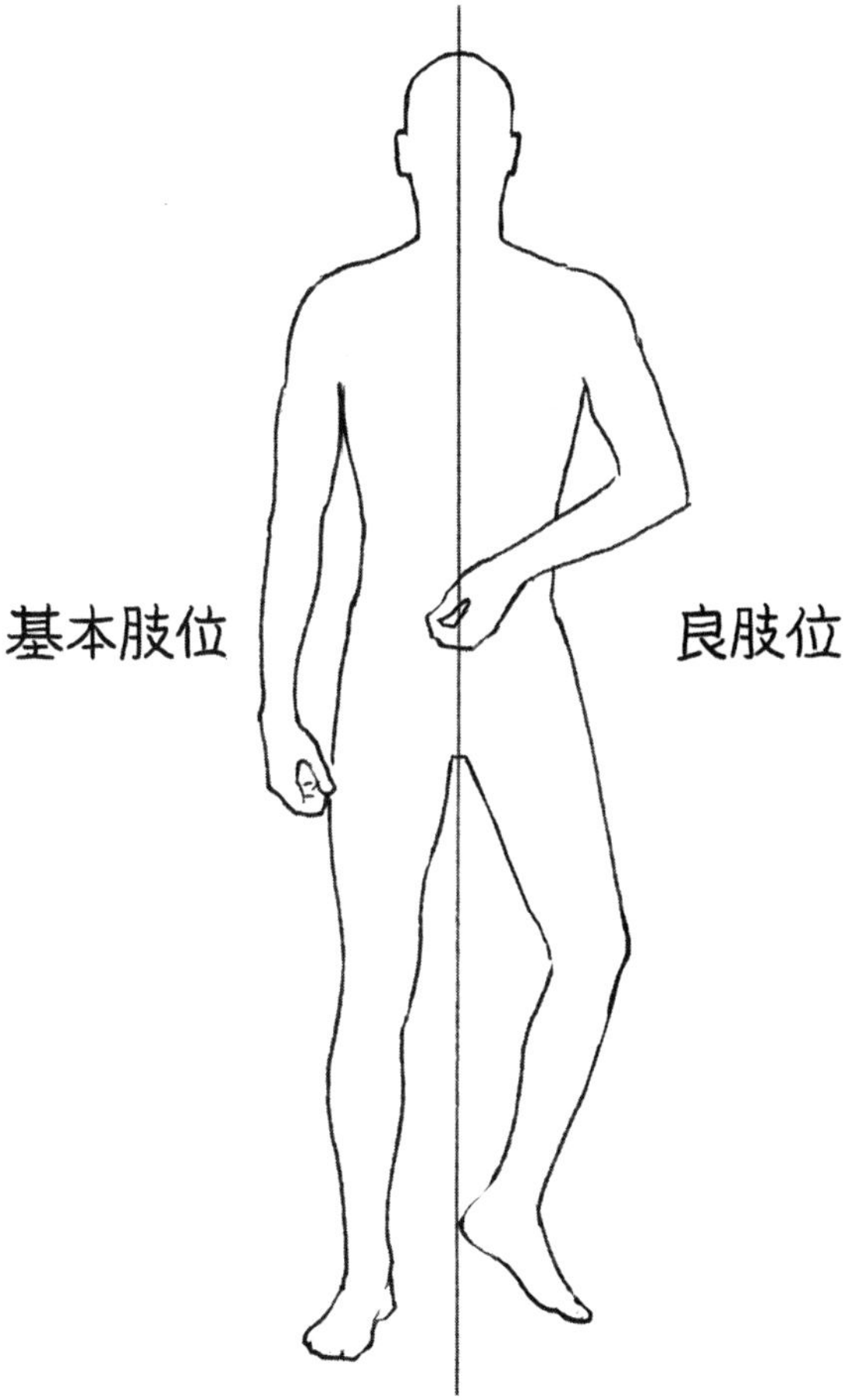

医学的に楽な姿勢

いずれの関節も、伸びすぎたり曲がりすぎたりすると負担が大きく、その中間くらいの角度がもっとも負担が小さい。こうした知識をもとに、枕を使って腕や足を支えたり、タオルを挟んだりなどして、楽な姿勢でいられるよう介助者が常に調節するのだ。

ちなみに、骨折をしてギプスで関節を固定する際も良肢位にするのが一般的だ。その姿勢がもっとも負担が少なく、かつ生活にも支障をきたしにくいからである。

ただし、楽な姿勢だからといって、寝たきりの人を同じ姿勢に常にキープすべきだ、という意味ではない。体を全く動かさないと、関節はそのまま固まってしまい、自由に動かなくなってしまうからだ。これを「拘縮《こうしゅく》」という。

そこで、拘縮を予防するため、関節の曲げ伸ばしをしたり、体位を仰向けから横向きに変えたりするなど、定期的に姿勢を変更する必要があるのだ。

健康な人が床ずれにならない理由

定期的な体位の変換は、床ずれを予防するためにも大切である。

健康な人なら、どれほど疲れて泥のように深く眠っても、体に床ずれができることはない。無意識に寝返りを打つからである。

意外に気づかないが、ぐっすり眠っている最中でも「勝手に体が寝返りを打ってくれる」というのは、本当にありがたい機能である。自力で寝返りが打てないと、あっという間に床ずれができてしまうからだ。

五〇キログラムや六〇キログラム、あるいは、一〇〇キログラム近くある重い物体が、ベッドに置かれている状態をイメージしてみてほしい。その物体の下面にかかる圧力はいかほどだろうか。

じっと仰向けに寝ていると、お尻やかかと、肘、肩甲骨や後頭部などには、かなりの重みがかかる。ここが、床ずれのできやすい部位である。

そこで、重い病気や寝たきりで動けない人に対しては、床ずれを予防するため、定期的に体位変換を行う必要がある。大人が相手であれば、体位変換には複数の人員が必要だ。病院や介護施設では、看護師や介護職者などのスタッフが定期的にこうしたケアを行っている。

私たちは普段、健康であることのありがたみになかなか気づけない。だが、ひとたび病気になり、それまで「無意識に」行っていたことができなくなると、途端に全身に不具合を起こしてしまう。「何も考えずに楽な姿勢をとれること」は、健康な人が持つありがたい機能なのである。

肘をぶつけるとなぜ電気が走るのか？

しびれるのは薬指と小指だけ

肘を机の角に思い切りぶつけ、腕にビリビリと嫌な痛みが走った経験は誰しもあるだろう。不思議なことに、打撲したのは肘なのに、しびれるような痛みは指先まで広がる。

なぜ、このような現象が起きるのだろうか？

肘の部分では、体表面に近いところを神経が走っているからである。この神経を、「尺骨神経《しゃっこつ》」という。

尺骨神経は、薬指の半分と小指の感覚を司っている。肘をぶつけたときは手全体がしびれるように感じるかもしれないが、そうではない。しびれるのは薬指と小指の二本だけで、しかも薬指は外側の半分だけしかしびれないのだ。次にぶつけたときは、そのつもりで意識してみてほしい。しびれの領域が思った以上に限定的であることに気づ

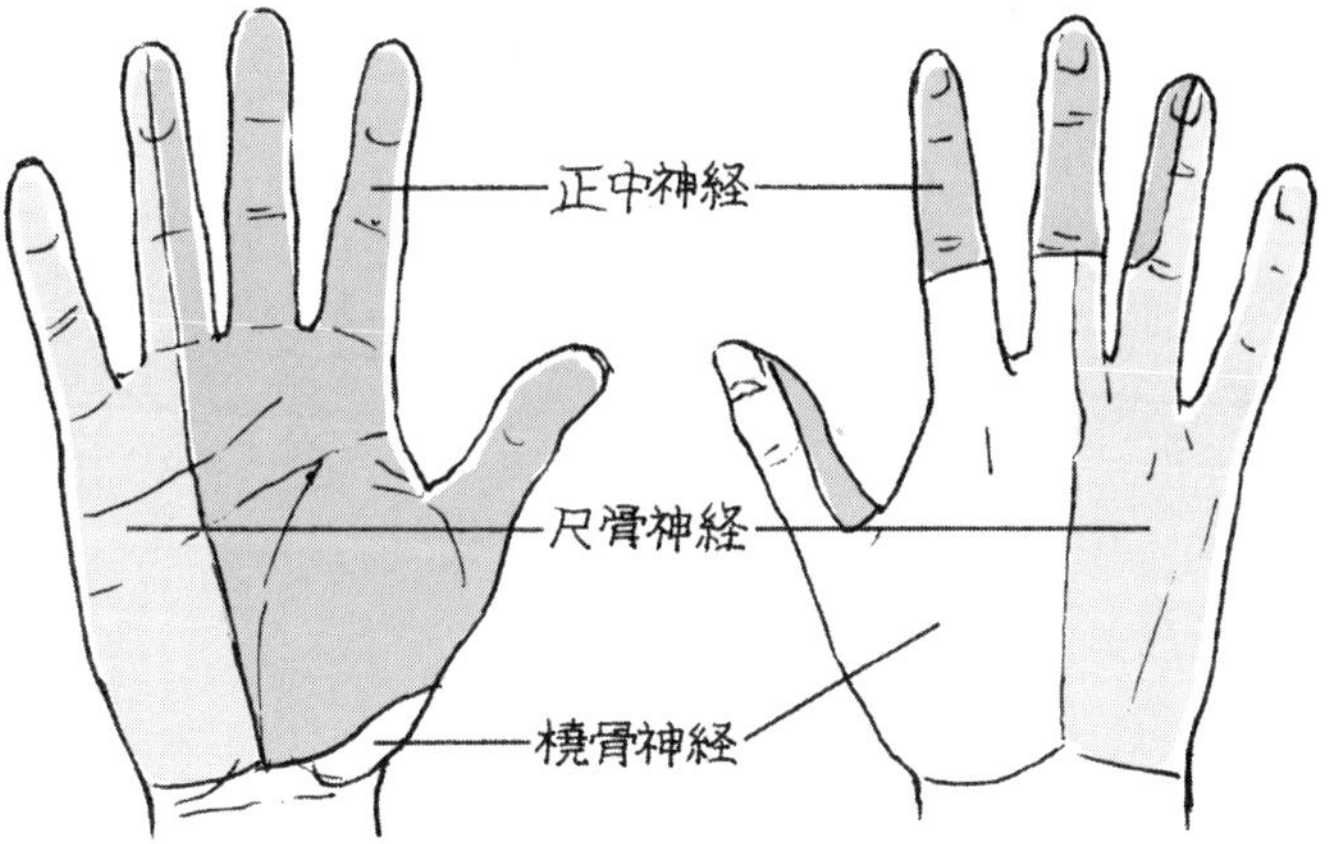

手の感覚を支配する神経

くはずだ（そんな余裕もないくらい痛いかもしれないが）。

手の感覚を支配するのは、尺骨神経のほかに橈骨《とうこつ》神経と正中《せいちゅう》神経がある。いずれも腕から手に伸びていて、それぞれの神経が担当する範囲は厳密に決まっているのだ。

もちろん、いずれの神経も、手の「感覚」だけでなく「運動」も支配している。人間の体の中で、手ほど複雑な運動ができる部位はない。手だけで骨は二七個もあるし、親指を動かす筋肉は八種類もある。三種類の神経が複雑に連携し、手の細かな動きを可能にしているのだ。

ちなみに、橈骨神経の麻痺《まひ》は、俗に「サタデーナイト症候群」や「ハネムーン症候群」などと呼ばれている。恋人に腕枕を長時間すると起こる麻痺だから、というのが由来だ。

橈骨神経が麻痺すると、指を伸ばしたり手首を反らしたりするのが難しくなる。正式名称は「下垂手《かすいしゅ》」である。

血管の走る場所

太い神経や動脈は、その多くが体表面から離れた深いところを通っている。大事な管や線維ほど、簡単に傷つかないよう深いところを走らせておくほうが有利である。

だが、前述の尺骨神経のように、人体の構造上、例外的に浅いところを通る部分もある。

これは、動脈についても同じである。

「リストカット」という言葉をご存知だろうか？

リストとは、リストバンドの「リスト」、つまり手首のことだ。リストカットとは、自分の体を傷つける目的で、手首の血管を切ることをいう。

なぜ、他の部位ではなく手首が選ばれるのだろうか？

それはもちろん、動脈が「例外的に」浅いところを走っているからだ。この動脈を「橈骨動脈」という。自分の手首に指をそっと当ててみると、誰でもドクドクと脈を感じることができるはずだ。

手首と同様に、体の中には動脈が浅いところを通っていて、表面から脈を触れられる部分がいくつかある。代表的なのは、首、わきの下、肘の内側、膝の裏、脚のつけ根、足の甲などである。病院で医療者から脈を確認されるときは、必ずこのいずれかに触れられるはずだ。

逆に他の部位では、よほど深い傷ができない限り動脈まで傷つくことはない。もちろん、体表面から脈を触れることもできない。

一方、自分の手の甲や腕を見てみてほしい。体表面に色のついた血管がたくさん走っているのがうっすら見えるだろう。これらはすべて静脈である。静脈を触っても、脈を感じることは決してない。静脈は動脈のように拍動しないからだ。

一般的に、病院で点滴や採血をされるときに注射される血管は静脈である。特別な理由で動脈から採血をしたり、動脈に管を入れたりする治療もあるが、頻度としては静脈に注射する機会のほうが圧倒的に多い。動脈に注射する場合は、あえて「(静脈ではなく)動脈に注射をすること」を医療者から告げられるはずだ。

逆に、動脈か静脈かについて特に言及されなかったなら、それは「静脈に注射されている」ということである。体表面から安全かつ容易にアクセスできるのは静脈だからである。

第2章

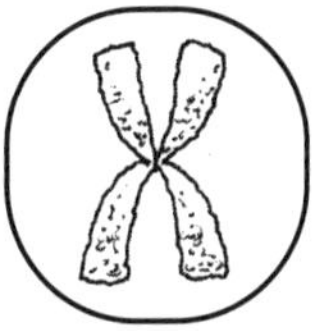

人はなぜ病気になるのか？

生きているということは
一つの病気である。
誰もがその病気によって死ぬ

ポール・モラン
（小説家、外交官）

人は何が原因で命を落とすのか

日本の死因別の死亡率

私たち人間は、何が原因で死を迎えるのだろうか?

それはもちろん人それぞれ異なるのだが、死因統計を眺めれば、一定の傾向は見えてくる。次頁の日本の死因別の死亡率の推移を見てみよう。

グラフの左側を見ると、かつて上位を占めていたのは胃腸炎、結核、肺炎などの感染症であることがよくわかる。一方、時代とともに、これらは顕著に減少している。

かつて、日本に限らず世界でもっとも多くの命を奪っていたのは感染症だった。感染症による死亡が激減したのは、抗菌薬などの治療の著しい進歩や、ワクチン等の予防策の普及、衛生環境の改善によるものだ。

一方、世界を見渡せば、医療水準の低い途上国での死因

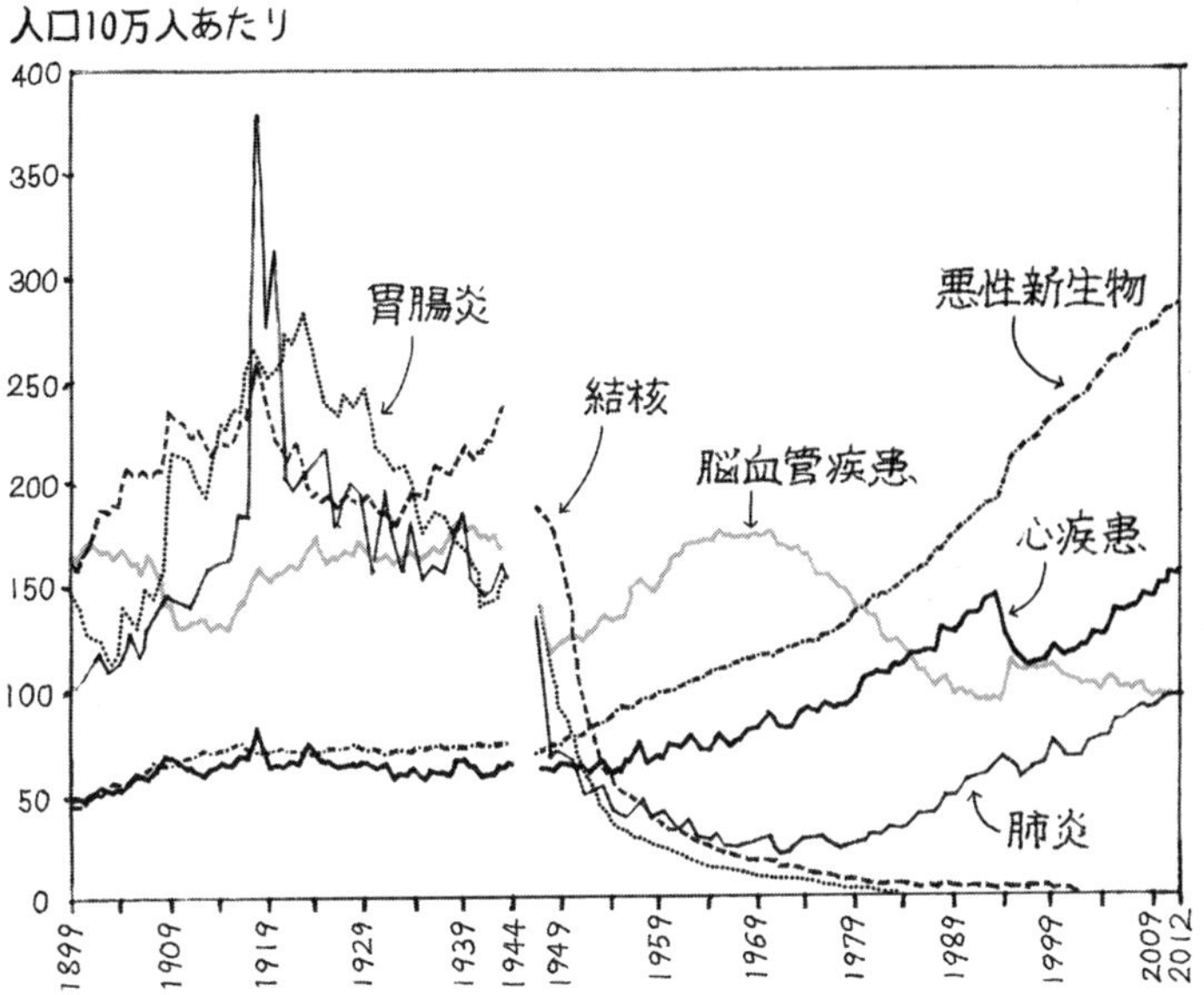

出典：「疫学 ー肺炎の疫学が示す真実は？ー 死亡率からみえてくる呼吸器科医の現状と未来」
日本呼吸器学会誌2(6), 2013

死因別に見た死亡率の推移

は依然として感染症が多い。世界保健機関（WHO）の調査によれば、低所得国の死因一〇位以内のうち半分以上は感染症である（1）。上位に入るのは、肺炎、胃腸炎（下痢症）、マラリア、結核、HIV感染症などだ。一方、所得が上がるにつれ、死因の上位は感染症から心疾患（心筋梗塞や心筋症など心臓の病気）や脳血管疾患（脳卒中）、悪性新生物（がん）などに置き換わっていく。先のグラフを見れば、戦後の日本に同様の傾向を見ることができる。

「がんが死因」が増えた意外な理由

二〇一九年のデータでは、悪性新生物（がん）、心疾患、老衰、脳血管疾患（脳卒中）、肺炎の上位五疾患で死因の七割近くを占め、それ以下には不慮の事故や腎不全、アルツハイマー病など頻度の低い死因がそれぞれ一～数パーセント占めている。

一九八〇年代から死因の一位を独走し、今なお増え続けているのが悪性新生物、すなわち、がんである。がんは今や、死因全体の四分の一以上を占める疾患だ。

がんの死亡率が伸び続ける最大の理由は高齢化である。年齢別のがん死亡率を表すグラフを見ると、五十歳代からがんによる死亡は徐々に増え始め、七十歳代以降はさらに急峻《きゅうしゅん》なカーブを描いて増加するのがわかる。

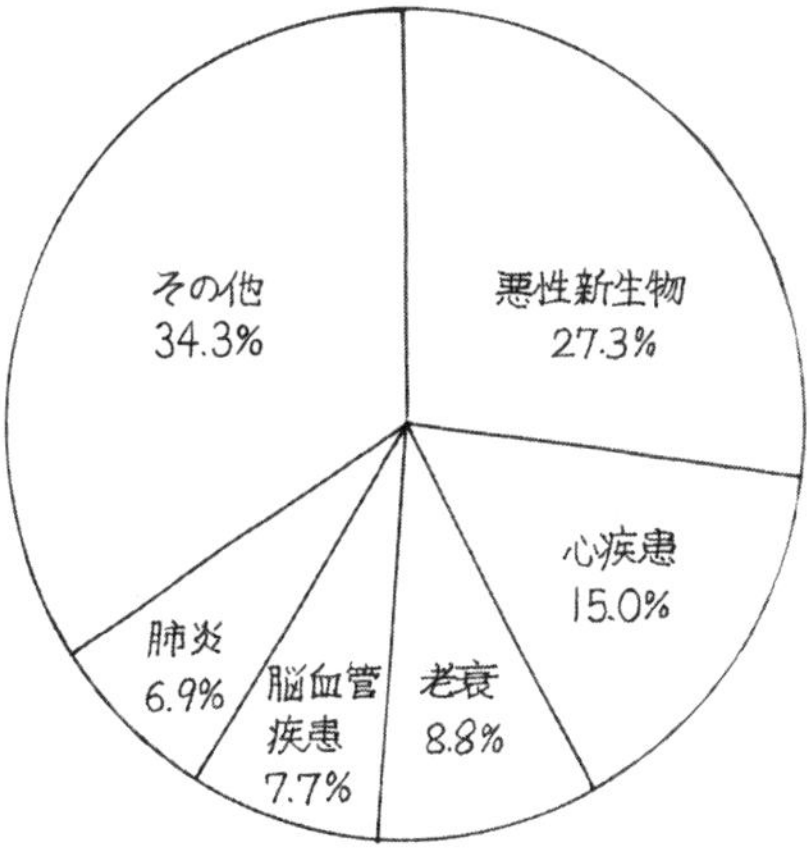

出典：「令和元年（2019）人口動態統計月報年計（概数）の概況」厚生労働省

主な死因の構成割合

もちろん、がんの中には若い人に多いタイプもある。だが、総数からいえば、がんは圧倒的に「高齢者に多い病気」なのだ。

がんは、遺伝子に何らかの異常が起き、正常な細胞ががん細胞に変わり（がん化し）、これが無秩序に増殖したものだ。細胞に起こるこうしたトラブルは、長年「使い古した」体で起こりやすい。

不謹慎な表現だが、医療の進歩によって人体が「長持ち」するようになったおかげで、相対的にがんで死亡する割合が増えたのだ。「昔はなぜがんで死ぬ人が少なかったのか？」という質問の答えは、「がんになる前に他の病気で死んでいたから」である。

また、がんによる死亡率が年々増えるこ

とに対し、「がん治療は全く進歩していない」といった指摘が見られるが、これは誤りである。高齢化によって高齢者の割合が増えれば、必然的に「がんで死ぬ人」の数は増える。大学生一万人と、高齢者施設の入所者一万人の間でがん死亡者の割合を比較すると、後者のほうが大きくなるのは当たり前だ。

よって、がん治療が進歩したかどうかを知りたければ、年齢構成が等しくなるように調整して比較しなければならない。この際に用いるのが「年齢調整死亡率」である。年齢調整死亡率の推移を見れば、がんによる死亡率は年々減少していることが容易にわかる。

実際、がん治療は近年驚くほど進歩した。新たな抗がん剤が次々に生まれ、手術の質が向上し、放射線治療や免疫療法など、使える武器がますます増えてきたからだ。

さて、がんを除いて、常に死因の上位を占めているのが心疾患と脳血管疾患（脳卒中）である。これらで亡くなる人の大部分は、生活習慣病が背景にある。生活習慣病とは、高血圧、糖尿病、脂質異常症（コレステロールや中性脂肪が高い病気）など、生活習慣と関連して発症する病気のことを指す。

かつて生活習慣病は、「成人病」と呼ばれていた。歳をとればやむを得ず現れる、防ぎようのない変化だと考えられていたためだ。しかし、食習慣や運動習慣の改善、肥満の解消、禁煙などによる病気の予防を重視する観点から、一九九六年頃に「生活習慣病」と呼ばれるようになった。

生活習慣病に共通するのは、自覚症状がなく、気づかないうちにゆっくりと体を蝕《むしば》んでいく、という性質だ。高血圧や糖尿病、脂質異常症、喫煙などは動脈硬化を加速させる。これが心臓や脳の血管にダメージを与え、心筋梗塞や脳卒中といった致命的な病気を引き起こすのだ。

もちろん、これら以外にも、肝臓や腎臓、肺など、生活習慣病によって蝕まれる臓器は多くある。長年のダメージが体に蓄積し、数年、数十年という経過の中で重い病気を発症するのである。

ただし、生活習慣病の原因は「生活習慣だけ」にあるのではない。遺伝的な要因や環境要因なども、生活習慣病の発症に大きくかかわる因子だからだ。「病気になったのは自己責任」といった偏見はよくあるのだが、病気の原因はそれほどシンプルなものではない。

なお、生活習慣病という概念にはがんも含むのが一般的だ。特に喫煙は、さまざまながんを引き起こす生活習慣である。がんになった人のうち男性で三〇パーセント、女性で五パーセントは喫煙が原因とされ、喫煙者は非喫煙者より寿命が八～十年短く、一本タバコを吸うたび寿命が十一分短くなる、といわれている（2、3、4）。

人が死ぬ最大の要因は……

どれほど健康な人でも、歳をとれば必ず死ぬ。人が死ぬ大きな原因に「加齢」があることを忘れてはならない。

現在、死因の上位には老衰と肺炎が含まれており、これらは年々増加しているが、いずれも加齢が主な原因である。老衰はもちろん加齢そのものだが、肺炎についても、医療水準の高い国では主に高齢者の命を奪う病気だ（かつて上位を占めた肺炎とは意味合いが異なる）。

このことは、年齢別の肺炎死亡率を見るとよくわかる。肺炎による死亡は大半が七十歳代以降に起こる(5)。一方で、若い人は高齢者に比べ肺炎による死亡率が圧倒的に低い。年齢とともに呼吸器の機能が落ちて肺炎になりやすくなる上、肺炎にかかった後も、抵抗力の低さゆえに致命的になりやすいのだ。

また、食べたものが気道に入って起こる肺炎を誤嚥《ごえん》性肺炎という。「誤嚥」とは、「誤って嚥下《えんげ》すること」、つまり、本来食道に入らなければならない食べものが気管側に入ってしまうことだ。

若い人であれば「咳嗽《がいそう》反射」というしくみによってこれを追い出すことができる。いわゆる〝むせ〟である。一方、高齢になるとこの機能が衰えるため、そのまま肺炎を起こしやすい。こうした誤嚥が原因である肺炎と、そうでない肺炎を厳密に区別するのが難しいことも多い。その点でも、高齢者の肺炎は「高齢であること」そのものが原因と考えられるケースが多く、その場合は老衰と医学的には区別しにくい(5)。

以上のことをあえてざっくり表現するなら「今の日本人の多くは、がんか生活習慣病か加齢で亡くなる」といえる。今後も、この傾向は大きくは変わらないだろう。

なお、人が死亡する確率は年齢が上がるほど高くなるため、死因の上位を見るだけでは、必然的に「中高年層は何が原因で亡くなるか」しか見えてこない。この点には注意が必要だ。

では、若い人は何が原因で亡くなるのだろうか？

四十歳未満の死因一覧を見ると、国民全体の順位には反映されない、全く違った死因が並んでいることに気づく。

二十歳代・三十歳代の死因第一位は自殺である。また、活動性の高いこの年代では、「不慮の事故」が上位に入るのも特徴的だ。そしてこれらの死は、社会的な対策で防がねばならないといえる。

このように、「人は何が原因で死を迎えるのか」という命題に答えるには、年代ごとに異なる特徴を理解した上で議論する必要があるのだ。

何も飲み食いせずに生きていく方法

どのくらいの水と栄養を摂るべきか

あなたは昨日、何キロカロリーのエネルギーと、何リットルの水分を摂取しただろうか？

この質問に正確に答えられる人はほとんどいないだろう。私たち人間は、絶えず栄養と水分を摂らなければ生きていけないにもかかわらず、その必要量を知らない。何らかの計算式によって飲み食いする量を決めているわけではないのだ。

「今日は水分があと二〇〇ミリリットル、エネルギーがあと三〇〇キロカロリー足りないから、牛乳を一杯、パンを一つ摂取してから寝よう」

などと考える日はないはずである。健康な人であれば、のどが渇いたときに水を飲み、食欲があるときに食事を摂るだけで事足りるのだ。

だが、体の求めに応じて飲み食いするだけで必要量の栄養と水分が満たされる、というしくみは、一見当たり前のようで、実は極めて貴重だ。

病気で口から飲食できなくなる人は大勢いる。意識がない人、気管にチューブを入れて人工呼吸器に繋がれている人、食道や胃、大腸などの消化管に病気がある人など、さまざまである。こうした人たちが生きていくためには、何らかの形で水と栄養を体に注入される必要がある。そうしなければ、脱水や栄養障害で命を失うからだ。

そこで医療現場では、まさに先ほど書いたようなカロリーと水分量の計算が日々行われている。特に本人の意識がないときは、「どのくらいの水と栄養を摂るべきか」を本人以外の誰かが計算し、それに基づいて投与されなければならない。体格や臓器の機能、病状を勘案し、尿量などを測定しつつ、適切な分量の水分と栄養分を算出するのだ。

では、この水と栄養を、どのように体に注入すればいいだろうか？

その方法は、大きく二つに分けられる。直接血管内に栄養剤（輸液製剤）を注入する方法と、胃や十二指腸などの消化管に栄養剤を注入する方法だ。

血管内に栄養剤を注入する方法は、いわゆる「点滴」である。だが、腕から行う普通の点滴では、一日に必要な量の栄養分をすべて投与できない。一定の濃度を超える液体を手足の末梢《まっしょう》血管から投与すると、静脈が傷つき、炎症を起こしてしまうからである。

そこでよく行われるのが、「中心静脈栄養」と呼ばれる手法だ。首や鎖骨の下、上腕（肘より上）などからカテーテル（医療用の細い管）を挿入し、その先端を心臓付近の太い静脈に置くのである。これを使えば、高カロリーの製剤を投与できる。健康な人が食生活を行うのと同じ量の水分と栄養分を、すべて点滴によって投与できるのだ。

一方、この方法の欠点は、腸を使わないために腸の粘膜が萎縮してしまい、その機能が落ちることである。第1章で例にあげた宇宙飛行士と状況はよく似ている。人体というのは、かくも簡単に「サボり癖」がついてしまうのである。

そこで、医療の現場では「腸が使えるときは腸を使え（If the gut works, use it）」という格言がある。可能な限り消化管に栄養剤を注入せよ、ということだ。

鼻から長いカテーテルを入れて先端を胃に置く方法や、胃ろうをつくって直接胃に栄養剤を注入する方法を、経管栄養（経腸栄養）という。これらは、血管に栄養剤を点滴する方法に比べると、体にとっては「口から飲食していること」に近い。「食べものを咀嚼《そしゃく》し嚥下《えんげ》する」というプロセスをショートカットしているだけだからだ。

もちろん、「腸が使えないとき」にはこの手段は避けなければならない。例えば、消化管の病気や、嘔吐《おうと》や下痢がひどい場合などは、中心静脈栄養を選ぶのが一般的である。

いずれにしても、人類は今や、口から一切飲み食いすることなく長い期間生きられるようになった。病気が治り、再び食べられるようになるその日まで、命をつなぐことができるようになったのだ。驚くべき医学の進歩である。

「摂取不足」によって起こる病気

「必要な水分と栄養分を注入すれば飲み食いしなくても生きられる」とは書いたが、実はそれほど簡単な話ではない。例えば、一日あたり一五〇〇キロカロリー必要な人がいたとしよう。この人は、毎日一五〇〇キロカロリー分の白米だけを食べて健康を維持できるだろうか？

「そんな食生活は耐えられない」という好みの問題は別として、何となく「体の具合が悪くなりそうだ」ということは想像されるだろう。食べるものが偏れば、きっと何らかの栄養素が足りなくなる。そういう漠然とした発想が私たちの頭にはあるからだ。

だが、これが「常識」となったのは二十世紀以降である。食べものに微量に含まれる栄養素で、それが不足すると体に不具合を引き起こす。そのような物質は数多くあるが、中でも重要なのがビタミンである。

一九一二年、ポーランドの生化学者カシミール・フンクは、それまで原因不明であった

「脚気《かっけ》」という病気が、「ある栄養素の不足」によって起こることを突き止めた。生きるために必須（vital）であること、それがアミン類（amine）という化合物であったことから、この栄養素を「vitamine」と名づけた。これがビタミンB_1であった（のちにアミン類でないビタミンもあることがわかり、vitaminという表記に変わる）。

このの後新たなビタミンが次々と発見され、それまで原因不明だった数々の病気が、「特定の栄養素の欠乏」によって起こっていたという驚くべき事実が判明する。壊血病《かいけつびょう》（ビタミンC欠乏）、くる病（ビタミンD欠乏）、ペラグラ（ナイアシン欠乏）、夜盲症《やもうしょう》（ビタミンA欠乏）、悪性貧血（ビタミンB_{12}欠乏）など、とにかくさまざまな病気の原因がビタミン欠乏にあることがわかってきたのだ。

ビタミンは、三大栄養素と違ってエネルギーにはならないものの、人体の機能を正常に保つために必須の有機化合物の総称である。ビタミンは一三種類あり、体内ではほとんど合成できない。食品から摂取しなければ生きていけないのだ。

日本の国民病だった「脚気」

脚気は、かつて日本で「国民病」といわれるほど流行した歴史がある。脚気にかかると、神経の障害によって手足が麻痺《まひ》し、しびれなどを引き起こす。重度になると、心臓に障害を起こして死亡する。

江戸時代、玄米に代わって白米が徐々に普及するにつれ、脚気が広まり始めた。米の胚芽に多く含まれるビタミンB1は、精米によって取り除かれてしまうからだ。その上、当時は副食も乏しく、そもそもビタミンB1は欠乏しがちだった。脚気は原因不明の奇病とされ、白米がいち早く普及した江戸に多かったことから、「江戸わずらい」などとも呼ばれていた。

明治時代以降は脚気の流行がさらに拡大し、年間一万~三万人が脚気で亡くなった(6)。

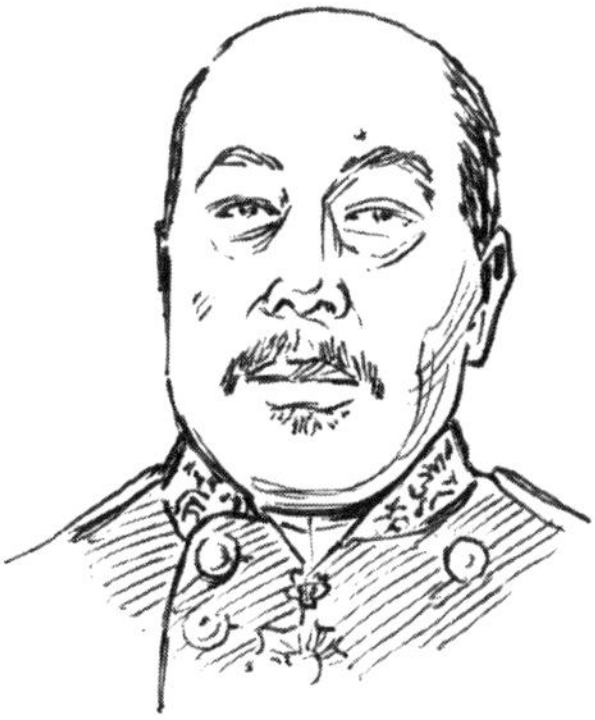

高木兼寛

特に、同じ兵食を食べる軍隊内では脚気によって兵士が次々と亡くなり、国家を揺るがす大問題になった。戦傷者より脚気患者のほうが多く出て、壊滅状態に陥る隊すらあった。

海軍軍医の高木兼寛《たかぎかねひろ》は、脚気の原因が食べものにあることをいち早く見抜き、兵食に麦飯を取り入れ、海軍の脚気を激減させた。イギリスに留学経験のあった高木は、

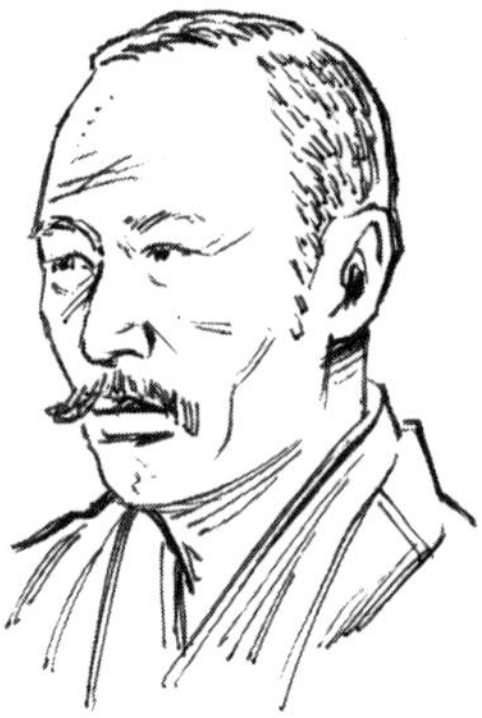

森林太郎

イギリス海軍に脚気がないことに注目し、洋食が解決の鍵であることに気づいたのだ。

一方、陸軍軍医の石黒忠悳や森林太郎は、脚気は「脚気菌」による細菌感染症であるとする説にこだわった。

当時、ドイツで細菌学が隆盛し、世界をリードしていた。東京大学からドイツに留学し、最先端の医学を学んだエリート軍医の森にとって、高木の経験則に基づく治療は非科学的に映ったのかもしれない。麦飯が有効とする説が広まると、対抗するようにますます細菌説に固執した。当時の陸軍の兵食は一日に白米六合であり、副食は乏しく、皮肉にも脚気のリスクが極めて高い食生活であった。

その結果、日清戦争では四〇〇〇人以上、日露戦争では二万七〇〇〇人以上の陸軍兵士が脚気で死亡した一方、海軍兵士の脚気による死亡は日清戦争でゼロ、日露戦争ではわずか三人であった(7)。海軍の兵員数が陸軍より少ないことを差し引いても、凄まじい差である。

一九一一年に、化学者、鈴木梅太郎が、脚気に効く物質を米糠《こめぬか》から取り出すことに世界で初めて成功し、これをオリザニンと名づけた。だが、日本語論文での発表であったため、世界的には広まらなかった。その翌年、フンクによって「ビタミン」が発見され、ようやく脚気はビタミン欠乏症の一つであることが認知されたのである。

こうした経緯から、森林太郎は医学史においてやや評判の良くない人物ではあるが、一般には森鷗外《もりおうがい》の名で日本を代表する文筆家として広く知られている。一方、ドイツ医学への偏向、研究至上主義に傾きつつあった日本に、実地で患者に接し、治療を行う臨床医学の大切さを広めるため、高木兼寛は一八八一年、医学研究会「成医会講習所」を設立した。これがのちの東京慈恵会医科大学である。

病気と健康の境目はどこにある？

意外に難しい問い

病気とは、どういう状態のことを指すのだろうか？

この質問に答えるのは、意外に難しい。一例をあげてみよう。

細菌は私たちに病気を引き起こす微生物である。では、細菌が体の中に入った状態は病気か、というとそうではない。そもそも私たちの皮膚にはたくさんの細菌が付着しているし、口の中や腸の中も細菌だらけである。これらの細菌が体に何らかの不具合を起こしたとき、初めて病気と呼ぶことができる。「細菌がいるかいないか」が「病気か健康か」を決めるのではない。

黄色ブドウ球菌という細菌がいる。心内膜炎や関節炎、皮膚の感染症など、さまざまな病気を引き起こす微生物だ。「とびひ」という俗称で呼ばれる皮膚感染症、「伝染性膿痂《のうか》疹《しん》」の原因菌の一つでもある。

二〇〇〇年に起きた雪印乳業（現雪印メグミルク）の乳製品による集団食中毒では、一万三〇〇〇人以上が被害にあった（8）。製造工程で繁殖した黄色ブドウ球菌の毒素が原因だ。二〇一二年、モデルのローレン・ワッサーはタンポンが原因の重篤《じゅうとく》な細菌感染症にかかり、結果的に両足を切断した。その原因は、黄色ブドウ球菌によるトキシック・ショック症候群である。

これほど恐ろしい黄色ブドウ球菌だが、実は健康体でも約三割の人は保有している。鼻の中や皮膚表面に普段からすんでいる細菌なのだ。つまり、「体に黄色ブドウ球菌がいること」は病気ではない。まして、治療は「黄色ブドウ球菌を根絶やしにすること」ではない。そして、細菌感染症が「治った」状態は、「体に細菌がいなくなったこと」と必ずしも同義ではない。「細菌はいるが病気は起こしていない状態」なら、「治った」といえるからだ。「病気か健康か」の境目は、意外にもシンプルではないのだ。

ウイルス感染症は、さらに複雑である。

口唇《こうしん》ヘルペスという病気がある。「熱の華」などと呼ばれ、口の周りに腫れものができ、痛みを伴う病気だ。単純ヘルペスウイルスというウイルスが原因である。

このウイルスは、顔にある神経節の中にすみついている。普段は大人しくしているが、疲れが溜まったときなどに暴れ出し、口唇ヘルペスを引き起こす。つまり、「ヘルペスウイルスが体内にいる状態」は病気ではなく、それだけなら健康そのものである。口の周りに不快な症状を起こしたときのみ、病気とみなすのだ。

同じグループの中に、ヘルペスウイルス六型というウイルスがいる。突発性発疹の原因ウイルスである。ほぼすべての人が幼い頃にこのウイルスに感染し、一部は突発性発疹を起こし、一部は無症状のまま経過する。このウイルスはそのまま体にすみつき、人間と生涯をともにする。乳幼児期に一歩も屋外に出ない子どもでも、このウイルスには感染する。なぜなら、親の体内にウイルスがいるからだ。

こうしたウイルスは根絶やしにはできないし、する必要もない。何らかの不快な症状や命を脅かす事態が起こったときだけ、「病気」と見なして医療が介入するだけだ。つまり、「病気か病気でないか」は、誰かが必要性に応じて決めるのだ。

新型コロナウイルス感染症の診断に、ＰＣＲ検査がよく用いられる。そのため、ＰＣＲ検査の結果によって「病気か病気でないか」を判断できる、と考える人は多いが、そうではない。

例えば、新型コロナウイルスに感染後、しばらくして症状がおさまった人が、「病気が治ったかどうか」を知るにはどうすればいいだろうか？

発症後七〜十日間経つと他人への感染性はなくなる(9、10)。もしその時点で何も症状がないなら、そのときはもちろん、もう「病気」ではない。不快な症状も、命を脅かす事態でもなく、かつ他人に感染を広げるリスクもないからだ。

ところが、ＰＣＲ検査は、時に二〜三週間以上も陽性が続く(9、10)。ＰＣＲ検査でわかるのは、「ウイルスの断片が存在するか否か」であって、「病気か否か」ではないからだ。病気だと見なすべきなのは、あくまで「治療や隔離などのアクションが必要な人」であって、「検査が陽性の人」ではない。

だが、こうした考え方が腑《ふ》に落ちない人は多い。高度な医療機器や診断技術が、客観的指標に基づいて「病気か病気でないか」を決めてくれるほうが、説得力を感じるのだ。

「がん」か否か

「がんか、がんでないか」もまた、単純な命題ではない。健康な人の体にも、絶えずがん細胞は生まれている。毎日、細胞分裂の過程でがん細胞は現れ、免疫によって排除される。つまり、「がん細胞が体にある状態」は、「がん」という病気ではない。

がん細胞が増殖し、周囲の臓器を破壊する（ことが予測される）などして、命を脅かすポテンシャルを持ったとき、初めて病気と見なされ、医療が介入するのだ。がんのように、一見すると「病気らしい病気」であっても、健康との境目は意外に明白ではない。

実は、亡くなった人の体を解剖すると、偶然に前立腺がんが見つかることがある。その割合は、五十歳以上の約二〇パーセント、八十歳以上では約六〇パーセントにも及ぶ（11、12）。この前立腺がんは、おそらく不快な症状を起こさず、命を脅かすものでもなかったため、発見されないまま宿主が死を迎えた。

このようながんを「ラテントがん」という。「ラテント（latent）」とは「潜伏」という意味だ。これらの多くは、進行が極めて遅いために「寿命のほうが先に来た」と言い換えることもできるだろう。

では、死後にラテントがんが見つかった人は、「生前は病気だった」といえるのだろうか？　何の症状もなく、周囲の臓器に影響を与えることもなければ、命を脅かすこともないとしたら、そのがんは病気だろうか？

少なくとも寿命より成長が遅いがんであるなら、診断される必要はなかったことになる。がんであるのは事実だが、病気は「必要に迫られて定義するもの」なのだから、このがんは病気とはいいがたい。

もちろん、ほとんどのがんは、見つかった時点で病気と呼ぶのが一般的だ。なぜなら、放置すると命を奪うであろうことが、数々のデータから高い確度で予測できるからだ。だが、真に治療が必要かどうかは、タイムマシンを使って「放置した未来」を見ない限りわからない。

人間の判断を超えた、何らかの確定的な指標が「病気か否か」を決めるのではない。人間がひとまず「病気か否か」を決めるのである。

「リスク因子」の発見

「フラミンガム研究」という歴史的に有名な研究がある。一九四八年から、ボストン郊外のフラミンガム町に住む五〇〇〇人以上の男女を詳細に追跡し、心血管にかかわる病気の危険因子を明らかにした研究だ。

当時アメリカでは、心筋梗塞などの心血管病でおびただしい数の人が亡くなっていた。感染症による死亡が激減する反面、心血管病患者は急速に増え、死亡原因の一位を独走するようになっていたのだ。だが、当時その原因は全くわからず、予防する方法もなかった。国家を揺るがすこの国民病に、多くの人たちがなす術《すべ》なく命を奪われていたのだ。

このような時期に国立衛生研究所（ＮＩＨ）が立ち上げたプロジェクトが、フラミンガム研究だった。一つの町の住人を長年にわたって調査し続け、「どのような人が心血管病になりやすいか」を探り出す世界初の大規模前向き研究に、アメリカは国家をかけて莫大なコストを投入したのである。

この壮大なプロジェクトにより、重要な事実が次々と明らかにされた。高いコレステロール値や高い血圧、肥満、糖尿病、喫煙などの条件を持つ人は、そうでない人より心血管病にかかりやすい、ということだ。しかも、これらの因子のうち複数が積み重なることで、心血管病を発症する可能性は激増することがわかった。のちに、数々の疫学研究がこの知見を裏づけることになる。

塩分と脂質が過剰なファーストフードの普及、車社会における運動不足と、それにともなう肥満、高い喫煙率。当時のアメリカ人に対し、今の私たちは「生活習慣病リスクの塊だ」と当たり前のようにいうだろう。だが、フラミンガム研究以前には、このことは全く「当たり前」ではなかったのだ。

この時代以後、高血圧や脂質異常症、高血糖などのリスクに対し、多くの治療薬が生み出された。ほとんど症状がなく、かつて病気だと認識されていなかった「状態」を、「病気」だと定める必要性に迫られたからだ。

また、数々の疫学研究が生み出すエビデンスが、これらの病気の定義を変えてきた。つまり、「血圧やコレステロール値、血糖値をどのくらい下げれば病気になる可能性がもっとも低くなるのか」という疑問に、年々確度の高い答えを提示できるようになってきたのだ。

例えば、一九八七年に厚生省（現在の厚生労働省）が定めた高血圧の基準は「一八〇／一〇〇」であった。だが、その基準は徐々に厳しくなった。二〇一九年に定められた血圧の目標値は、七十五歳未満で一三〇／八〇、七十五歳以上は一四〇／九〇となっている（高血圧そのものの基準は一四〇／九〇）。

フラミンガム研究は今なお継続中であり、新たなエビデンスを次々と生み出している。当初研究に参加した人たちの第二世代も対象に加わり、今も追跡調査が続いているのだ。

フラミンガム研究は、「危険因子（リスクファクター）」という概念を初めて生み出した点で歴史上の大きなターニングポイントになった。長年にわたって体が蝕《むしば》まれて発症するタイプの病気は、原因が単一ではなく、複数の要因が複雑に絡み合う。こうした病気へのアプローチには、フラミンガム研究のような疫学調査が必須となる。疫学調査は、「何が悪いか」と「何をすべきか」を、統計学的に高い確度を持って導き出す。病気のメカニズムの解明は、その後からでも構わないのだ。

免疫は「自己」と「非自己」を見分ける

免疫の二つの方法

日本の夏は高温多湿である。食べものにはすぐにカビが生え、傷んで食べられなくなる。もし真夏の暑いときに冷蔵庫が使えなくなったら、自宅にある多くの有機物は腐敗し、悪臭を放つだろう。

一方、こうした環境下でも決して腐敗しない、巨大な有機物が自宅に存在する。私たちの体である。健康である限り、私たちの体にカビが生えたり腐ったりすることはない。

腐敗とは、微生物が有機物を分解することで起こる生命活動の結果である。では、なぜ微生物は、有機物である私たちの体を分解できないのだろうか？

それはもちろん、私たちの体が免疫という機能を持っているからだ。免疫とは、体に侵入する微生物などの異物を排除する力のことである。免疫というシステムには、「自己」と「非自己」を見分け、「非自己」と見なしたものだけを攻撃する機能が備わっているのだ。

前述した通り、私たちはおびただしい数の細菌やウイルス、真菌（カビの仲間）と共生している。これが即座に病気につながらないのは、免疫の力によってその活動が抑制されているからだ。

免疫は、大きく分けて二つの方法で敵と戦う。

一つ目は「自然免疫」と呼ばれる方法だ。私たちの体に生まれつき備わっている機能で、侵入してきた敵を最前線で直接攻撃し（貪食《どんしょく》し）、体から排除する。これを担うのは、白血球の一種である好中球やマクロファージと呼ばれる細胞である。

二つ目は「獲得免疫」と呼ばれる方法だ。一度出合った敵の姿形を記憶し、その相手にもっとも効果のある攻撃法を練っておく。次に同じ敵に出合ったとき、この攻撃を繰り出して効果的に敵を殲滅《せんめつ》できる機能である。これを担うのがリンパ球という細胞で、T細胞（Tリンパ球）とB細胞（Bリンパ球）という、大きく二つのタイプが存在する。

一度やられた相手には再びやられまいとして、敵の目や鼻の形を正確に覚えておく、と考えるとよい。この目や鼻に相当する敵の特徴を「抗原」という。微生物の表面などに存在する物質のことだ。

獲得免疫は、大きく分けて二つの戦術を持っている。一つは、免疫細胞自体が敵の抗原と直接結びついて攻撃を加える方法。もう一つは、抗体と呼ばれる武器をつくり、これを抗原と結合させて攻撃する方法である。

抗体は、敵の持つ抗原に合わせて完全にオーダーメイドされた武器である。まるで、蚊に蚊取り線香、ゴキブリにゴキジェットを使うように、相手の性質に特化した攻撃を繰り出せるのが強みである。

ワクチンのしくみ

麻疹（はしか）や風疹（三日ばしか）のように、「一度かかったら二度とかからない」タイプの病気が存在することは、古くから知られていた。前述した獲得免疫の作用だ。

一方、これは言い換えれば「一度目は敵に攻撃を許す」ということだ。したがって、相手が強力なら、初めての攻撃が致命傷になることもある。仮にぎりぎりのところで生き延びても、重篤《じゅうとく》な後遺症を残すかもしれない。

だが、敵の攻撃を一度も受けなくても、姿形さえ知っていれば事前に武器をこしらえることができる。蚊を一度も見たことがない人でも、蚊の特徴を誰かに正確に教えてもらえば、蚊取り線香は準備できる。これがワクチンのしくみである。

細菌やウイルスの毒性を失わせたものや、特別な処理を加えて病原性をなくしたもの、毒素を取り出して無害化したものなどを体に注入し、その特徴を体に記憶させるのだ。

最近世界的に使用されている、新型コロナウイルス感染症に対するワクチンの中には、「mRNAワクチン」という新しいタイプのものがある。mRNAは、ウイルスの持つ抗原の「設計図」だ。設計図を注入し、ここから抗原を体内でつくった上で、この抗原に対する抗体をつくり出す、というしくみである。

免疫のしくみを利用し、敵に一撃をも許さない、強力な武器がワクチンなのだ。

アレルギーが起こる理由

無害な相手を敵と見なす

免疫は、体に侵入した異物を攻撃してくれる優れたシステムである。だが、すべての異物を攻撃していたら、私たちは生きていけない。なぜなら、一日三食、毎日「異物」を口から取り入れているからだ。

私たちの体には、口から入って消化管を通る「異物」には反応しないよう、免疫を抑制するしくみがある。これを「経口免疫寛容《けいこうめんえきかんよう》」という。

漆職人は、漆によるかぶれを防ぐために幼い頃から漆を舐《な》める、という話は有名だ。「口から入ったものは異物と見なさない」とする経口免疫寛容が漆に対して成立することで、皮膚に付着した漆への反応も抑えられるのだ。

一方、食べものに対し、経口免疫寛容がうまくいかずに免疫が反応してしまう現象が、食物アレルギーである。卵や小麦、そばなどに含まれる物質に対して抗体が産生され、全身にさまざまな症状を引き起こしてしまうのだ。

なぜ、経口免疫寛容がうまく働かなくなるのだろうか？　何がきっかけで、本来無害な相手を敵と見なすようになるのだろうか？

その原因として、近年は「経皮感作《けいひかんさ》」という現象が明らかになっている。

昔から、アトピー性皮膚炎のある子どもは食物アレルギーを起こしやすい、という事実はよく知られていた。以前は、いわゆる「アレルギー体質（素因）」によるものと考えられていた。だが近年は、バリア機能が破綻した皮膚で、経皮感作が起こりやすいことが原因だと考えられるようになった。

つまり、私たちの免疫は、どうやら「口から入ったもの」には寛容になり、「皮膚のバリアを突破して侵入したもの」は異物と見なすようなのだ。そして食物アレルギーは、周囲の環境にある食べものが、皮膚を通して「異物」という記憶を植えつけてしまうことで起こると考えられている。

まだ謎の多い食物アレルギーだが、研究が進むにつれ、その一端が徐々に明らかにされつつあるのだ。

免疫が誤作動を起こす病気

アレルギーは、本来安全なものにまで免疫が過剰に作用してしまう現象だ。一方、自分の体を異物と誤認し、攻撃を加えてしまう病気もある。これを自己免疫疾患という。

関節リウマチは、関節の滑膜《かつまく》などに攻撃を加えることで起こる全身の関節炎である。一型糖尿病の多くは、膵臓《すいぞう》のインスリンを産生する細胞を攻撃し、破壊してしまうことで起こる。橋本病（橋本甲状腺炎）は、甲状腺が免疫に攻撃されて起こる甲状腺機能低下症だ。シェーグレン症候群は、主に涙腺や唾液腺を攻撃し、目や口に極度の乾燥が起こってしまう。

他にも自己免疫疾患は非常に多くあり、その分類も複雑である。ここでは説明を単純化しているが、多くは全身のさまざまな臓器に障害が起き、慢性的な経緯で良くなったり悪くなったりを繰り返すことが多い。

共通するのは、免疫が「自己」を攻撃して起こる病気であることだ。これらは古典的に「膠原病《こうげん》」とも総称され、専門に扱う診療科は「膠原病内科」「リウマチ膠原病内科」「免疫・膠原病内科」などと呼ばれることが多い。

また、免疫が誤作動を起こす例は他にもある。侵入してきた微生物に対して抗体をつくったものの、それが結びつく抗原と似た物質が自分の体内にもあった、というケースだ。

例えば、のどに感染症を起こす溶連菌という細菌がいる。溶連菌とは、溶血性連鎖球菌の略称である。溶連菌による咽頭炎《いんとうえん》が起きると、免疫は溶連菌の抗原に特異的に作用する抗体を産生する。ところが、皮肉なことに溶連菌の抗原と同じ構造を持つ物質が、私たちの関節や心臓、皮膚、神経などにも存在するのだ。

咽頭炎から二〜三週間後、これらの部位が自分の免疫によって攻撃を受け、時に重篤《じゅうとく》な全身疾患を引き起こす。これが、「リウマチ熱」という病気である。「リウマチ」という名が入っているが、関節リウマチとは全く異なり、小児に多い病気だ。

似たケースは他にも多くある。

ギラン・バレー症候群という神経の病気がある。手足の神経が麻痺《まひ》して歩けなくなり、中には呼吸筋が麻痺し、呼吸ができなくなることもある病気だ。多くは自然に回復するが、呼吸不全の状態にある期間は人工呼吸器で命をつなぐ必要がある。

ギラン・バレー症候群の原因ははっきりわかっていないものの、実は約七〇パーセントの患者が、発症前の四週間以内に何らかの感染症にかかった経験を持つ(13)。原因となる細菌やウイルスは特定できないことが多いが、特定できたケースでもっとも多いのはカンピロバクターによる食中毒だ。

この食中毒は、生の肉や、加熱が不十分な肉を食べた後などに起こり、急性胃腸炎を発症する。多くは嘔吐《おうと》や下痢、発熱に苦しんだのち自然に治るが、一〇〇〇人に一人がギラン・バレー症候群にかかってしまう(14)。

カンピロバクターの抗原に対してつくられた抗体が、末梢《まっしょう》神経にあるよく似た物質に結合し、免疫がここに攻撃を加えてしまうのである。

二〇一九年、ペルーで二〇〇人を超えるギラン・バレー症候群の集団発生が起き、外務省(在ペルー日本国大使館)が注意喚起を行った(15)。ジカウイルス感染症の流行地であったことから、やはりウイルスに対する抗体が原因だと考えられている。

このように、免疫システムにとって、「自己」と「非自己」の区別は案外難しいことがある。だが、そもそも私たちの肉体は自然界から生まれたものに他ならない。似た構造物があちこちに存在するほうが、むしろ自然だというべきだろう。

がんと免疫の深いかかわり

がん細胞もまた、免疫によって排除されるべき「異物」である。前述の通り、がん細胞は体内でたびたび生まれるが、その都度免疫によって壊されている。だが、時にがんはこの攻撃をすり抜けて増殖し、体内に大きな塊をつくるなどして臓器を破壊し、私たちの命を奪う。

では、がんはどのようにして免疫からの攻撃を免れるのだろうか？

近年、そのしくみの一つが明らかになった。がんは細胞表面のPD-L1という分子を、免疫細胞（T細胞）の表面にあるPD-1と結合させ、その攻撃にブレーキをかけているのだ。この作用によってT細胞ががん細胞への攻撃をやめてしまう。

二〇一四年、このブレーキを解除する薬、PD-1阻害薬「ニボルマブ（商品名：オプジーボ）」が登場した。PD-1に結合し、その作用を阻害することによって免疫が本来の攻撃力を取り戻すのだ。また、CTLA-4という分子も同じ働きをすることから、CTLA-4阻害薬（イピリムマブ、商品名：ヤーボイ）も臨床応用された。これらは免疫チェックポイント阻害薬と総称されている。

以前から、免疫を利用したがん治療は数多く試みられてきた。だが、いずれも効果は立証されず、治療法として確立することはなかった。一方、免疫チェックポイント阻害薬は、既存の化学療法（抗がん剤）では効果が乏しかった一部のがんに極めて大きな効果を発揮し、世界に衝撃を与えた。

がん治療は従来、手術、化学療法、放射線治療が「三大療法」と呼ばれていたが、免疫チェックポイント阻害薬は「第四のがん治療」と呼ばれるまでに至った。このしくみを発見

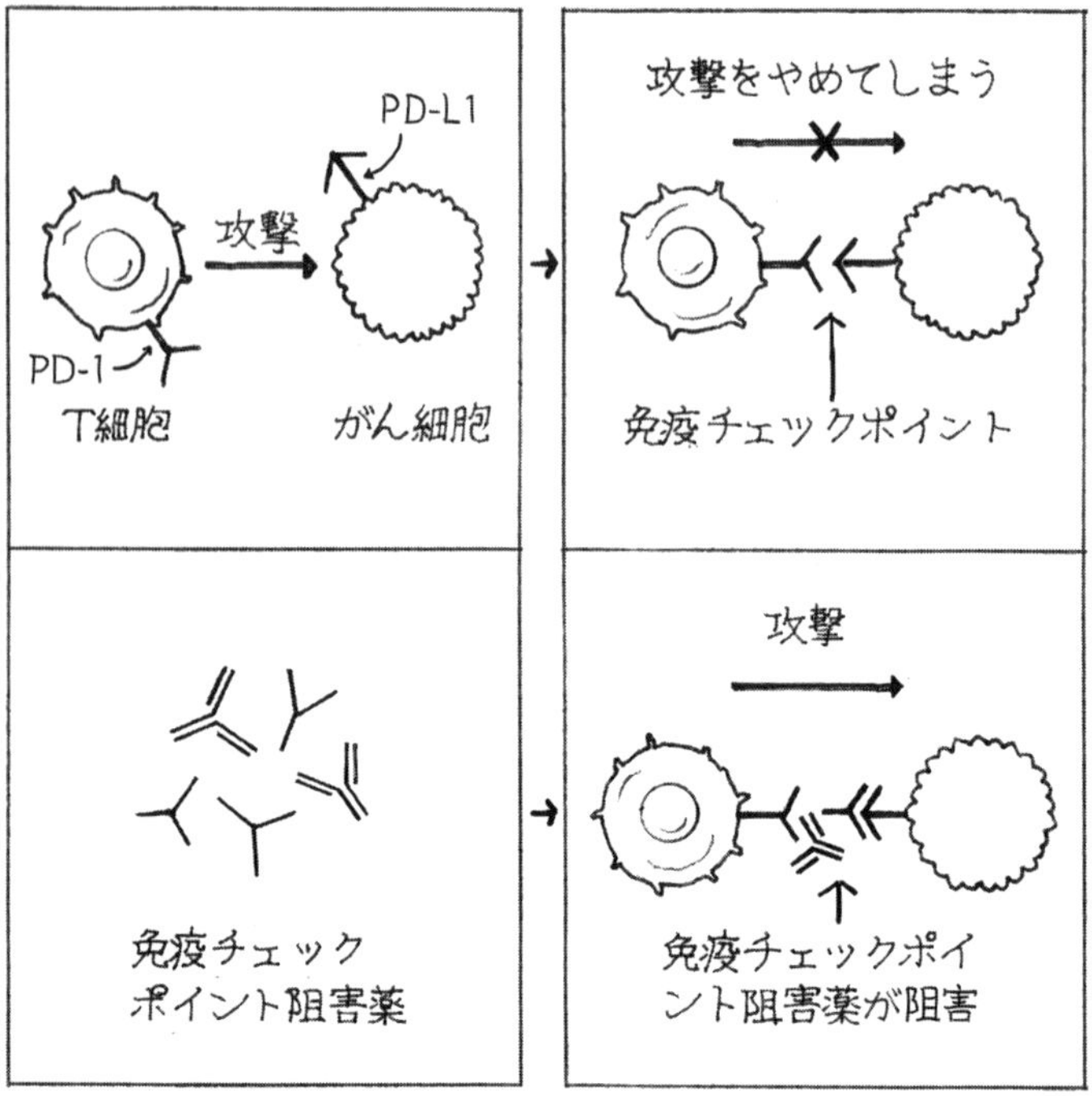

免疫チェックポイント阻害薬の働き

した医師・医学研究者の本庶佑《ほんじょたすく》と免疫学者ジェームズ・アリソンは、二〇一八年ノーベル医学生理学賞を受賞した。

だが、免疫チェックポイント阻害薬には独特の副作用がある。甲状腺機能低下症や一型糖尿病、筋炎、間質性肺炎など、自己免疫疾患に似た現象が現れることがあるのだ。免疫の「ブレーキ」が外されたことによって、皮肉にも「自己」への攻撃が起こってしまうのである。

医学を学ぶと痛感するのは、「体のある機能を強化すれば、別のある機能に必ず隙が現れる」という事実だ。たとえ効果の優れた薬であっても、必ず副作用はある。

「健康」という状態は、極めて微妙なバランスで成り立っているのだ。

がんと遺伝子

遺伝するがん

二〇一三年、ハリウッドの女優、アンジェリーナ・ジョリーは、乳がんを予防するため両側の乳房を切除したことを公表した。その二年後には、卵巣がんを予防するため、卵巣を摘出する手術も受けた。その時点では乳がんでも卵巣がんでもなかったが、がんになる危険性が高いと判断されたからだ。

ではなぜ、「がんになる危険性が高い」とわかったのだろうか？

遺伝学的検査で、「遺伝性乳がん卵巣がん症候群（HBOC）」という病気であることが判明したからである。主にBRCAという遺伝子に変異（特定の変化）があるために、細胞ががん化しやすくなる病気だ。

BRCA遺伝子にはBRCA1とBRCA2の二種類が

あり、この遺伝子に変異を持つ人が七十歳までに乳がんにかかる確率は、それぞれ五七パーセントと四〇パーセント、卵巣がんにかかる確率は、それぞれ四〇パーセントと一八パーセントとかなり高い。また、乳がんにかかる年齢も一般的な人口より若い傾向にあり、また両側の乳房に発生する人は三割に及ぶ(16)。

この変異遺伝子は、一定の確率で子に引き継がれる。よって遺伝性乳がん卵巣がん症候群は、「遺伝するがん」の一つである。

他にも、このタイプの病気がいくつかある。家族性腺腫性ポリポーシスは、六十歳までに一〇〇パーセント大腸がんにかかる病気である(17)。ＡＰＣという遺伝子に変異があるために、大腸粘膜の細胞ががん化しやすいのだ。大腸がんを予防するため、二十代で大腸をすべて摘出することが推奨されている。

また、リンチ症候群は、大腸がんや子宮がん、卵巣がん、胃がんなど、さまざまながんにかかりやすい病気だ。「ミスマッチ修復遺伝子」というグループの遺伝子に変異があるため、全身のさまざまな細胞ががん化しやすくなっている。

誤解されやすいのだが、この種の「遺伝するがん」は、俗にいう「がん家系」のことではない。家族内にがん患者が多いだけで、特定の遺伝子が原因の遺伝性疾患を疑うことはない。「二人に一人はがんにかかる」といわれるほどがん患者が多い時代で、かつ長年の生活習慣が似た家族内において、複数の人ががんにかかることは全く珍しくないからだ。

よって、家族の病歴などから、遺伝性のがんが強く疑われる限られた場合のみ、厳密な基準に基づいて遺伝学的検査が行われるのが通例だ。がんにかかりやすい遺伝子変異の存在は、血縁関係にある人たちの心理にも、本人の結婚や就職などのライフイベントにも影響を与えうる。専門医や専門看護師、認定遺伝カウンセラーなどと、時間をかけて十分なカウンセリングを行った上で、慎重に検査を進めていくのが一般的である。

体の設計図と遺伝子

私たちの体は、受精卵というたった一つの細胞からできたものだ。体を構成するすべての細胞は、一つの受精卵が分裂した結果として生まれたものである。

各細胞には、体を形作る設計図がある。人間の設計図はＤＮＡ（デオキシリボ核酸）という化学物質でできていて、これが暗号のように情報を保存している。

だが、改めて自分の体を見ると、「もともとたった一つの細胞から分かれてできた」という事実を疑ってしまうほど、各部位が違ったつくりをしている。目、鼻、口、手足、胃や大腸、肺、心臓など、それぞれがあまりにも異なる外観と機能を持っている。

それゆえ、これらの臓器を構成する細胞は、「それぞれが別々の設計図を持っている」と誤解しがちだ。つまり、目の細胞たちは目専用の設計図を持ち、胃の細胞たちは胃専用の設計図を持つ、と考える人が多いのである。

だが、そういうわけではない。繰り返すが、私たちの体を構成するすべての細胞は、オリジナルの受精卵と全く同じ設計図を持つ（※）。ではなぜ、これほど異なる機能を持つ臓器が出来上がるのか。実は、それぞれの細胞が「設計図の〝どこを参照するか〟が違うから」である。

非常にざっくり説明するなら、分厚い冊子のような設計図のうち「大腸では第三章と第三〇章と第三〇〇章を参照し、それ以外は参照しない」といったルールが決まっているのだ。

ここでいう「第三章」「第三〇章」「第三〇〇章」という各章が、各種の「遺伝子」に相当する。人間の場合、章は全部で約二万二〇〇〇ある。厳密には、章立てされた二万二〇〇〇セクションは冊子全体のわずか数パーセントほどを占め、残りは「前書き」とか「後書き」とか「索引」とか、補助的な頁（あるいは使われない頁）である。

少しややこしい話になってきたが、ともかく重要なのは、すべての細胞が同じ設計図、同じ遺伝子を持っていること、置かれた場所で必要な遺伝子だけが働き、不要な遺伝子は働かない、ということだ。細胞の中で遺伝子は高度に制御され、各々がスイッチオンあるいはオフになることで、異なる振る舞いができるのだ。

（※赤血球と血小板は核がないため遺伝情報を持たない。また、精子と卵子はそれぞれ次世代に引き継ぐ半セットの遺伝情報を持つため、例外である。）

親から引き継ぐ遺伝子の変異

私たちが持つすべての遺伝子は、両親から引き継いだものである。そして、遺伝性のがんは、特定の変異を持つ遺伝子を親から引き継ぐことによって起こる。つまり、この遺伝子変異は受精卵の時点ですでに存在するため、必然的に全身の細胞が同じ遺伝子変異を持つことになる。このような変異を、「生殖細胞系列の遺伝子変異」という。

一方、「遺伝性ではないがん」を切除してこの遺伝子を調べた場合も、やはり多くの場合、がんに特有の（がん化につながった）遺伝子変異が見つかる。これは、局所的に発生した変異によってがん化が進んだものであり、全身の細胞に同様の変異があるわけではない。このような変異を、「体細胞の遺伝子変異」という。

前者は生まれつき持っている遺伝子変異、後者は人生のどこかで後天的に起こった遺伝子変異である。そして、世の中のがんのうち大部分は後者であり、前者の頻度は低い。つまり、遺伝性のがんは比較的まれな病気である。

ＤＮＡという暗号文

ＤＮＡは大きな酸性の化学物質で、細胞にある核の中に収納されている。これが「核酸」と呼ばれる所以《ゆえん》だ。

ＤＮＡはヒモのように細長く、「塩基」という小さな単位が繰り返される構造になっている。この塩基には四つのタイプがあり、それぞれの名前はアデニン（Ａ）、グアニン（Ｇ）、シトシン（Ｃ）、チミン（Ｔ）である。この四種の物質がさまざまな順番で繋がったのがＤＮＡだ。

こう説明されても、なかなかイメージしづらいと感じる人が多いだろう。ここでは、何万もの車両が長く繋がった列車を想像してみてほしい。そこには、食堂車、寝台車、座席車、荷物車の四種類の車両がある。並び方はさまざまだ。場所によってはこの順に並んでいるところもあるし、寝台車が五台連続で繋がっているところもある。そんな列車である。

人間のＤＮＡなら、車両は全部で六〇億台もある。驚くべきことに、各塩基のＡＧＣＴの並ぶ順序は暗号文になっており、これを翻訳することでさまざまなタンパク質が合成されるしくみになっているのだ。タンパク質は、全身のあらゆる場所で多種多様な酵素として働き、生命活動を支える存在だ。

もう少し正確に書くと、DNAはそれ自体が暗号文になるのではない。一旦、RNAという別の形に複写され、RNAが設計図となってタンパク質が出来上がる。DNAからRNAへの複写のプロセスを「転写」と呼び、RNAを使ってタンパク質をつくるプロセスを「翻訳」と呼ぶ。

このRNAはmRNA（メッセンジャーRNA）と呼ばれている。DNAが持つ暗号を運ぶRNAだからだ。

なぜDNAを直接翻訳せずに、このような煩雑なプロセスを経るのだろうか。その理由ははっきりわかっていない。ただ、生命の起源がRNAそのものだとする「RNAワールド仮説」が示すように、RNAと、それから生成されるタンパク質は、古くから密接な関係にあったと考えられている。のちにDNAを遺伝物質として使うことになる生物たちが、古代から続くタンパク質合成システムを取り入れた、と推測することはできるだろう。

なお、RNAはDNAと違って、チミンの代わりにウラシル（U）という塩基が使われる。AGCUがつくる暗号文は、三文字ごとに特定のアミノ酸を表すコードになっている。UGUとUGCはシステイン、UGGはトリプトファン、UAUとUACはチロシンといった具合である。この三つ組には「コドン」という名前がついている。

アミノ酸が連なると、さまざまなタンパク質ができる。つまり、コドンの配列が指定する通りにアミノ酸をつなげると、特定のタンパク質が出来上がるしくみになっているのだ。このタンパク質がさまざまに働き、人体をつくり、その機能を維持するのである。なお、タンパク質をつくるには、長いRNAのどこから翻訳を開始し、どこで翻訳を終了するかについての情報も必要だ。実は、これらもコドンによって指定される。開始コドンはAUG、停止コドンはUGA、UAA、UAGである。開始コドンはメチオニンというアミノ酸の指定を兼ねている。つまり、翻訳はメチオニンから始まる。これは、一部の例外を除き、細菌やカビなどの微生物から、植物や昆虫、人類まで広く共通するルールなのだ。

では、なぜアミノ酸を指定するコードは三文字なのだろうか？　二文字や四文字なら不都合があるのだろうか？

実はこの疑問には、美しく合理的な答えがある。アミノ酸は全部で二〇種類あり、そのすべてをカバーできるもっとも少ない文字数は三なのだ。二文字で指定するなら、四×四＝一六種類のコードしかつくれず、すべてのアミノ酸を指定できない。一方、四文字なら二五六種類ものコードができるため、無駄が多くなる。三文字であれば六四種類（四×四×四）のコードが指定でき、すべてのアミノ酸に割り当てられるのだ。

U	C	A	G	
UUU フェニルアラニン	UCU セリン	UAU チロシン	UGU システイン	U
UUC	UCC	UAC	UGC	C
UUA ロイシン	UCA	UAA 停止	UGA 停止	A
UUG	UCG	UAG	UGG トリプトファン	G
CUU ロイシン	CCU プロリン	CAU ヒスチジン	CGU アルギニン	U
CUC	CCC	CAC	CGC	C
CUA	CCA	CAA グルタミン	CGA	A
CUG	CCG	CAG	CGG	G
AUU イソロイシン	ACU トレオニン	AAU アスパラギン	AGU セリン	U
AUC	ACC	AAC	AGC	C
AUA	ACA	AAA リジン	AGA アルギニン	A
AUG メチオニン・開始	ACG	AAG	AGG	G
GUU バリン	GCU アラニン	GAU アスパラギン酸	GGU グリシン	U
GUC	GCC	GAC	GGC	C
GUA	GCA	GAA グルタミン酸	GGA	A
GUG	GCG	GAG	GGG	G

アミノ酸を表すコード（コドン）

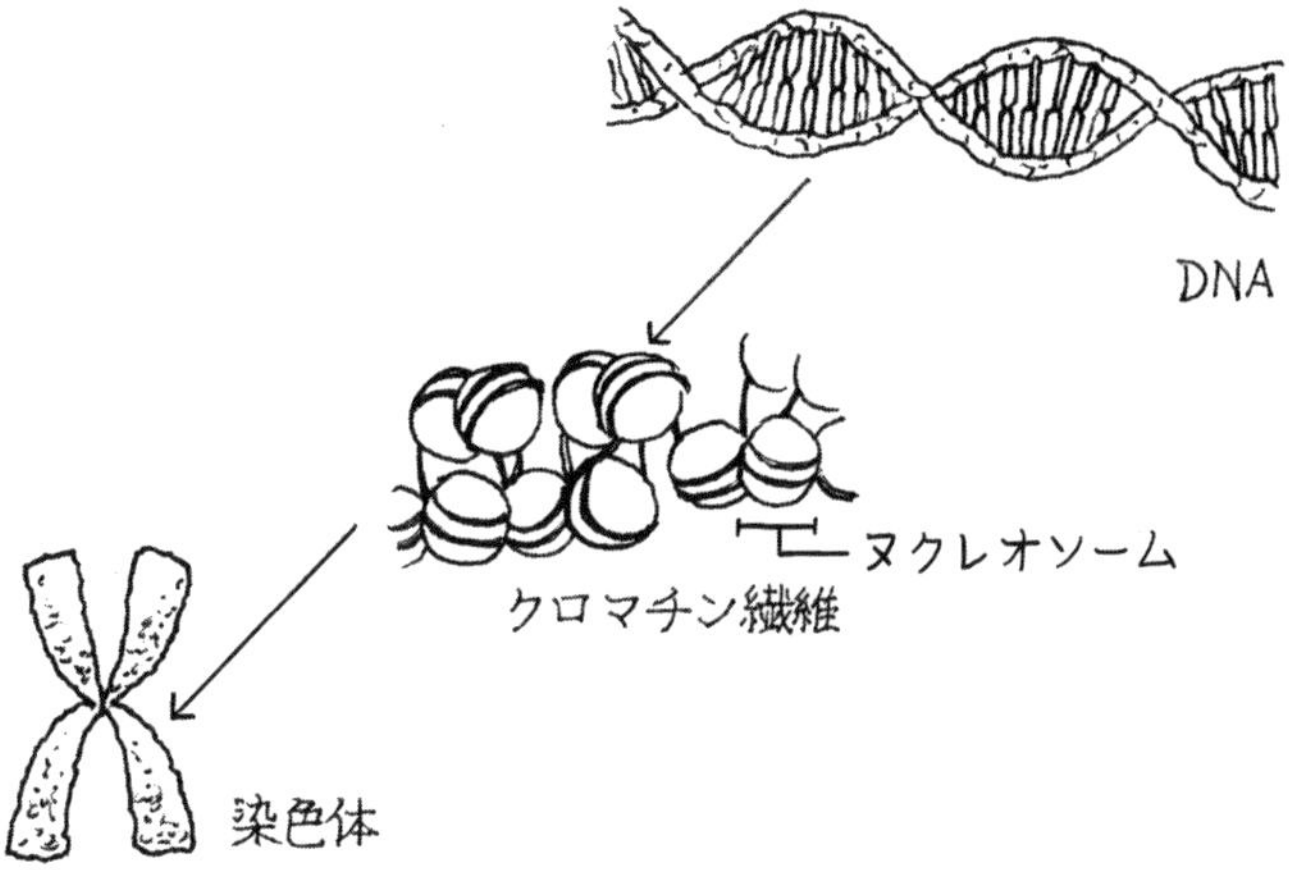

DNAは折り畳まれる

さて、ヒモ状のDNAは、そのまま核の中にふわふわ浮いているのではない。まず、二本のヒモが二重らせん構造をつくり、これがヒストンというタンパク質に巻きついてヌクレオソームという単位をつくる。これが連なってクロマチン繊維という、直径三〇ナノメートルのヒモをつくる。クロマチン繊維は折り畳まれ、さらに染色体という構造をつくって核の中に格納されている。

言葉で書くとわかりにくいが、図を見ると、その構造は一目瞭然だ。DNA→ヌクレオソーム→クロマチン繊維→染色体という順に、細い糸が毛糸をつくるように織られているのだ。

人間は四六本の染色体を持っており、遺伝子は各染色体に分かれて存在している。

父親

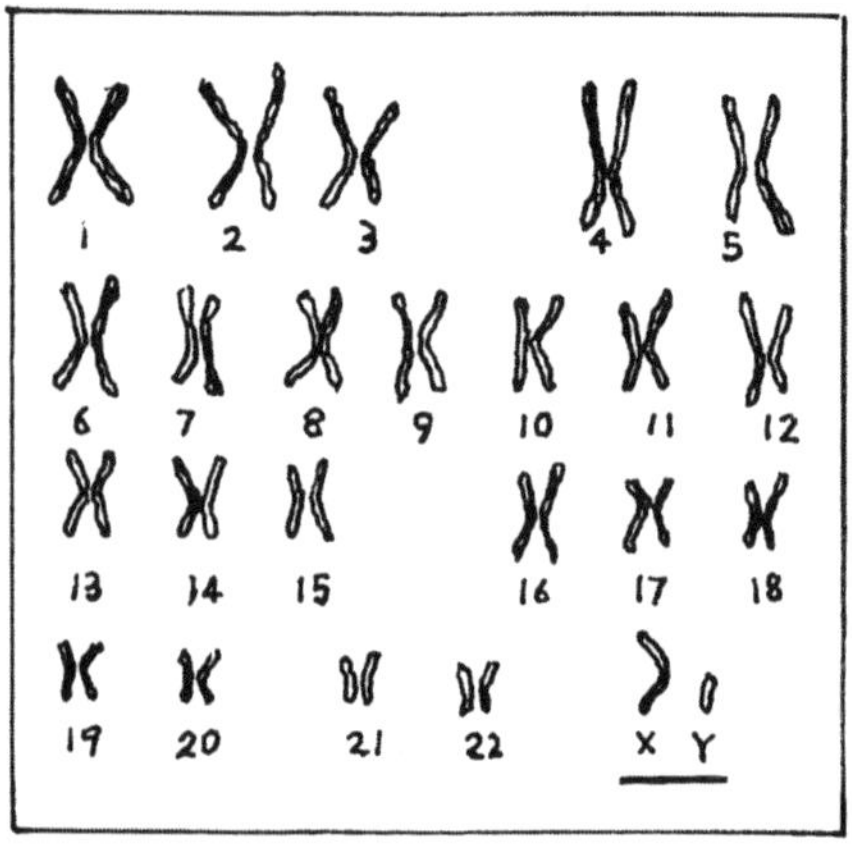

母親

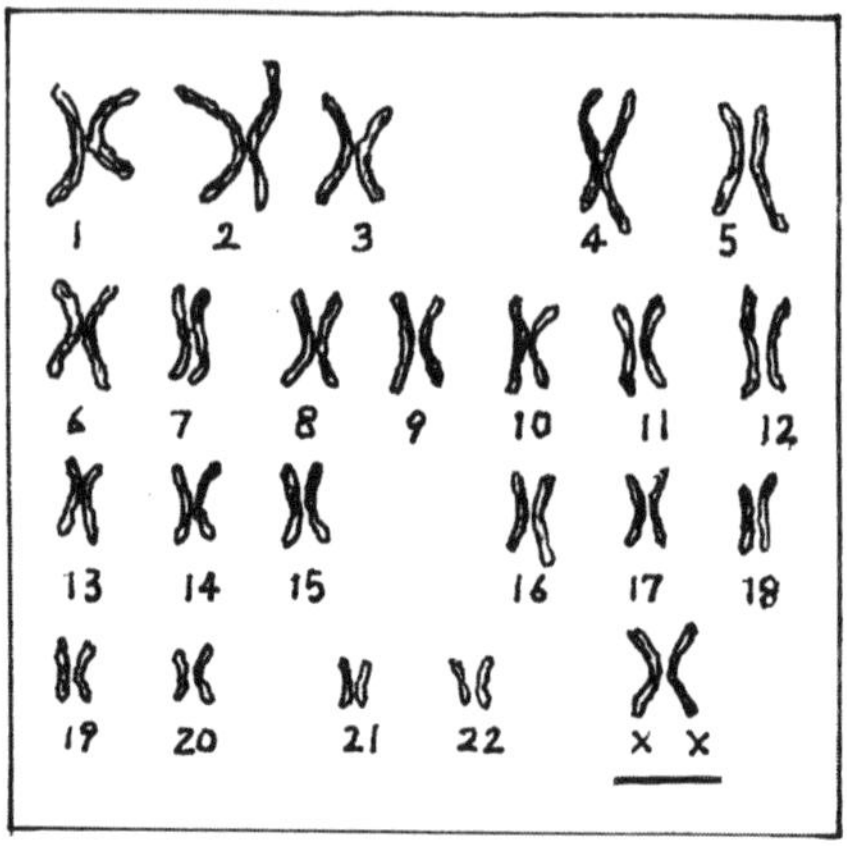

人間は46本の染色体を持っている

染色体は、父親から二三本、母親から二三本引き継ぎ、これらは対になっている。自分の染色体もまた、半分は子に引き継がれるのだ。なお、生物学的な男女の差は、二三番目の「性染色体」にある。男はX染色体とY染色体、女はX染色体が二本の組み合わせだ。つまり、父親のXYの一方と、母親のXXの一方を引き継いで、子は「XY」か「XX」のどちらかの組み合わせになる。このシンプルな理屈によって、男が生まれる確率と女が生まれる確率は等しくなる。

ちなみに、染色体が一本余分にある、つまり全部で四七本になる病気がいくつかある。これを「トリソミー」と呼ぶ。もっとも多いのは二一番染色体が一本多い病気で、二一トリソミー（ダウン症候群）と呼ばれている。他に多いのは、一三トリソミー（パトウ症候群）と、一八トリソミー（エドワーズ症候群）だ。一方の親の染色体がちょうど半分に分離せず、子に二四本引き継がれると、こうした先天性の病気が起こる。

トリソミー以外にも、「染色体の異常」は二三種のどれにも起こりうるが、すべてが病気を起こすのではない。ほとんどが死産か流産になって出生できないため、「病気」とは定義されないのだ。

実際、すべての妊娠の七〇～八〇パーセントは、主に染色体異常によって気づかれないうちに流産として終わるともいわれる(18)。子供が生まれてくること自体が奇跡的なのだ。

遺伝子という「概念」を発見した偉人たち

親子の目や鼻の形が似ていたり、体格が似ていたりすることは、古代から当たり前のように知られていた。

だが、かつては父と母の持つ特徴が混ざり合って子の特徴を形作ると考えられていた。つまり、青と赤の絵の具を混ぜれば紫になるように、均等に混合された新たな特徴が生まれる、というイメージで捉えられていたのだ。

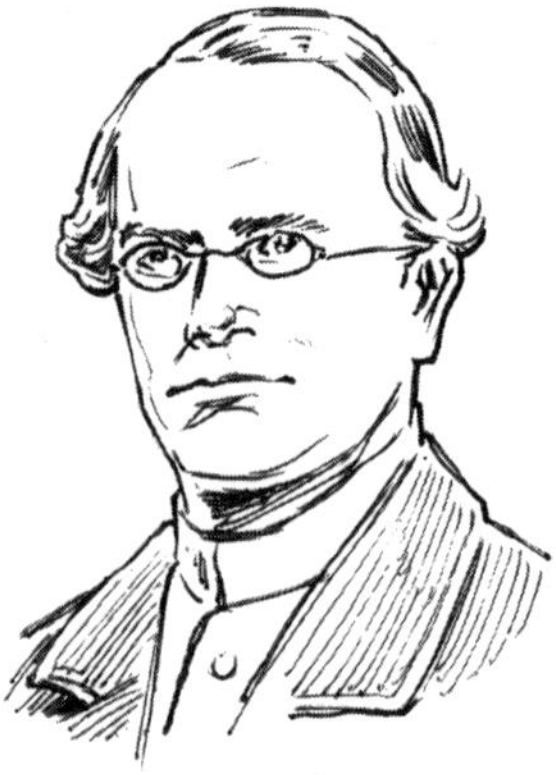

メンデル

一八六六年、オーストリアの修道士グレゴール・メンデルは、修道院の庭で育てた三万本近くものエンドウマメを掛け合わせ、世界で初めて遺伝学の真理にたどり着いた。

種の形状、花の色、背の高さなど、両親のそれぞれが持つ特徴は、子に継承されるときに混ざり合って中間的な特徴に変化するのではない。何らかの「粒子」のような、明確な単位を持って親から子に継承され、単位そのものは変化しないのだ。この「粒子」の組み合わせによってエンドウマメの特徴は決まり、その継承には数学的な法則性がある。のちに「メンデルの法則」と呼ばれる、極めて重要な発見であった。

だが、当時この学説は全く理解されず、むしろ軽蔑された。一八八四年、その功績を認められないままメンデルはこの世を去った。メンデルが存在を信じて疑わなかった「粒子」的な概念は、のちに「遺伝子」と呼ばれることになる。

一九〇〇年、三人の植物学者、オランダのユーゴー・ド・フリース、ドイツのカール・エーリヒ・コレンス、オーストリアのエーリヒ・フォン・チェルマクが、遺伝にかかわる重要な法則性を独立に発表した。だが、その法則とはまさに、約半世紀も前にすでにメンデルによって発見され、報告されていたものだった。歴史に埋もれていたメンデルの法則は、このとき「再発見」されたのである。

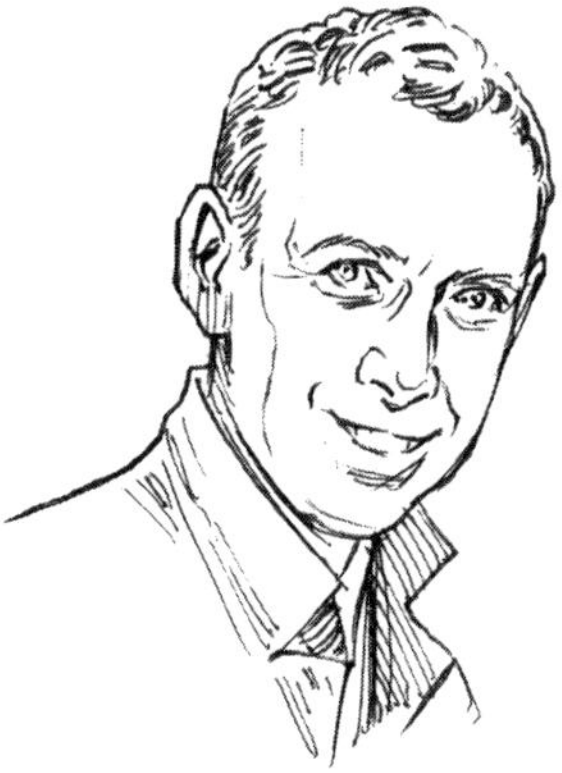

ワトソン

では、「遺伝子」は実態としてどのように体内に存在しているのか。

その答えは、一九一五年までに明らかに

なった。染色体が発見され、それが遺伝情報を運ぶ物質であることが明らかになったのだ。ショウジョウバエを使ってこのことを証明したトマス・ハント・モーガンは、一九三三年にノーベル医学生理学賞を受賞した。

染色体がタンパク質とDNAでできているという事実は、一九二〇年代に証明された。だが、当時はまだDNAの構造は全くわかっていなかった。

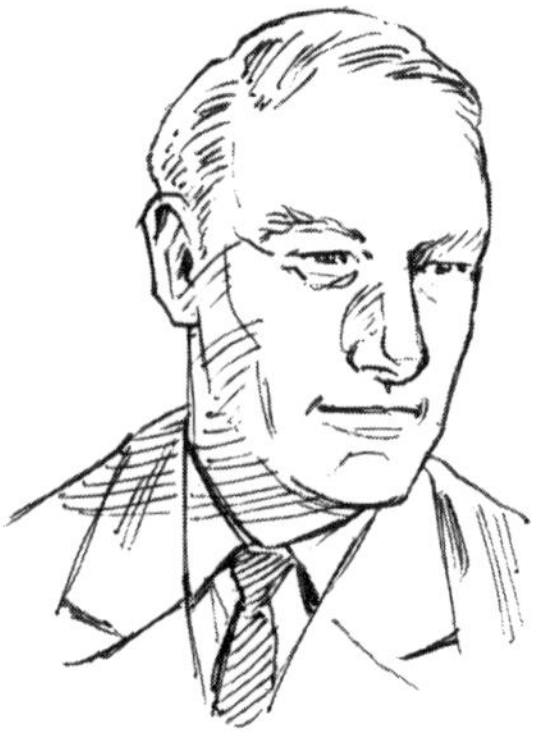

クリック

一九五三年、ケンブリッジ大学の科学者ジェームズ・ワトソンとフランシス・クリックは、物理学者モーリス・ウィルキンスや化学者ロザリンド・フランクリンが撮影したX線写真を参照し、DNAが二重らせん構造であることを突き止めた。一九六一年、アメリカ国立衛生研究所（NIH）の研究グループが、フェニルアラニンを指定するコドンが「UUU」であることを初めて発見。これを皮切りに、各コドンとアミノ酸の関係がすべて解明された。このとき人類は、生命体に組み込まれた暗号を解読した初めての存在になった。

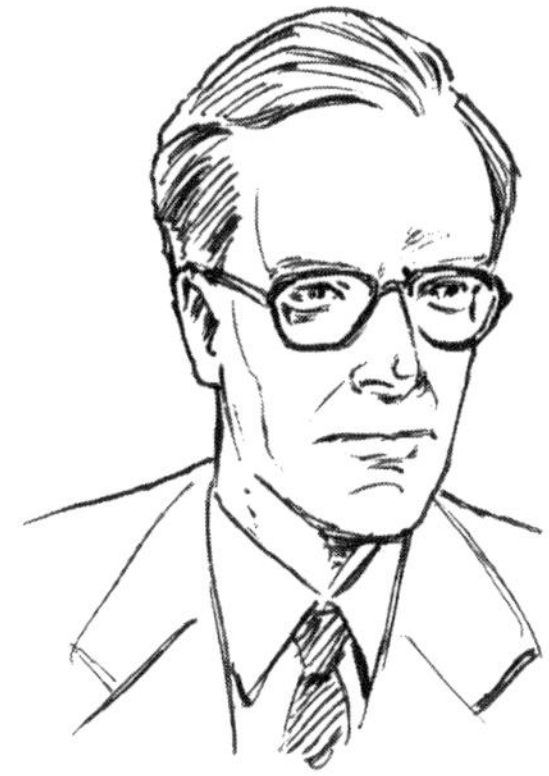

ウィルキンス

一九六二年、ワトソン、クリック、ウィルキンスはDNAの構造を解析した功績によりノーベル医学生理学賞を受賞。一九六八年、遺伝暗号とタンパク質合成のしくみを解読した功績により、マーシャル・ニーレンバーグ、ロバート・ホリー、ハー・ゴビンド・コラナはノーベル医学生理学賞を受賞した。ここまで書いた一連の発見は、二十世紀以降のたった数十年間でなされたものだ。

「子は親に似る」という事実は、物理的・化学的に説明可能な現象だった。そのプロセスに、超自然的な作用は何一つとして介在しない。ただ美しく、整然たるサイエンスが存在するだけなのだ。

ミクロの世界で起こる「進化」

ダーウィンの恐るべき慧眼

キリンの首はなぜ長いのか。

かつては、高所の葉を食べるために首が伸びた、と考えられていた。だが、進化の過程で懸命に首を伸ばすうち、目的にかなうように少しずつ首が長くなってきたと考える「用不用説」は、現在では誤りとされている。

激しい筋力トレーニングをして筋骨隆々になれば、筋骨隆々の子が生まれるわけではない。美容外科手術を受けて鼻を高くすれば、鼻の高い子が生まれるわけではない。子に伝わるのは、原則としてDNAに書かれた遺伝情報だけである（※）。だが、こんなふうに説明できるようになったのは、遺伝学が進歩した二十世紀以降のことだ。

一八五九年、イギリスの地質学者チャールズ・ダーウィンは、世界で初めて「自然選択説」を提唱した。生存競争の結果として、環境にもっとも適応した種が生き残り、適応できなかった種は淘汰《とうた》される、というものだ。

つまり、キリンの首は「目的」があって伸びたのではない。全くの偶然によって生まれた少しだけ首の長いキリンは、他のキリンに比べて生存に有利であったため、より生き残る確率が高かったのだ。首が長いほど、低い位置の葉を他の動物と取り合うリスクが少ない。長い年月を経て、首がより長い遺伝子のほうが保存され、首の短い遺伝子は淘汰されていく。より環境に適応できる特徴が「自然に選択されてきた」のである（なお、「キリンの首」は自然選択を説明する際によく登場するが、あくまで話を理解しやすくするための一例であり、実際に特定の遺伝子がこのような現象を起こしたことが判明しているわけではない）。

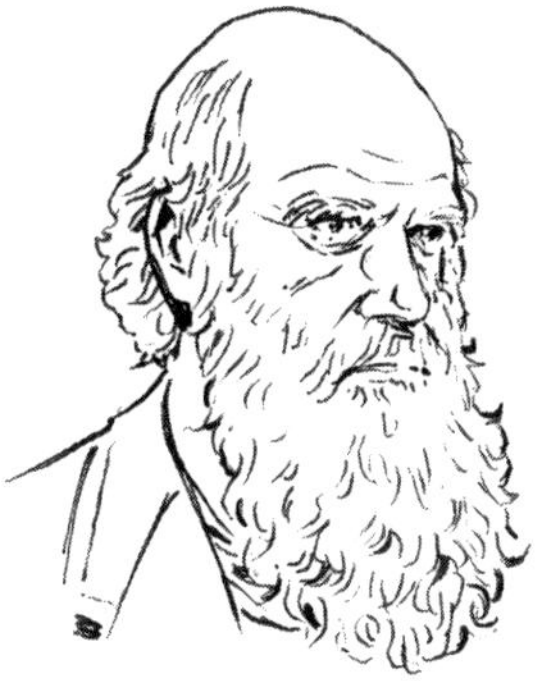

ダーウィン

現代に生きる私たちは、ダーウィンのこの恐るべき慧眼《けいがん》を、どのように見るだろうか？　途方もなく長い進化の過程を明確に思い描くのは難しい。私たちは、長くても八十年ほどしか生きられない。その上、次の世代を生み出すのに年単位もの長い年月を要する動物たちを見て、そこに「進化」の営みを感じることなど不可能なのだ。

だが、私たちの体内には、分単位で次の世代を生み出し、私たちの「観測可能な」範囲で進化を遂げる生物が存在する。例えば、細菌だ。

大腸菌は約二十分で二倍の数になり、二時間で六四倍になる。このペースで増え続ければ、一日では二二桁という途方もない数に膨れ上がる。抗菌薬の濫用はさまざまな耐性菌を生み出したが、これは抗菌薬から生き延びる「目的」で細菌が進化したのではない。偶然の遺伝子の変化によって抗菌薬に耐性を獲得した細菌が、自然選択されたのだ。

がんについても同じことがいえる。がんは抗がん剤によって一時的に小さくなるが、完全に消えてしまうことは少ない。あるときから抗がん剤は効かなくなり、再びがんは増大に転じる。このとき、がんの中では何が起こっているのだろうか?

遺伝子レベルでがんを調べると、驚くべき事実が明らかになる。特定の抗がん剤から逃れるしくみを身につけ、耐性を獲得したがん細胞に置き換わっているのだ。偶然生まれた耐性細胞は、抗がん剤によって自然選択され、多数派の座を奪ったのである。また、その耐性メカニズムは実に多様であり、その狡猾《こうかつ》さには背筋が寒くなるほどだ。

耐性のしくみを暴き出し、そこをターゲットに抗がん剤を開発すると、再び耐性を持つがん細胞が現れる。近年、がん治療は驚くほど進歩し、抗がん剤のラインナップは数え切れないほど増えたが、そこには「いたちごっこ」に近い戦いの歴史があるのだ。

このように、ミクロの世界を覗《のぞ》き込めば、まさに「自然選択」をありありと観察できる。とてつもない速度で次の世代を生み出す生物は、極めて短い期間に進化の過程をたどるのである。

（※近年、環境因子が遺伝子に影響を与え、これが次世代に引き継がれる現象が存在することがわかってきた。これを「エピジェネティクス」という。限定的ではあるが、生後に獲得した性質は子に伝わらない、とする説明は必ずしも正しくないことがわかっている。）

病気であることが「有利」になるとき

鎌状赤血球症という遺伝病がある。ある遺伝子変異によって、円盤状の赤血球が三日月のような形に変化してしまう病気だ。

赤血球の成分であるヘモグロビンは、鎖のように細長い二種類の物質が、互いに絡みつくような構造をしている。これらは、α鎖・β鎖と呼ばれている。

鎌状赤血球症では、β鎖を構成する一四六個のアミノ酸のうち、六番目を指定するコドンが「GAG」から「GTG」になり（遺伝子変異が起こり）、グルタミン酸がバリンに置き換わっている（この遺伝子は一一番染色体にある）。コドンとは前述の通り、アミノ酸を指定するコードのことだ。グルタミン酸もバリンも食べものに多く含まれる栄養素だが、それぞれの性質や構造は全く違う。よって、たった一つのアミノ酸が入れ替わるだけでヘモグロビンが異常をきたし、赤血球の形状が変化してしまうのだ。

三日月状の赤血球は壊れやすいため、時に重篤《じゅうとく》な貧血を起こす。また、毛細血管に詰まって梗塞を起こし、臓器にさまざまな問題を引き起こす。ただし、親から引き継いだ遺伝子は父経由と母経由の二セットあるため、一方の遺伝子が正常ならこのような症状は起こりにくい（この状態を「ヘテロ接合体」という）。一方、二セットとも変異遺伝子を引き継いでいた場合（この状態を「ホモ接合体」という）、正常なヘモグロビンをつくれないため、重い症状を引き起こすのだ。

不思議なことに、この遺伝子変異を持つ人の分布は、地理的に強い偏りがある。日本人にはほとんど存在しないが、アフリカには極めて多く、黒色人種のアフリカ人の約三〇パーセントがこの遺伝子変異を保有する(18)。生存に不利なはずの遺伝子が、なぜこのような高い頻度を保っているのだろうか？

その理由は、マラリアの流行にある。マラリアはマラリア原虫が引き起こす感染症であり、ハマダラカが媒介して感染する。マラリア原虫は、人間に感染すると赤血球に寄生して成長し、高熱や下痢などを引き起こす。中でも「熱帯熱マラリア」と呼ばれるタイプは特に重篤で、脳や腎臓を侵し、適切な治療が行われないと死亡する病気だ。

ところが、鎌状赤血球症の異常な赤血球は壊れやすいため、マラリア原虫が侵入すると赤血球が破壊され、原虫が増殖できなくなる。鎌状赤血球症は、マラリアにかかりにくいという点において、マラリア流行地域では「健常であること」より有利なのである。

こうして、マラリア流行地域では変異した遺伝子を持つほうが生存に有利となり、この変異が高頻度に保存される。まさに、環境によって遺伝子が自然選択される好例である。

第3章

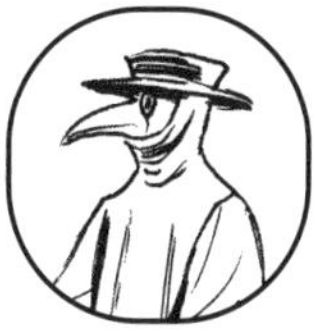

大発見の医学史

すべての細胞は細胞に由来する

ルドルフ・ウィルヒョウ

（医師、病理学者）

医学のはじまり

アスクレピオスの杖

世界保健機関（WHO）のロゴマークをご存知だろうか？　国連のシンボルの中央に、蛇の巻きついた杖が大きく描かれている。これは「アスクレピオスの杖」と呼ばれ、古くから世界中で広く用いられている医療のシンボルマークである。

アスクレピオスとは、ギリシャ神話に登場する名医である。紀元前五世紀頃の古代ギリシャでは、その神殿「アスクレペイオン」が病人の治療施設になっていた。今私たちが享受している医学のルーツは、古代ギリシャにあるのだ。

そして、この頃にギリシャで生まれ、今でも「医学の父」と尊ばれるもっとも著名な医師がヒポクラテスである。

ヒポクラテスとその弟子たちが著した『ヒポクラテス集典』は、七〇篇を超える資料からなる医学書である。中で

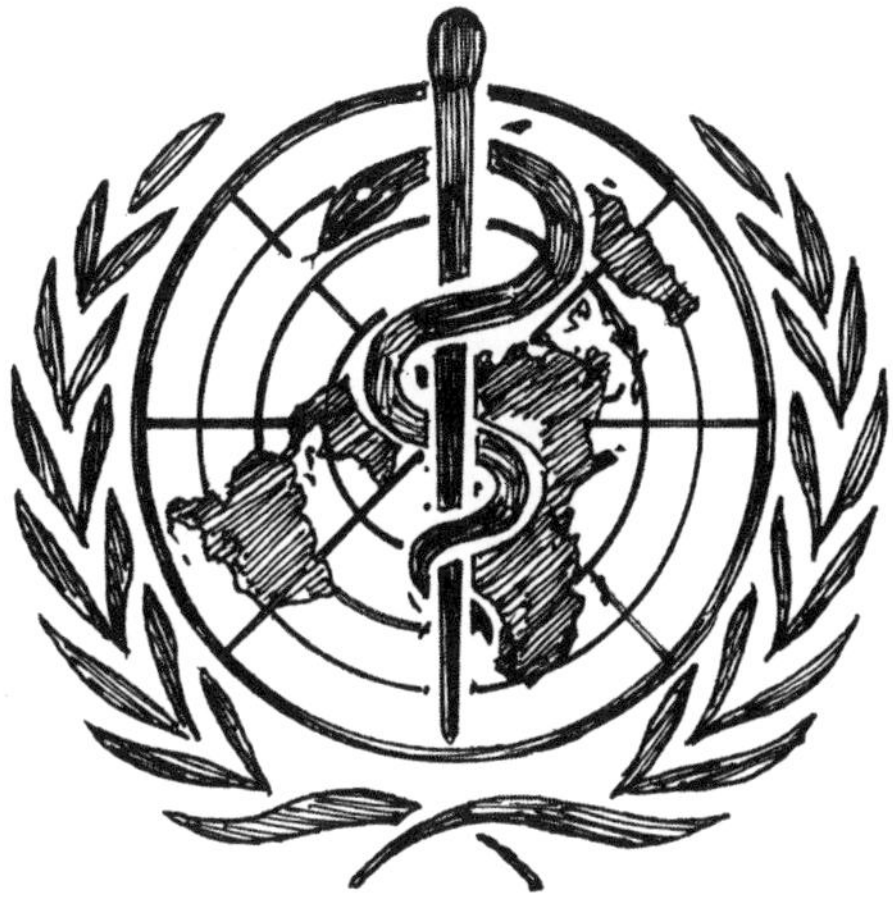

アスクレピオスの杖

も、医師の心得や守秘義務、倫理観を説いた「ヒポクラテスの誓い」は、私たち医師が学生時代に教科書で勉強し、国家試験にも出題される重要なテーマだ。二千年以上前のコンテンツが、いまだに医学教育で用いられているのである。

むろんヒポクラテスの偉業は、これだけではない。当時、多くの人が病気を神がかり的なものと捉え、いわば魔術的な治療を施されていた中で、ヒポクラテスは患者を丁寧に観察することの大切さを説いた。患者の脈拍や呼吸、肌のつや、尿、便など、多くの情報を熱心に記録し、症例集としてまとめたのである。

当時の治療は、食事や入浴、運動などの生活習慣の改善や、薬草を用いたもので

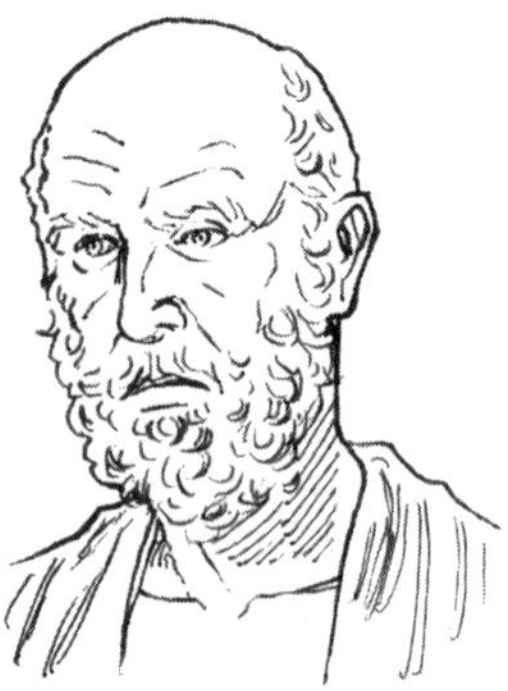

ヒポクラテス

あった。のちの医師たちは、こうした記録を参照して治療に生かすことができた。ヒポクラテスは、まさに世界最古の医療データベースをつくったのだ。

　ヒポクラテスは、四種類の「体液」のバランスが乱れて病気が起こると考えた。この「体液」を、血液、黄胆汁《おうたんじゅう》、黒胆汁《こくたんじゅう》、粘液と呼んだ。人の体はこれらの体液でできていて、それぞれに独自の機能があるとした。現在は、黄胆汁や黒胆汁といった用語は存在せず、架空の理論であるにすぎない。だが、この「四体液説」は、その後二千年近く正しいと信じられ続けることになる。

　例えば、うつ病のかつての呼び名「メランコリア」は、ギリシャ語の黒（melas）と胆汁《たんじゅう》（khole）の造語である。黒胆汁が原因の病気だと考えられた名残であろう。また、「リウマチ（rheumatism）」は、ギリシャ語の「流れる（rheuma）」が語源である。体液の流れが停滞することで、関節などの腫れが起こると考えられていた名残だ。

　十九世紀頃まで広く行われた瀉血《しゃけつ》も、四体液説に基づくものだ。瀉血とは、血液を抜く治療のことである。余った血液を体外に排出することで体液のバランスが改善し、あらゆる病気がよくなると考えられていたのだ。

医療の歴史において、瀉血は長らく人気の治療であった。静脈を刀で切開して流血させたり、ミミズに似た吸血動物であるヒルを体に吸いつかせたりして、患者の血液を除去するといった治療は日常的に行われた。十九世紀頃になってもなお、医師たちは患者の血を抜くためにヒルを壷の中に備蓄していたほどだ。

「ヒル」の英語である"leech"には、「医者」という意味もある。ヒルが「医者」自体を表す俗称として使われるほど、ヒルによる瀉血は長らく好まれたのである。

医師の君主ガレノス

ヒポクラテスののち、西洋医学にもっとも大きな影響を与えた人物が、二世紀頃の古代ローマで活躍したクラディウス・ガレノスである。ガレノスは、ヒポクラテスの教えを発展させ、古い文献を収集して膨大な理論を築き上げ、中世では「医師の君主」ともいわれた。

宗教的な理由で人体解剖が禁止されていた当時、ガレノスは猿や豚などの動物の解剖を繰り返した。脊髄をさまざまな部分で切断して神経の支配領域を調べたり、腎臓と膀胱《ぼうこう》をつな

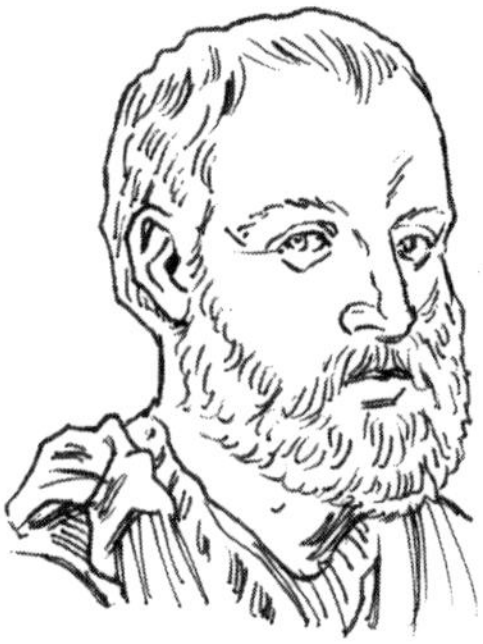

ガレノス

ぐ管（尿管）を結んで尿が腎臓でつくられることを示したりなど、さまざまな知見をまとめた。また、ガレノスは四体液のバランスを整える上で瀉血をもっとも重視し、加えて薬草治療や下剤、手術など、数々の治療法をまとめ上げた。

ガレノスの著作は計五〇〇万～一〇〇〇万語に上るともいわれ、その学説はキリスト教の教義と結びつき、侵すことのできない理論となった。当然ながら、動物を解剖した経験に基づくガレノスの理論には、さまざまな誤りが含まれていた。しかし、その大きすぎる権威に誰も異を唱えることはできなかった。

時にガレノスは医学の進歩を千年以上遅らせたとまでいわれるが、こうした経緯が理由である。

ヴェサリウスの革命的な偉業

古代ローマの時代から長きにわたって禁止されていた人体解剖は、ルネサンスの時代に一定の条件下で許されるようになった。しかし、当時の人体解剖は、ガレノスの理論の正しさを追認する形で行われていた。たとえガレノスの理論に合致しないものが観察されても、正しいのはガレノスのほうであり、観察者か人体のほうが「間違っている」とされた。

こうした時代において解剖学を大きく進歩させたのが、十六世紀の医師アンドレアス・ヴェサリウスである。ヴェサリウスは、正確な解剖学の知識を得たいと渇望した。取り憑《つ》かれたように墓地や絞首刑場などを歩き回り、おびただしい数の死体を集めて自らの手で解剖したのだ。

こうしてヴェサリウスがつくり上げた、七〇〇頁以上にわたる解剖学の大著『ファブリカ』は、印刷技術の発展も手伝って、瞬く間にヨーロッパ中に広まった。

ヴェサリウスは、権威ある古典について深く考えることよりも、人の体そのものの観察を重視した。現象をありのままに捉えるという、まさに科学の基本手順を「人体」に適用したのである。

血液は循環している

ハーヴィーの実験

私たちは、血液が循環していることを当たり前のように知っている。公園で吹き上がる噴水が途絶えないのと同じように、同じ血液が体内の閉鎖空間をぐるぐると巡っている、というのは、現代では常識である。

しかし、この一見シンプルな事実は、十七世紀まで知られていなかった。

むろんヒポクラテスも、動脈と静脈という二種類の存在には気づいていた。しかし彼は、それぞれが別の系であり、静脈には血液が流れ、動脈には空気が流れると考えていた。解剖された遺体では、静脈には血液が満ちていたものの、動脈は収縮して血液が押し出され、大部分が空になっていたからである。

一方、古代ローマのガレノスは、血液が肝臓でつくられ、これが静脈を通って全身に広がり、満ち引きしながら各臓器で消費されるという理論をつくり上げた。また、動脈を流れる血液は心臓でつくられ、空気中の生命精気（プネウマと呼ばれた）を取り込み、これが全身に配分されて活力を与えると説いた。

このガレノスの理論は、これ以後千年を超える長きにわたって真実だと信じられることになる。

全身麻酔もなければ超音波検査やX線検査もなかった時代に、生きた人体の内部を見る方法はなかった。手足の動脈と静脈の中を血液が逆方向に流れる様子も、心臓に戻ってきた血液が再び送り出される様子も、観察する術《すべ》はなかったのだ。

たとえ動物の血管を切ったとしても、静脈の切り口からはゆっくりと、動脈の切り口からは勢いよく出血が起こるだけだ。血液の流れに大きな違いがあるとは、そう簡単には気づけない。

一六二〇年代、イギリスの医師ウィリアム・ハーヴィーは、それまで信じられたガレノスの理論に疑問を感じ、さまざまな実験を行った。二十年以上にわたり、六〇種類以上の動物を解剖し、心臓や血管を詳しく観察したのだ。

ハーヴィーは、心臓が一回の収縮で送り出す血液の量を推定し、心拍数と掛け合わせた。この計算で、一日あたり二四五キログラムの血液が全身に送り出されることを示した。実に

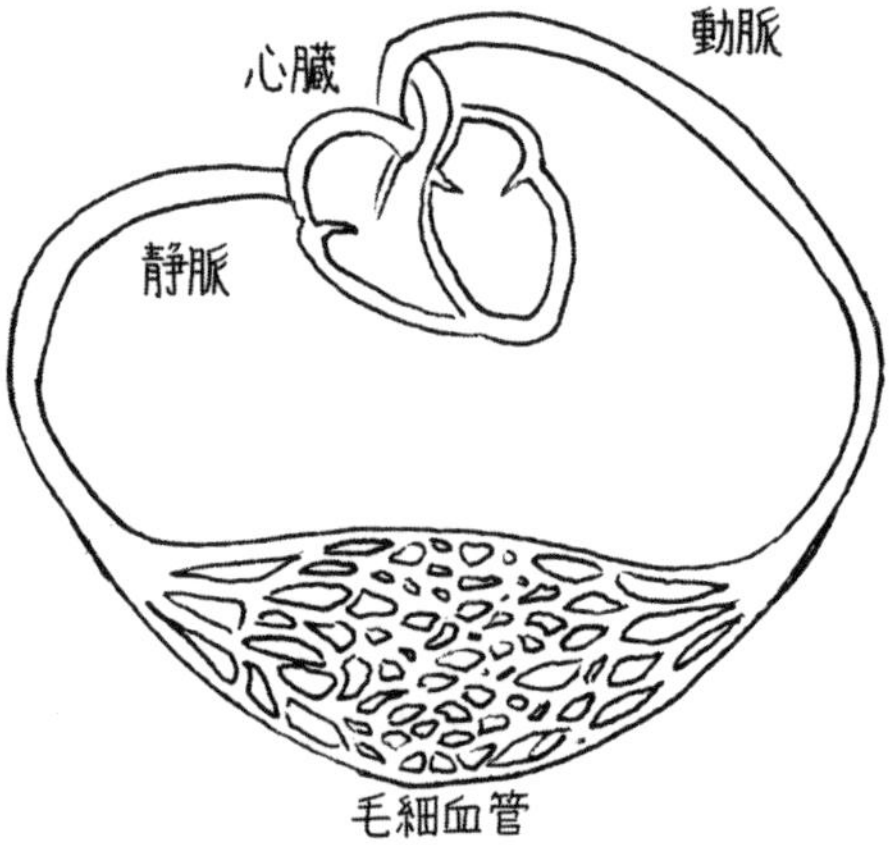

動脈と静脈は毛細血管でつながる

体重の三倍以上である。とても体内で生成できる量ではない。

ではなぜ、これほど多くの血液が送り出せるのか。その答えは一つしかなかった。同じ血液が体内を循環しているのだ。

一六二八年、ハーヴィーは血液循環論を発表し、初めてガレノスの理論を否定した。

ハーヴィーはさらに、血液が循環する理由について、熱と栄養分を全身に分配する、というほぼ正確な考察を行っていた。だが、彼がどうしても解明できなかったのは、「動脈と静脈は一体どのようにつながっているのか」という謎である。

血液が循環しているのなら、心臓を出た動脈と、心臓に戻ってくる静脈はどこかで接続しているはずだ。だが、ハーヴィーはついに、その様子を自ら目撃することなくこの世を去った。なぜなら、動脈と静脈をつなぐ毛細血管は、肉眼で観察できないからだ。

医学の世界の革命

約三十年後の一六六一年、イタリアの医師マルチェロ・マルピーギは、顕微鏡を使って毛細血管を発見した。動脈と静脈は、直接連結するのではなかった。体の各臓器で肉眼では見えないほど細い毛細血管に枝分かれし、酸素と二酸化炭素の受け渡しを行ったのち静脈に収束していくのだ。これが、顕微鏡の発明によって初めて明らかにされた真実だった。

これ以後、顕微鏡は医学の世界に大きな革命を引き起こす。特に重要だったのは、この世の中に「目に見えない生物」が存在するという事実を明らかにしたことだ。人類にとって最大の脅威であった感染症の謎が、顕微鏡によって次々と明かされることになるのだ。

顕微鏡の発明と感染症の原因

顕微鏡が明らかにした世界

十六世紀後半に顕微鏡が発明されるまで、人の目に見えないものは「存在しないもの」であった。細菌やウイルス、寄生虫といった微生物、血液に含まれる白血球や赤血球、毛細血管のような細かな血管を肉眼で見ることはできない。ゆえに、その存在は全く知られていなかった。

イギリスの科学者ロバート・フックは、自作の顕微鏡を用いて昆虫や植物などを仔細に描写し、一六六五年に『ミクログラフィア』を著した。その中でフックは、コルクを顕微鏡で観察すると小さな孔が無数に見えることを報告した。それはまるで、修道僧が住む質素な独居房のようだった。フックはこの孔に、「小さな部屋」という意味で「セル（細胞）」と名づけた。

これは、生物学における極めて重大な発見だった。のちに、それは単なる「部屋」ではなく、生物を構成する最小の「単位」だと判明するからである。

その後、生物学に大きな進歩をもたらしたのは意外な人物だった。アントニ・ファン・レーウェンフックというオランダの織物商人である。

レーウェンフックは、布地の縫い目や織布の糸を確認するため、拡大鏡をよく使っていた。彼はレンズに強い関心を持ち、五〇〇個以上のレンズを自作した。中には二七〇倍にまで拡大できるものもあった。そのレンズで水滴を観察したとき、彼は驚くべき世界を目の当たりにする。そこには、目に見えない「微小動物」が無数に存在していたのだ。

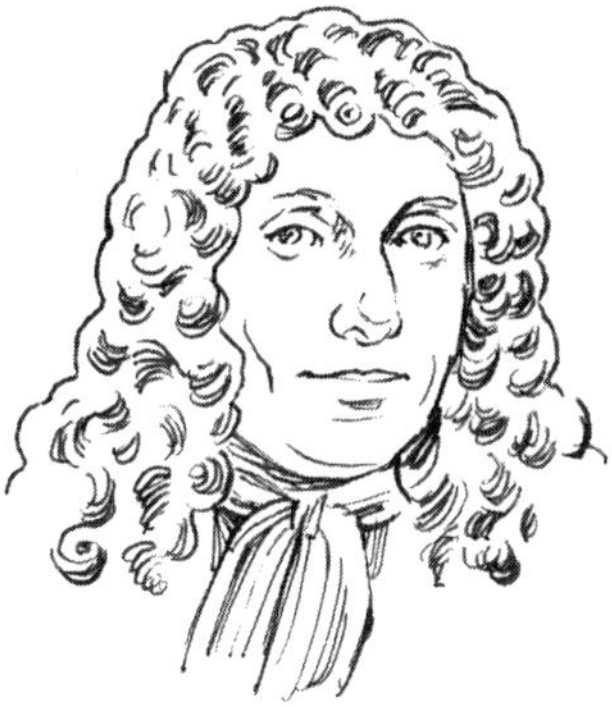

レーウェンフック

レーウェンフックは、さらに人体をも観察した。肉眼では見ることができなかった血球や精子を観察し、口の中にも微小動物（のちに細菌と呼ばれる）を初めて見つけたのである。

ところが、こうした微生物が、単に「小さい」だけでなく、当時もっとも多くの人命を奪っていた「感染症の原因」であるということは、十九世紀後半まで知られなかった。病気が流行することは知られていたが、それが微生物によるものだとは誰も気づかなかったのだ。

十八世紀以前の瘴気説

十八世紀以前は、多くの科学者が流行病の原因を「瘴気《しょうき》」と考えていた。瘴気とは「有毒な空気」のことである。腐ったものから発生した有毒な気体が、さまざまな病気の流行を引き起こすと考えられていたのだ。マラリアの語源がイタリア語の「悪い空気（マル アリア：mal aria)」であることも、瘴気説の名残である。

また、過去何世紀にもわたってヨーロッパやアジアで大流行したペストは、致死率八〇パーセントにもおよぶ恐ろしい病気だった。医師たちは自らの感染を恐れながら、奇妙なくちばしのついたマスクをかぶって患者を診療した。くちばしの部分には大量の香料が詰められていた。これによって、瘴気から身を守れると考えたからだ。もちろん現在は、ペスト菌という細菌が原因であることがわかっている。

微生物が病気の原因になるとわかったのは十九世紀後半であり、抗生物質の開発は二十世

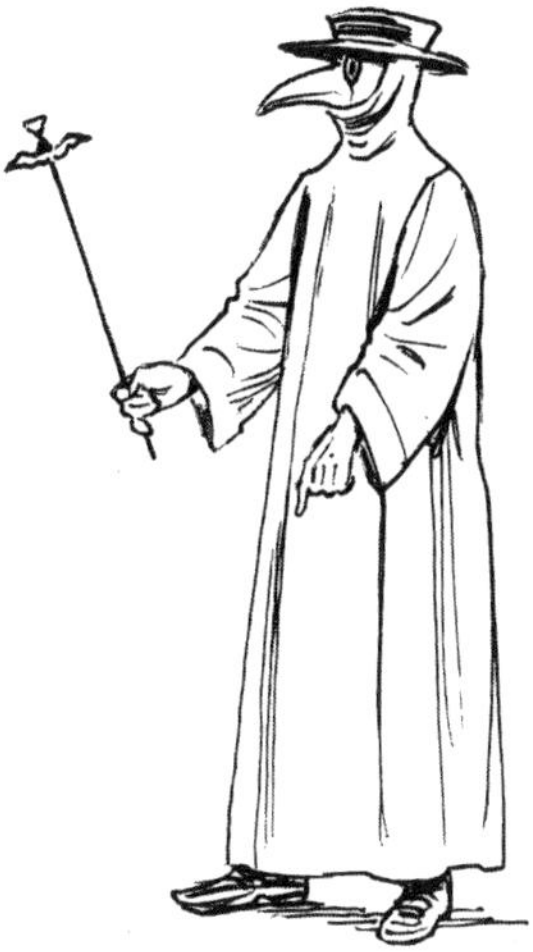

ペストを診察する医師

紀以降のことだ。それ以前は、病気の根本的な原因はわかっておらず、その特効薬もなかったのだ。

現代に生きる私たちにとって、細菌やウイルスは病気を引き起こす恐るべき存在だ。しかし、十八世紀以前の人たちからすれば、目に見えない生物が体内に入り込んで増殖し、それが多くの病気を引き起こすなど、あまりに荒唐無稽に思われたに違いない。

そのような時代に、瘴気説に異を唱えた医師がいた。イギリスのジョン・スノウである。

一八四九年、ロンドンでコレラが大流行した際、スノウはその原因を詳しく調べたいと考えた。コレラは、激しい下痢や嘔吐《おうと》を起こす病気である。今の言葉でいえば

「急性胃腸炎」だ。

スノウは、もし空気に原因があるなら肺に症状が出るはずだと考えた。コレラの症状は胃や腸に現れる。このことからスノウは、病気の原因となる何かが口から入り、これが胃や腸に異常を引き起こすのではないかと考えたのだ。

コレラが糞便や吐物を介して広がる細菌感染症だとわかるのは、約四十年近く後である。スノウは当時から病因をほぼ正しく言い当てていたのだ。しかし、瘴気説が有力だった当時、スノウの報告は医学界から黙殺された。

一八五四年、コレラが再度流行した際、スノウは町の地図に感染者がいた場所を細かく書き入れた。この作業で彼は、感染者がブロードストリート周辺に不自然に密集していることに気づく。その中心には、住民が使うポンプがあった。このポンプの水が病気の原因であるのは明白だった。

スノウがポンプの取手を取り外し、水を使えないようにしたところ感染者は激減し、コレラの流行は三日で終息した。のちの調査で、排泄物《はいせつ》がブロードストリートの井戸に漏れ出しており、これが水を汚染していたことがわかったのである。

だが、コレラの原因が水にあるというスノウの報告は無視され続け、相変わらずコレラは定期的に流行した。下水設備はなかなか改められず、スノウの提言は公衆衛生に反映されなかった。医学界は、やはり瘴気説を捨てられなかったのである。

似たようなことは、ウィーンでも起こっていた。

世界初・手洗いの効果を示した産科医

「手を洗う」というのは、現代に生きる私たちにとっては当たり前の習慣である。手が泥や排泄物で汚れているときは当然として、見た目には明らかな「汚れ」がなくても私たちは手を洗う。

なぜだろうか?

そこには目に見えない微生物が付着していて、これが病気の原因になりうることを知っているからだ。こうした知識がなかった十八世紀以前、「手洗い」は全く常識ではなかった。

手洗いの効果を初めて示したのは、ハンガリー人の産科医イグナーツ・ゼンメルヴァイスである。十九世紀初頭、ウィーン総合病院に勤務するゼンメルヴァイスは、産後の患者に起こる産褥熱《さんじょくねつ》に悩まされていた。

今でこそ産褥熱は、お産の際に膣や子宮に細菌が入って起こる感染症だと知られているが、当時はもちろんそうした知識はなかった。

ゼンメルヴァイスは、自分が配属された第一病棟では、第二病棟に比べて産褥熱の発生率がはるかに高いことに気づいた。この二つの病棟のお産には大きな違いがあった。第一病棟でお産に立ち会うのは医師や医学生であり、第二病棟で立ち会うのは助産師であったことだ。医師や医学生は死体の解剖をよく行う一方、助産師は解剖に参加できなかった。ゼンメルヴァイスは、死体によって汚染された医師や医学生の手に、産褥熱の原因となる「何か」が付着しているのではないかと考えたのだ。ゼンメルヴァイスは彼らの手から、死体によって付着する何らかの物質を洗い落とすべきだと考えた。

一八四七年、ゼンメルヴァイスは分娩室に入るスタッフに、塩素水を用いた消毒液で手を洗うよう指示し、産褥熱による死亡を激減させた。この研究結果は賛否両論を巻き起こし、特に産科領域の権威からは嘲笑され、批判された。

当時は瘴気説が有力だったことに加え、「医師自らが病気を引き起こしている」という彼の指摘そのものも、なかなか受け入れられにくかったからだ。

一八四九年にウィーンを離れたゼンメルヴァイスは、のちに産褥熱の原因や予防についての書籍を著したが、やはり認められることはなかった。一八六五年には精神疾患を発症して精神病院に入院し、四十七歳の若さでこの世を去った。

当時の医師は、汚れた服を着て、患者ごとに器具を替えることもなく、極めて不潔な状態

（今の水準では）で処置を行っていた。ゼンメルヴァイスの理論は極めて正しかったが、時代はこれを受け入れなかった。ゼンメルヴァイスの功績が認められるのは、手術時の消毒が広まった一八七〇年代以降のことである。

顕微鏡は、目に見えないミクロの世界に初めて光を当てた。だが、そこに病気の原因があるという事実を人類が受け入れるには、かなりの時間を要した。不運なことに、世界で初めて真実にたどり着いた天才たちの功績はことごとく認められず、その間にも多くの命が奪われ続けたのだ。

すべての細胞は細胞に由来する

病理学者の慧眼

この世に存在する動物や植物は、「細胞の集団」である。私たちの体も、細胞が寄せ集まってできている。その数は三七兆個ともいわれている。

細胞は生物を構成する基本単位である——。「細胞説」と呼ばれるこの理論が初めて提唱されたのは、十九世紀のことだ。マティアス・ヤーコプ・シュライデンが植物の細胞について、テオドール・シュワンが動物の細胞について報告したのは、一八三〇年代である。細胞が増殖し、それが集まってさまざまな組織をつくり、私たちの体を形作っている。当時の科学者にとって、この事実はあまりにも衝撃的だった。

細胞が人体の構成単位であるなら、体に病気が起こったときは細胞に変化が現れるのではないか。鋭い慧眼《けいがん》によってこのことを証明したのが、病理学者ルドルフ・ルートヴィヒ・カール・ウィルヒョウである。現代の医療現場では、細胞の様子を顕微鏡で観察して病気を診断する、というのは日常的な営みだ。病院でこの仕事を行っているのは病理医である。

もし、あなたの胃に腫瘍ができたなら、内科医が胃カメラで一部を削り取り、病理医が顕微鏡で観察し、胃がんかどうかを診断してくれるだろう。外科医によって手術で何かの病変を摘出されたなら、それは薄くスライスされ、顕微鏡で観察した病理医によって病因が調べられる。

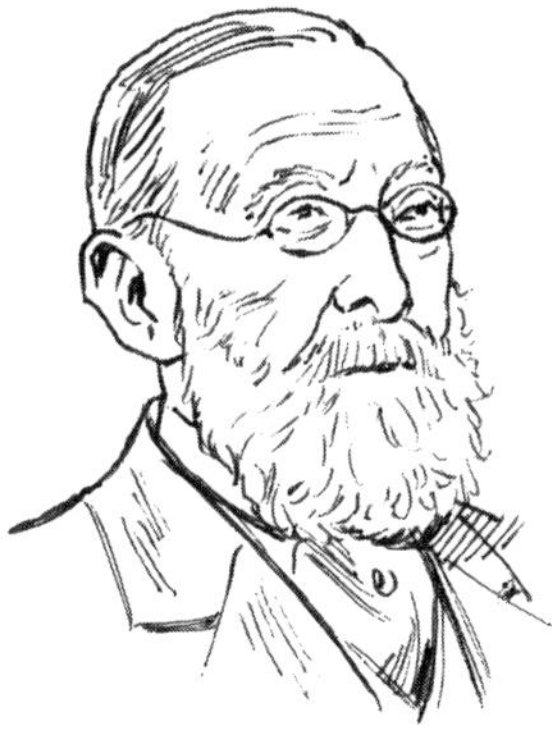

ウィルヒョウ

今の病院ではごく当たり前に見られるこの風景も、かつての科学者にとっては想像すらできなかった未来だ。「細胞の病的な変化」によって病気を説明したウィルヒョウの考えは、極めて新しかったのだ。

当時、「血液化膿症」と呼ばれる原因不明の病気があった。ひとたび発症すればあっという間に命を奪うこの恐ろしい病気は、顕微鏡を使うことで診断された。血液中に爆発的に増えた異常な白血球を観察できたのだ。

体に膿んだ傷などなく、「化膿」の原因は見当たらないにもかかわらず、ただ異常な白血球が無数に増える病気を何と呼ぶべきか。ウィルヒョウが選んだのは、ギリシャ語の「leukos（白）」を用いた「leukemia（白血病）」だった。極めてシンプルではあるものの病気の実態を正確に表したこの病名は、血液がんの呼び名として今なお使われている。

またウィルヒョウが、細胞説について残した「Omnis cellula e cellula（すべての細胞は細胞に由来する）」は、それ以後の生物学や医学に大きな影響を与えた。

根強かった自然発生説

食べかけのパンをキッチンに放置しておけば、一週間も経たないうちにカビが生えるだろう。このカビという生物は、一見すると何もないところから自然に発生したように思えるが、そうではないことを私たちは知っている。目に見えないほど小さな菌がパンの表面に最初から付着していたか、どこかから風で飛ばされて付着し、それが増殖して「目に見えるサイズになっただけ」である。

虫の死骸にいつの間にかウジ虫がわいても、布団にいつの間にかノミが現れて体に痒《かゆ》みを引き起こしても、それが「何もないところから生まれた」とは誰も思わない。すべて「どこかからやってきて増えたもの」だと私たちは知っているからだ。

だが、科学の歴史において、この知識は非常に新しい。何もないところから生物が発生するという「自然発生説」は、十八～十九世紀頃まで長きにわたって信じられていたからだ。

特に、十七世紀にレーウェンフックによって微生物の存在が確認されると、生物の自然発生を否定するのがさらに難しくなった。目に見えない以上、それが出現する瞬間を観察できないからだ。この自然発生説は、とにかく根強かった。例えば、一七六〇年代にイタリアの動物学者ラザロ・スパランツァーニは、自然発生説に疑いを持ち、ある実験を行った。

ガラス瓶に入れた肉汁を煮沸し、微生物をひとまずゼロの状態にしたのち密閉した場合と、空気にさらしていた場合を比較したのだ。その結果、空気にさらしていた肉汁は微生物が大量に現れて腐ったのに対し、密閉したほうは何も変化がなかった。生物は自然発生するのではなく、あくまで外部からガラス瓶に入りこんだことを示す実験結果であった。

ところが、自然発生説を信じる論者たちは猛反発した。生命が生まれるには空気との接触が必要だ、と主張したのである。彼らは、密閉して空気を遮断したせいで、生命の自然発生が妨げられたと考えたのだ。

自然発生説を否定するためには、「空気が供給されてもなお生物が自然に発生しないこと」

を示す必要があった。この難題を解決したのが、フランスの化学者ルイ・パストゥールである。

一八五九年、パストゥールは白鳥のように首の長い特殊なフラスコで実験を行った。外界から空気は出入りできるものの、微生物は首の途中でトラップされ、内部には侵入できないフラスコだ。このフラスコに入れた肉汁を煮沸し、同様に微生物をゼロの状態にしたのち長時間放置したところ、密閉せずとも肉汁に変化はなかった。空気が通過できるにもかかわらず、微生物は自然発生しなかったのだ。

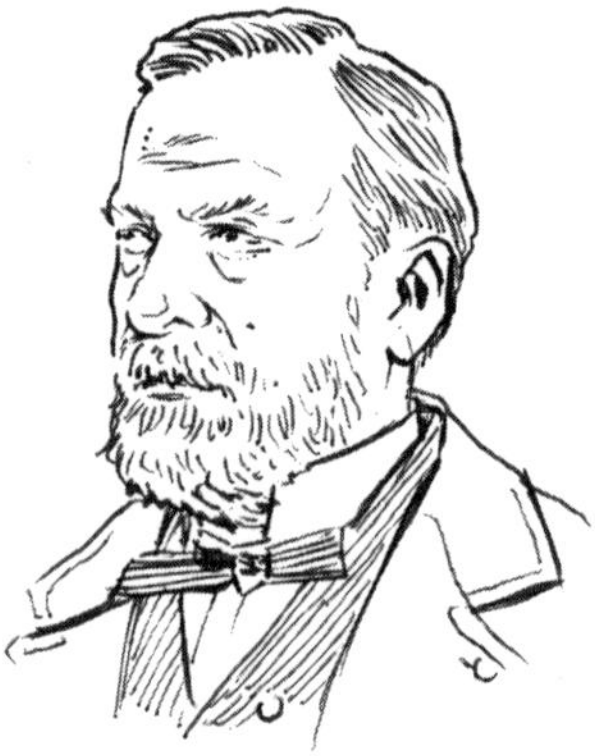

パストゥール

実は、その五年前の一八五四年に、一つの布石があった。フランスで重要な産業を担ったワインの醸造業は、ある現象に悩まされていた。どういうわけか、一部のワインが腐って味が悪くなり、大きな損失になっていたのだ。

当時、「腐敗」や「発酵」という現象は、いずれも微生物の作用だと知られていなかった。ビールやワインが発酵によってできることは古くから知られていたが、自然に起こる何らか

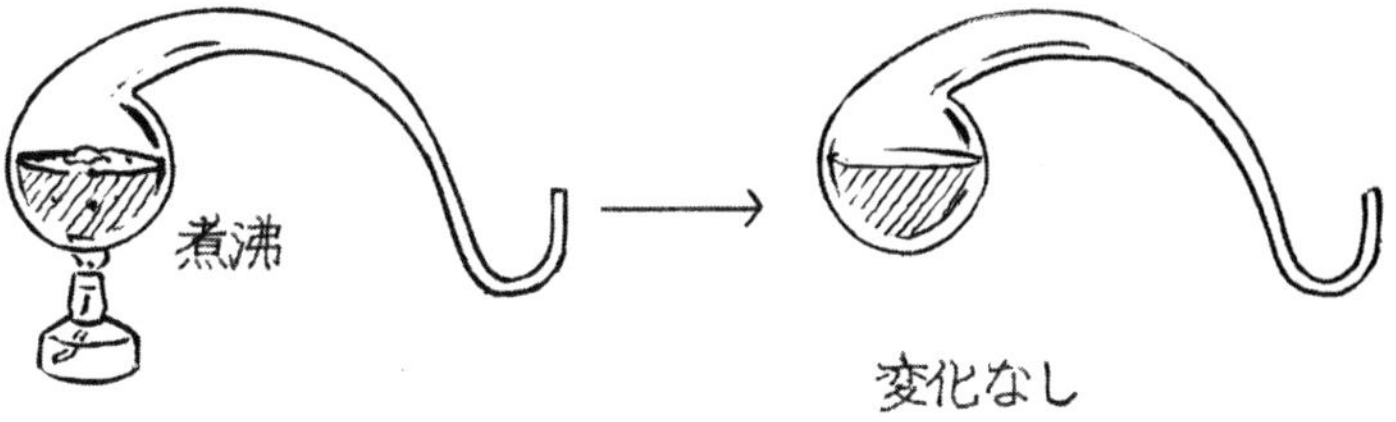

パストゥールの実験

の化学反応だと思われていたのだ。

腐敗の原因を突き止めるため、醸造業者が助けを求めたのがパストゥールだった。彼は、糖をアルコールに変えるのは菌類の酵母だということ、そして、違う種類の微生物が混ざっていると別の酸が産生され、これが味を悪くすることを証明した。前者は「発酵」であり、後者は「腐敗」だ。微生物が生きていくための生命活動を、人間が都合よく呼び分けていただけだったのである。風味を損なわず、かつ腐敗を防げる温度で飲料を加熱、殺菌する手法は、彼の名前から今も「パスチャライゼーション」と呼ばれている。

消毒を広めた外科医

リステリンの由来

リステリンといえば、誰もがよく知る口腔《こうくう》洗浄液である。実はリステリンは百四十年以上の歴史を持つ。開発された当初は手術用の消毒液として使われていた。

「リステリン」という名は、イギリスの外科医ジョゼフ・リスターの名前にちなんだものである。リスターは、手術時の消毒を世界に広めたことで、手術の安全性を飛躍的に向上させた、近代でもっとも有名な外科医の一人である。

リスターがロンドンで医師になった一八五〇年代、多くの患者が手術後に感染症で命を落としていた。当時は消毒などという概念はなく、外科医は汚れた身なりに使い回しの器具で手術を行っていた。当然ながら術後の傷は頻繁に化膿し、悪臭を放ち、全身に重大な感染症を引き起こしていたのだ。

この状況を改善したいと考えたリスターは、防腐剤や下水の防臭剤として使われていた石炭酸（フェノール）を、消毒液として使用しようと考えた。リスターにこの閃《ひらめ》きを与えたのは、ほかでもないパストゥールの報告だった。

一八五〇年代にパストゥールは、腐敗や発酵が微生物によって起こるという重大な事実を発見していた。リスターはこの報告を知り、術後の傷にも腐敗と同じ現象が起こっているのではないかと考えたのだ。

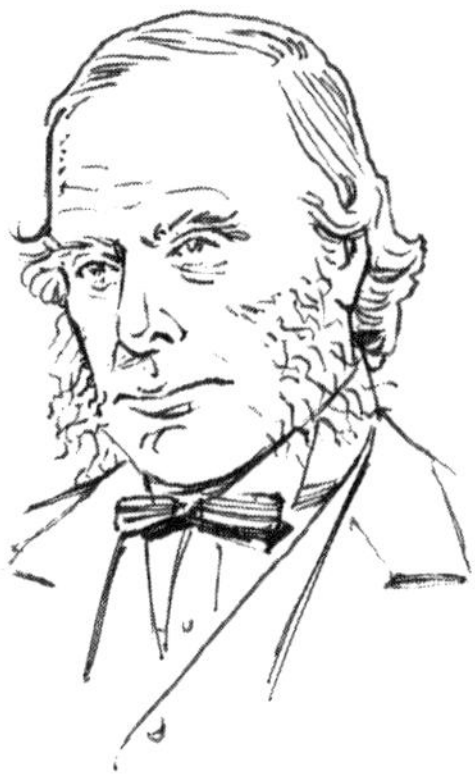

リスター

一八六五年八月、リスターのもとに開放骨折を起こした少年が運ばれた。現代の医療水準ですら、細菌が入って重篤《じゅうとく》な感染症を起こすリスクがある、危険な外傷である。

抗生物質がなかった当時、開放骨折を起こした患者を救う方法は、ほぼ足の切断以外になかった。だが、リスターは消毒の効果を信じ、石炭酸を染み込ませた布で創部を巻き、頻繁に消毒し続ける方法を選んだ。

そして六週間後、奇跡的に少年は回復し、再び歩くことができるようになったのである。

リスターは手術時の消毒法をさらに改良して体系化し、一八六七年、医学雑誌『ランセット』にこれを報告した。タイトルは〝ON THE ANTISEPTIC PRINCIPLE IN THE PRACTICE OF SURGERY（手術実施における消毒剤の原理について）〟である。

この手法により、手術後の感染症は激減した。手術に「清潔さ」という新しい概念を取り入れたリスターの功績は認められ、一八九七年、リスターは外科医として初めて男爵の称号を与えられた。

現代の外科医は、手術前に入念に手を洗ったのちアルコールなどで消毒し、滅菌されたガウンを着て、滅菌された器具を使って手術を行う。当然、器具の使用は一回きりであり、使い捨てでない器具は患者ごとに「オートクレーブ」と呼ばれる厳密な方法で滅菌する。患者の皮膚は、切開を入れる前に消毒液でたっぷり消毒され、術後の傷はガーゼなどで覆っておくのが常識だ。

こうした習慣は、術後の傷の化膿という現象が細菌による仕業であり、細菌を殺すことが感染の予防につながるという知識の上に成り立っている。この知識がなかった頃、すなわち、感染は瘴気《しょうき》のように目に見えない力で起こるとされていた頃は、消毒という概念すら誰も考えつかなかったのだ。

先に述べた通り、感染予防の観点からいえば、一八四〇年代にゼンメルヴァイスが勧めた手の消毒は極めて理にかなっていた。だが、この手法が広まることはなく、ゼンメルヴァイスの名が広く知られることもなかった。パストゥールが微生物の働きを世に知らしめる以前に、消毒の価値を理解するのは難しかったからだ。

一方、その二十年余りのちに、リスターは消毒法によって一躍有名になる。皮肉なことに、ゼンメルヴァイスの報告は、科学界において早すぎる警鐘だったのである。

微生物学の巨人

かつての人類にとって、病気の原因は、体液の乱れであるとか、有毒な瘴気といった実態の確認できない存在であった。十七世紀に目に見えない微生物の存在が知られても、それが人体に入り込んで病気の原因になることは長らく知られていなかった。

この事実を明らかにしたのが、ドイツのロベルト・コッホである。コッホは勤勉で、几帳面で真面目な医師だった。仕事の合間を縫い、妻からもらった顕微鏡を使って熱心に研究を行った。病気にかかった人の組織を観察し、その中に特徴的な細菌を次々と見つけたのだ。

だが、病気のある臓器に細菌が存在するだけでは、それが「原因」なのか「結果」なのか

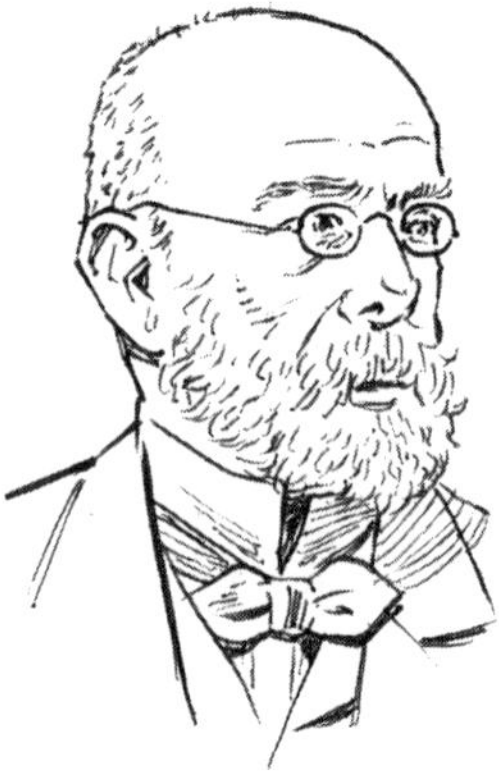

コッホ

を判別できない。そこでコッホが考案したのが、「細菌を単独で培養して増やす手法」である。一種類の細菌を培養して増やし、それを動物に感染させ、病気を引き起こすかどうかを確認するのだ。

コッホが発明したのは、寒天で液体を固めてつくった固形培地である。培地とは前述の通り、細菌が育つために必要な栄養を多く含む人工的な土壌のことだ。まるでパンの表面にカビが塊をつくるように、固形培地の上では単一の細菌が同じ場所で固まって増殖し、一つのコロニー（集落）を形成する。

それまでの細菌培養の最大のネックは、他の細菌の混入だった。液体の中で培養すると、他の細菌の混入がわかりにくく、混入した細菌だけを取り除くことも難しかった。だが、固形培地であれば、他の細菌が培地に混入してもタイプの異なるコロニーを形成するため、容易に区別できるのだ。

この固形培地に使う容器は、コッホの助手ユリウス・ペトリが開発した。その名を冠したペトリ皿は、固形培地とともに今なおよく使われる細菌培養のツールである。

コッホは各種の細菌を培養し、これを動物に感染させて特定の病気を引き起こすことを次々に証明した。こうしてコッホは、世界で初めて「細菌が病気の原因になること」を示したのだ。

十九世紀後半に、コッホは炭疽《たんそ》症、結核、コレラの原因となる細菌を発見した。また、同じ手法によって、コッホの弟子である北里柴三郎が、ジフテリア、破傷風、ペストの原因となる細菌を発見した。北里はのちに「日本細菌学の父」と呼ばれ、北里研究所を興し、慶應義塾大学医学部の初代学部長となり、日本医師会（旧大日本医師会）をつくった。現在、北里大学白金キャンパス内にあるコッホ・北里神社は、師弟愛で結ばれた細菌学の巨人たちを祀《まつ》る神社である。

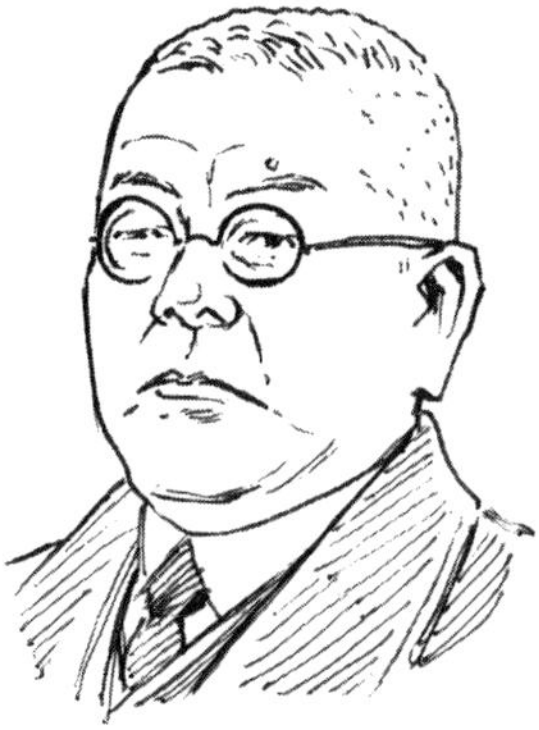

北里柴三郎

一九〇五年、ノーベル医学生理学賞を受賞したコッホの理論は、「コッホの四原則」として今なお広く知られている。その四原則とは、こうである。

ある微生物が病気の原因と定義するために必要な条件は、一．病気にかかったすべての個体で特定の微生物が見出され、健常な個体からは見出されないこと、二．その微生物は純粋培養で育てられること、三．培養したその微生物を健常な個体に感染させると、同じ病気を引き起こせること、四．感染させた個体から再び得られた微生物が、もとの微生物と同一であること。

この原則は、医学の歴史に大きな転換を引き起こすきっかけになった。なぜなら、コッホが証明したのは「各々の細菌と、それが引き起こす病気が一対一に対応すること」だったからだ。このことが示す重大な意味は、「もし原因となる細菌を殺すことができたなら、それは病気を根本から治せる治療になる」ということだ。

それは、長らく行われてきた、食事や睡眠、祈禱《きとう》や薬草のように症状に合わせた対症療法ではない。病気そのものを治癒に導く根本治療になりうるのだ。

魔法の弾丸

コッホは細菌を観察するため、さまざまな色素を用いて組織を染色した。特定の細菌のみを狙って染められる色素があれば、細菌の存在を容易に確認できるからだ。こうした手法は、コッホ以前からさまざまな細菌学者が行っており、よりよい染色法が模索されてきた。

現代の感染症診療の現場でも、色素を使って細菌を染め分ける方法は、病気の原因を特定するのに重要なプロセスだ。細菌の染色は、各病院の細菌検査室で毎日のように行われる重要な検査の一つである。

もちろん細菌検査だけでなく、顕微鏡を用いて病気を診断する病理診断においても、さまざまな色素で染色が行われる。例えば、切除したがんの組織を染色して細胞の変化を確認する、特定の物質のみを染めて病因を特定する、といったことは、病理診断における基本的な作業といえる。

十九世紀半ばには、新たな化学染料が次々と生み出された。その背景には、植民地での綿生産に支えられ、西欧諸国で繊維産業が栄えたこともあった。布を染色する色素の開発が盛んに行われ、洗っても色落ちしない、さまざまな化学染料がつくられたのだ。

ドイツの医師パウル・エールリヒは、幼い頃から色素に強い関心を持っていた。学生時代はさまざまな組織を色素で染め、顕微鏡で調べる病理学実習に時間を忘れて熱中した。のちにコッホの弟子となったエールリヒは、細菌を染め分ける数々の色素をつくり出し、細菌学を大きく前進させた。

またエールリヒは、当時誰もが思い至らなかった、ある独創的な着想を得た。化学物質で特定の細菌を染められるならば、化学物質で特定の細菌を殺すこともできるのではないか、というものだった。

化学物質により病気を治す——当時としては斬新だったこの概念を、エールリヒは「化学療法」と名づけた(※)。そして、特定の病原菌のみを狙い撃ちにする薬を「Magic Bullet(魔法の弾丸)」と呼んだ。

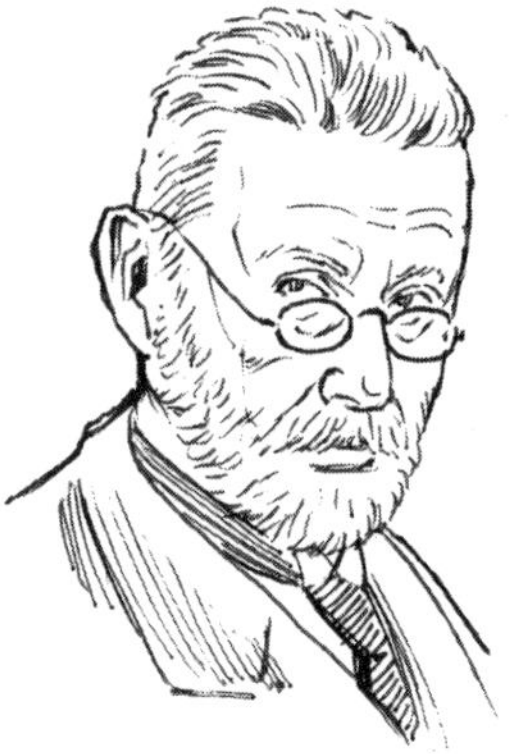

エールリヒ

一九一〇年、数百もの化学物質を使って実験を繰り返したエールリヒは、日本から留学中の細菌学者、秦《はた》佐八郎とともに、ついに「魔法の弾丸」を見つけ出した。それは、性感染症の一つ、梅毒の原因菌を殺す化学物質だった。製造番号六〇六号のこの物質は、「救済(salvation)」にちなみ、「サルバルサン」と名づけられた。サルバルサンは、世界で最初に実用化された抗菌薬である。

サルバルサンの発明は、「病気を根治させる薬」という概念そのものを初めて生み出した点で、医学の歴史上、重要な意味を持った。エールリヒは、このほかにも数多くの功績を残し、一九〇八年ノーベル医学生理学賞を受賞している。

だが、感染症を治療するという難題は、依然として解決しなかった。梅毒以外の多くの細菌に効く化学物質を開発するのは、依然として難しいままだったからだ。

エールリヒが化学療法を生み出して十年以上のち、感染症の歴史を変える真の「弾丸」は、全く意外な形で発見されることになる。

（※現在、「化学療法」はがんの治療（抗がん剤治療）を意味する言葉として使われるようになっており、細菌の治療薬は「抗菌薬」と総称するのが一般的である。）

偶然が生んだ大発見

戦地における感染症

二十世紀初頭、戦地で多くの兵士たちが傷の感染症で命を落としていた。傷の感染は、皮膚の表面にいるブドウ球菌や連鎖球菌などの細菌から起こる。エールリヒが「魔法の弾丸」を生み出してもなお、これらの一般的な細菌を殺せる「弾丸」は、当時全くなかった。傷から細菌が侵入し、それが全身を巡って重篤《じゅうとく》な感染症を引き起こしても、人類になす術《すべ》はなかったのだ。

その後、全くの偶然が医学史を変えることになった。

一九二〇年代、ロンドンの聖メアリー病院で研究職にあったアレクサンダー・フレミングは、人間に病気を引き起こすブドウ球菌の研究をしていた。

一九二八年九月三日、休暇から戻ったフレミングは、細菌を培養していた培地の一つにカビが生えていることに気がついた。不思議なことに、そのカビの周囲にだけ細菌が育っていない。このカビはアオカビの一種であり、これが産生する何らかの物質が細菌の増殖を妨げているようだった。

フレミングはカビから出ている黄色い液体を、アオカビの学名Penicillium（ペニシリウム）から「ペニシリン」と名づけた。だが、ペニシリンを純化することは難しく、安定的に手に入れることはできなかった。薬として使うのは難しいと考えたフレミングは、これを論文として報告しただけで、他の研究を続けた。まさかこれが歴史を変える大発見であるとは、フレミング自身も気づいていなかった。

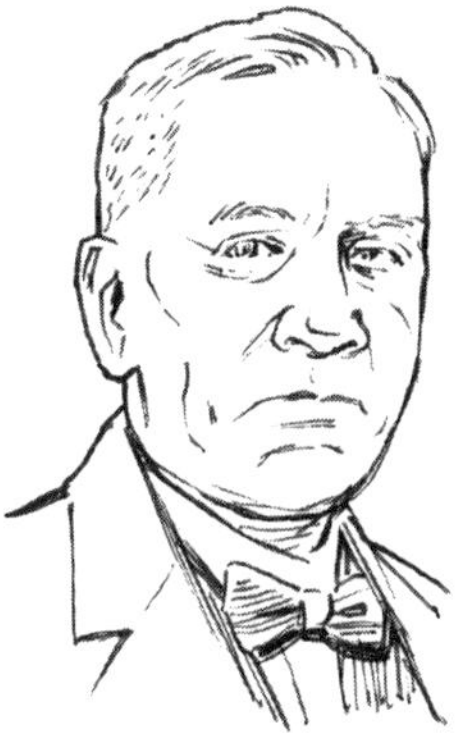

フレミング

それから数年後、オックスフォード大学のハワード・フローリーとアーネスト・ボリス・チェインは、細菌を殺す薬を探索している最中にフレミングの論文を見つけ、そこに治療薬としての可能性を見出した。確かにペニシリンの精製は難しかったが、その効力は極めて強かった。一九四〇年、連鎖球菌を感染させたマウスを使った実験では、何もしなければ一晩で死ぬマウスがペニシリンの投与によって生きながらえたのだ。

一九四一年には人間にペニシリンを投与する初めての試験が行われ、その効果が立証された。問題は、当時の技術ではペニシリンの大量生産はとても不可能だったことだ。たった二グラムのペニシリンを精製するために、アオカビがつくる液体が一トン必要だった。

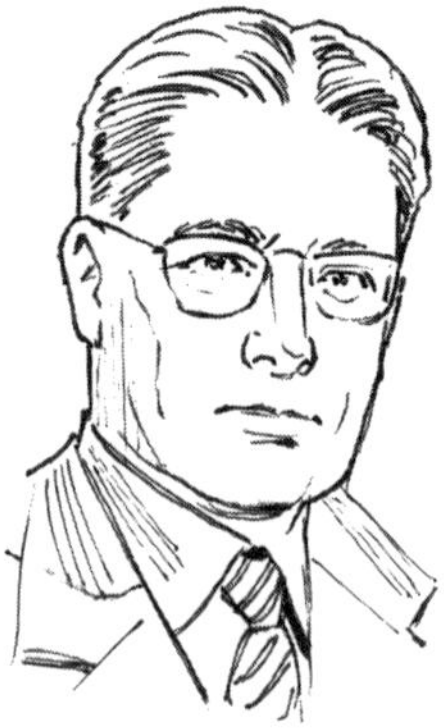

フローリー

この状況を大きく前進させたのが、第二次世界大戦だった。日本、ドイツ、イタリアなどの枢軸国と、イギリス、アメリカ、ソビエト連邦などを含む連合国との間で起こったこの大戦では、多くの兵士たちが傷の感染で命を落とした。戦場で兵士たちが手足の切断を余儀なくされる中、感染症の治療薬を国家が渇望していたのだ。フローリーはアメリカに行き、政府機関が中心となって研究チームが組織された。連合国軍の兵士を救うため、数々の製薬会社が開発競争に乗り出したのである。

ノルマンディー上陸作戦を支える

アオカビの生産と、ペニシリンの抽出法は次々に改良された。戦場でのペニシリンの爆発的な需要に背中を押される形で、ペニシリンの大量生産が可能になったのだ。

一九四四年六月六日、膨大な数の連合国軍兵士がノルマンディー海岸に上陸し、ドイツ軍に攻撃を開始した。ノルマンディー上陸作戦と呼ばれる、史上最大規模の作戦である。この日、連合国軍には強力な武器が供給されていた。兵士全員分のペニシリンである。

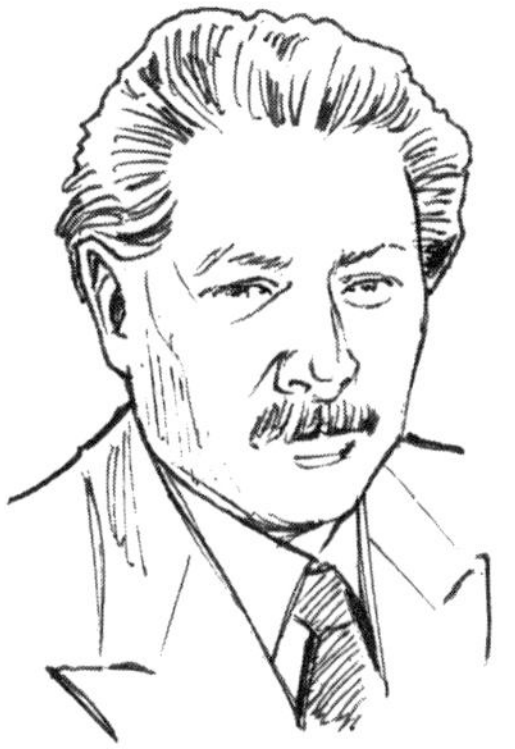

チェイン

このとき、戦場に持ち込まれたペニシリンの九割は、アメリカの製薬会社ファイザーの製品だった(1)。競合他社に先んじて、安定的な生産工程を完成させていたからだ。結果としてペニシリンは、連合国軍兵士の感染症による死亡を激減させたのだ。

一九四五年、フレミング、フローリー、

チェインの三人はノーベル医学生理学賞を受賞。ペニシリンは感染症の治療薬として、今日に至るまで大量に使われることとなった。実は、ユダヤ人だったチェインは、母親と女きょうだいをドイツの強制収容所で失っている。チェインの研究成果はナチスの打倒に確実に役立っており、ここに深い因果があるのだ。

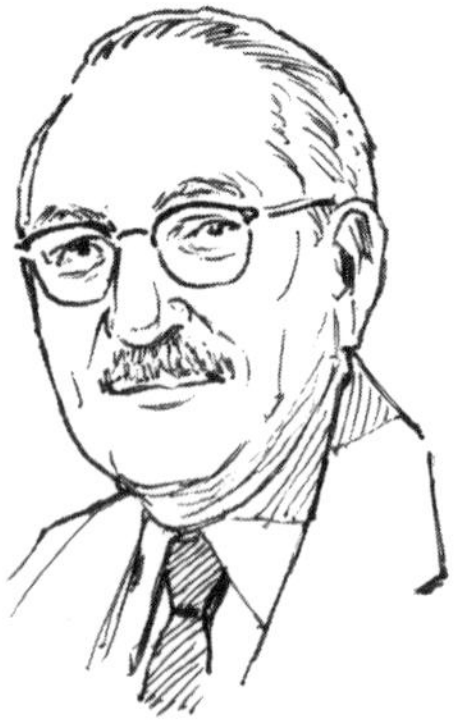

ワクスマン

人間にとっては「奇跡の薬」となったペニシリンだが、アオカビにとってみれば、細菌から身を守るために分泌する物質だ。のちに、こうした薬は「生物に対して抵抗する」という意味から、「抗生物質（antibiotics）」と名づけられた。

ペニシリンの発見は、医学の歴史において極めて重要な転換点になった。必然的に、「自然界には他にも人間に役立つ抗生物質が存在するはずだ」という発想に行き着くからだ。抗生物質の探索は次々と進められ、多くの感染症の治療薬が生まれていった。

土の中の生物を研究していたアメリカの微生物学者セルマン・ワクスマンは、放線菌という細菌がつくる抗生物質、ストレプトマイシンを発見し、一九五二年にノーベル医学生理学賞を受賞した。ストレプトマイシンの発見もまた、医学史上、極めて重要な功績だ。当時もっとも多くの人命を奪っていた病原菌の一つ、結核菌に劇的に効果を示したからである。この薬は、結核の治療薬として今に至るまで使われ続けている。

抗生物質の開発によって、感染症での死者は劇的に減った。平均寿命は急激に伸び、人類の歴史に大きな変化をもたらした。多くの国で長らく死因の第一位であった感染症が、他の病気に取って代わられたのだ。

その一方で、奇跡の薬ともてはやされ、安易に使われ続けた結果、耐性菌が次々に生まれた。抗生物質の効かない細菌が現れ、それを殺すための抗生物質が開発され、再びその耐性菌が生まれる、という「いたちごっこ」が続いている。

現在、どんな抗生物質も効かない「多剤耐性菌」は世界的な問題になっている。いつしか私たちは、感染症になす術のなかった昔に逆戻りするかもしれないのだ。

顕微鏡でも見えない病原体

細菌とウイルスは全く異なる

顕微鏡の発明によって目に見えない微生物の存在が明らかになり、十九世紀にコッホが病原菌を発見して以来、瘴気《しょうき》説はほとんど滅び去った。感染症とは、体外からやってきた微生物が体内で増殖し、それが引き起こした病気であることが常識になったのだ。

だが、さらに後に「顕微鏡を使っても見えない微生物」の存在が明らかになった。ウイルスである。

しばしば混同されがちだが、細菌とウイルスは全く異なる微生物である。まず大きさが全く違う。ウイルスは細菌の約一〇〇分の一と極めて小さいため、通常の光学顕微鏡で観察できない。ウイルスを初めて観察できたのは、ドイツで電子顕微鏡が発明された一九三一年のことである。

レーウェンフックが「微小動物」を発見してから、実に二百年以上も後のことだ。

微小な環境のことはよく「ミクロの世界」と呼ばれるが、ミクロ（マイクロメートル）は一ミリメートルの一〇〇〇分の一だ。おおよそ細菌のサイズである。

一方、ウイルスのサイズは「ナノ」で表現する。一ナノメートルは一マイクロメートルのさらに一〇〇〇分の一だ。

また、細菌とウイルスの違いは大きさだけではない。「自力で生きることができるかどうか」にも違いがある。細菌は、環境さえ整っていれば細胞分裂によって自力で増殖する。生きるために他の生物に寄生する必要はない。

一方、ウイルスは自力で生きることができない。DNAやRNAと、それを包み込むタンパク質のみでできたシンプルな構造で、自らを複製する力を持たないのだ。こうした性質から、ウイルスは生物ではないとされることも多いが、微生物学の学問領域には含むのが一般的だ。

ウイルスの増え方

では、ウイルスは一体どのようにして増えるのだろうか？

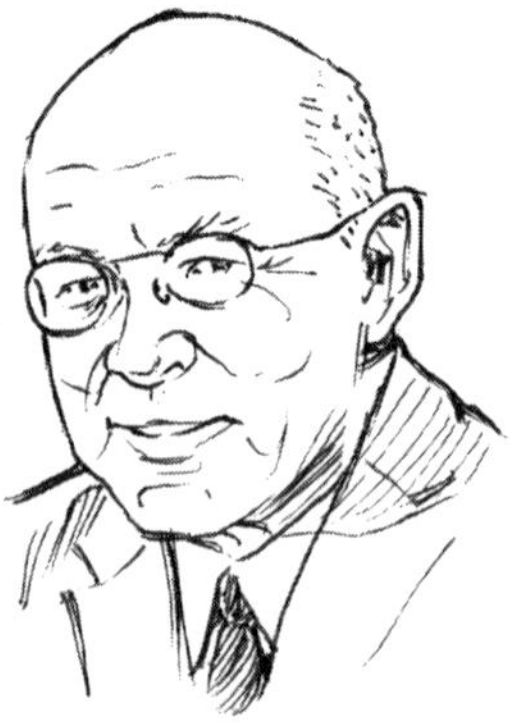

スタンリー

実は他の細胞に自己のDNAやRNAを送り込み、その複製システムを乗っ取ることで増えていくのだ。DNAやRNAは、生物の設計図である。ウイルスは自己の設計図を相手に送り込み、代わりに自己をつくってもらうことができるのだ。

感染された細胞の身になってみれば、いわばプラモデルをつくっている最中に、いつの間にか設計図の途中が別の頁に差し替えられ、本人も気づかないうちにせっせと違うプラモデルを量産しているようなものである。

ウイルスが感染した細胞はウイルスを量産してしまい、細胞内で増えたウイルスはじきに細胞を破壊して外に飛び出す。そして、次々と他の細胞に感染しそれを破壊しながら増殖していくのである。

人間にとっては細菌もウイルスも目に見えないがゆえに、「微生物」とひとまとめで呼んでいる。だが細菌にとってウイルスは、自らの生命を脅かす存在だ。ウイルスは細菌に侵入して増殖し、細菌を破壊するからである。

また、当然ながら抗菌薬（抗生物質）はウイルスには全く効果がない。抗菌薬は細菌に対してのみ有効な薬であって、それ以外には効力がないからだ。

細菌より小さな微生物の存在が初めて知られたのは、一八九〇年のことである。

ロシアの生物学者ドミトリ・イワノフスキは、タバコの葉にモザイク状に斑点ができる植物の病気を調べていた。何らかの感染症であるようだが、その原因がはっきりしない。

驚くべきことに、タバコの葉をすりつぶして細菌を取り除くフィルターを通しても、なお感染性は残っていた。この実験結果は、細菌よりはるかに小さな感染源が存在する可能性を示していた。

その四十五年後の一九三五年、アメリカのウイルス学者ウェンデル・メレディス・スタンリーは、初めてタバコモザイクウイルスの存在を明らかにした。この世界で初めての功績で、スタンリーは一九四六年にノーベル化学賞を受賞した。

感染症とワクチン

その後、人間に病気を引き起こすウイルスが次々と発見されることになる。

細菌やウイルスといった病原体が発見されると、病気の予防法や診断法、そして治療法の開発が可能になる。ウイルスに対する治療薬は、種々の抗ウイルス薬である。

だが、抗菌薬とは違い、ウイルスを死滅させられる抗ウイルス薬は少ない。多くは増殖を抑え、症状を軽くする作用を持つものだ。例えば、タミフルに代表される抗インフルエンザ薬の効果は、「発熱期間を約一日短縮させること」だ。インフルエンザをたちどころに治せる薬ではない。

また、治療薬そのものが存在しないウイルス感染症も多い。例えば、誰もがよく知る麻疹（はしか）や風疹（三日ばしか）はいずれもウイルス感染症だが、抗ウイルス薬はない。ひとたびかかれば、症状を抑える薬を使いつつ治るのを待つしかない病気である。一部は重症化して命にかかわり、後遺症を残すこともある。風邪の原因となるウイルスも新型コロナウイルスもそうである。治癒に導ける抗ウイルス薬は、いまだ存在しない。

一方、感染症に対する最大の予防手段は、ワクチンである。これまで、細菌やウイルスに対するワクチンが次々と開発され、多くの人命を救ってきた。

ジフテリア菌、百日咳菌、破傷風菌、ポリオウイルス（以上は四種混合）、インフルエンザ菌（Ｈｉｂ）、肺炎球菌、結核菌（ＢＣＧ）、Ｂ型肝炎ウイルス、ロタウイルス、麻疹ウイルス、風疹ウイルス、水痘帯状疱疹《ほうしん》ウイルス（水ぼうそう）、日本脳炎ウイルス、ヒトパピローマウイルスに対するワクチンは、日本では定期接種として日本の子どもたちが公費で打つことができる（ムンプス、A型肝炎、髄膜炎菌ワクチンは任意接種だが有効）。「〜菌」と書かれたものは細菌、それ以外はウイルスだ。

B型肝炎ウイルスとノーベル賞

ワクチンによって予防できる病気はＶＰＤ（Vaccine Preventable Diseases）と呼ばれる。これらのワクチンを打つことで、ひとたび感染すれば命を落としたり重篤《じゅうとく》な後遺症が生じたりするような病気を、高い確率で予防できるのだ。

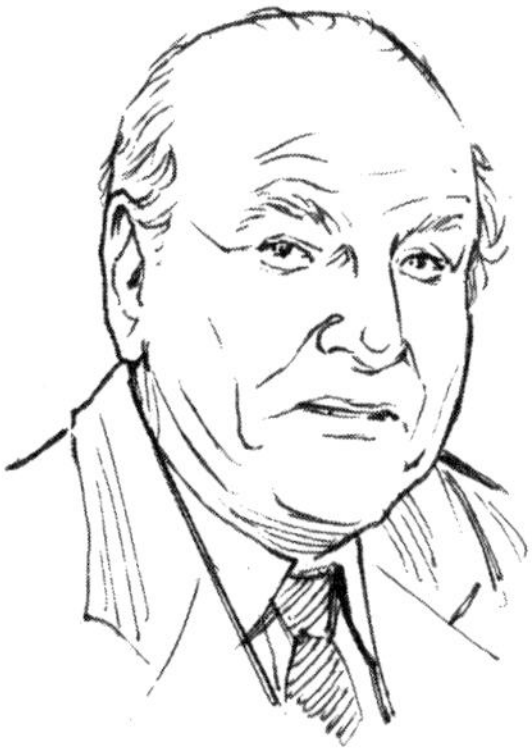

ブランバーグ

B型肝炎ウイルスとヒトパピローマウイルスは、ともに人にがんを引き起こすウイルスである。よって、そのワクチンは「がんを予防できる」という特別な性質を持つ。

B型肝炎ウイルスは、B型肝炎から肝臓がんを引き起こし（劇症肝炎など重篤な肝炎で命を奪うこともある）、ヒトパピローマウイルスは、子宮頸《けい》がんを含むさまざまながんを引き起こすウイルスである。

これら以外の多くのがんは、その原因が単一ではないため、薬で予防することはできない。どれほど食生活に気をつけ、どれだけ規則正しい生活を送っても、大腸がんや乳がん、前立腺がんや膵臓《すいぞう》がんなどにかかるのを未然に防ぐことはできないのだ。

だが、感染症が原因のがんであれば、感染を防ぐことによってがんを予防できる点で、ワクチンが私たちに与える影響は極めて大きい。

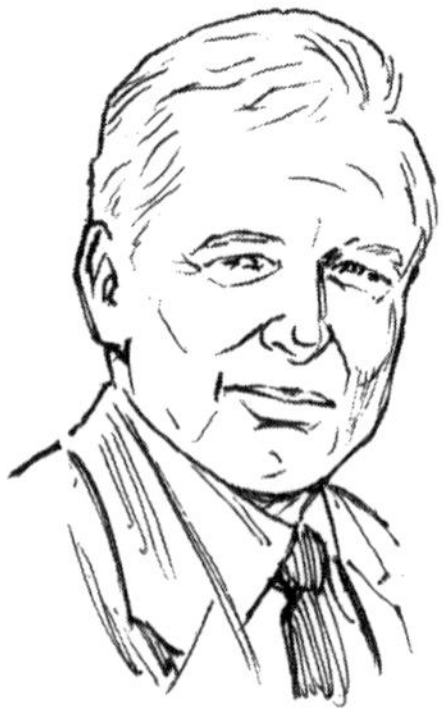

ハウゼン

B型肝炎ウイルスを発見したアメリカの医師バルーク・サミュエル・ブランバーグは一九七六年に、ヒトパピローマウイルスを発見したドイツのウイルス学者ハラルド・ツア・ハウゼンは二〇〇八年にノーベル医学生理学賞を受賞している。

意外なことに、ワクチンの誕生は、実は細菌学やウイルス学の勃興よりはるかに古い。細菌やウイルスの存在が明らかになる前に、ワクチンは実用化されていたのだ。

「ワクチン（vaccine）」の語源は、牛を意味するラテン語「vacca」である。なぜ「牛」なのか？　ワクチンの誕生は、牛と大きなかかわりがあるのだ。

奇跡の技術

十八世紀、世界中で天然痘が大流行した。全身に発疹（ブツブツ）が広がり、三人に一人が亡くなった。天然痘は、ポックスウイルス科に属するウイルスが原因の感染症である。

天然痘は紀元前から知られた病気だが、もちろんウイルスの存在は長らく知られておらず、予防法や治療法も全くなかった。だが、一つだけ古くから経験上知られていたことがあった。

「もし天然痘から回復できたなら、その人は二度と天然痘にはかからない」

という事実である。現在、「免疫」として知られる現象だ。

こうした経験から、人痘接種と呼ばれる予防法が十世紀頃から行われていた。人痘接種とは、天然痘患者の皮疹から膿《うみ》を抜き取り、これを健常者の皮膚の傷から体内に入れ、抵抗力をつけさせるという手法である。一定の効果があったものの、接種した相手に感染させてしまうリスクがあるなど、不安定な方法だった。

一方で、イギリスの農村では、「牛痘という牛の病気にかかった人は天然痘にかからない」という古い言い伝えがあった。牛痘にかかっても皮膚に軽い腫れものができるだけで、重い症状を引き起こすことはない。しかし、この病気にかかると、なぜか天然痘への感染は免れるというのである。

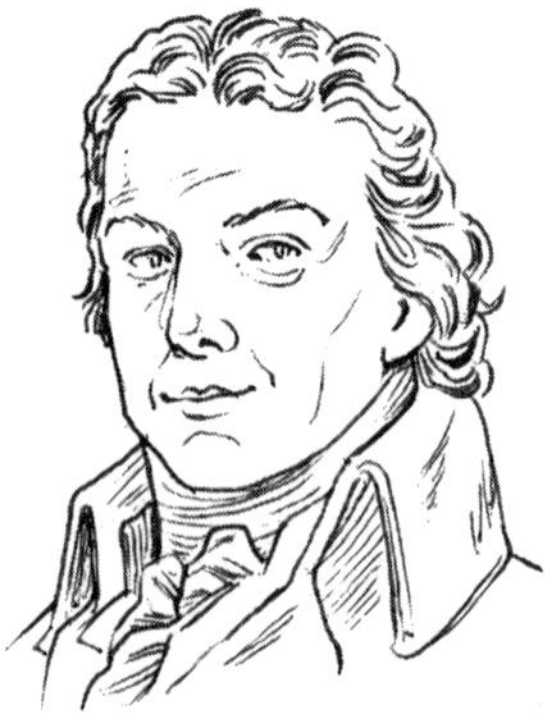

ジェンナー

イギリスの医師エドワード・ジェンナーはこの現象に注目した。牛痘患者の膿を人に接種することで、天然痘を予防できるのではないかと考えたのだ。ジェンナーは、二三人に対してこの手法（種痘と呼ばれた）を用い、一七九八年にその研究結果を発表した。この二三人の中には、ジェンナー自身の十一カ月の息子も含まれていた。

当初その効果を信じる人は少なく、ジェンナーは笑い者にされた。しかし、種痘の効果は確かなものだった。種痘が体内でどのように作用するのかは知られていなかったが、事実上これが世界初のワクチンとなったのである。

天然痘ワクチンは世界中に急速に広まり、天然痘の発生は劇的に減った。一八四九年、緒《お》方洪庵《がたこうあん》によって大坂に除痘館《じょとうかん》が建てられ、日本でもワクチン接種が広く行われた。一八五八年には江戸に種痘所が建てられ、これが東京大学医学部の前身となった。

それから一世紀余りのちの一九八〇年、WHOは天然痘の撲滅宣言を行った。天然痘患者は世界に一人もいなくなった。かつて人類を脅かした病気が、地球上から消え失せたのである。

人類の歴史上、ワクチンほど多くの生命を救った薬はないだろう。現代に生きる私たちは、医学の進歩が生んだ奇跡の技術を享受しているのである。

免疫が破壊される病気

ある奇妙な報告

一九八一年、医学雑誌『ランセット』に奇妙な報告が掲載された(2)。カポジ肉腫というまれな病気を発症した八人の男性患者の症例報告だったが、珍しい特徴があった。

カポジ肉腫がよく見られるのは高齢者だが、彼らは二十代~四十代とかなり若かった。また、本来十年といった長い年月で慢性的に進行することの多いカポジ肉腫が、彼らの場合は急速に進行し、うち五人は短期間で命を奪われた。

さらに奇妙だったのは、八人全員が梅毒、淋病《りんびょう》、性器ヘルペス、尖形コンジローマなどの多彩な性感染症の経験があり、かつ全員が男性同性愛者だったことだ。

驚くべきことはまだあった。

そのうちの一人、三十四歳の男性は、ニューモシスチス肺炎とクリプトコッカス髄膜炎という珍しい感染症を合併し、たった三カ月で亡くなった。これらの病原体は、真菌、すなわちカビの仲間である。健康な人なら問題になることの少ない、極めて病原性の低い微生物だ。

その後、アメリカでは似た症例が次々と現れた。共通していたのは、いずれの患者も免疫機能が破壊され、やはり健康であればかからないはずの感染症にかかっていたことだ。原因は全く不明だった。

患者が男性同性愛者に偏っていたことから、当初は「ゲイ関連免疫不全（GRID）」という差別的な名前がつけられた。のちにこの症候群は、「後天性免疫不全症候群（AIDS：エイズ）」と改められた。

生まれつき免疫の機能に異常がある病気は「先天性免疫不全症候群」と総称される。だが、このとき見つかったのは「後天的に免疫機能が失われる新しい症候群」だったのだ。

その後の研究者たちの動きは速かった。

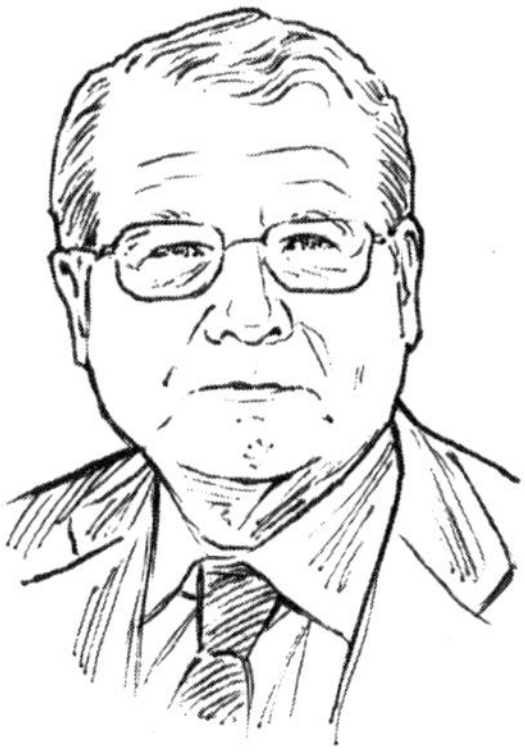

モンタニエ

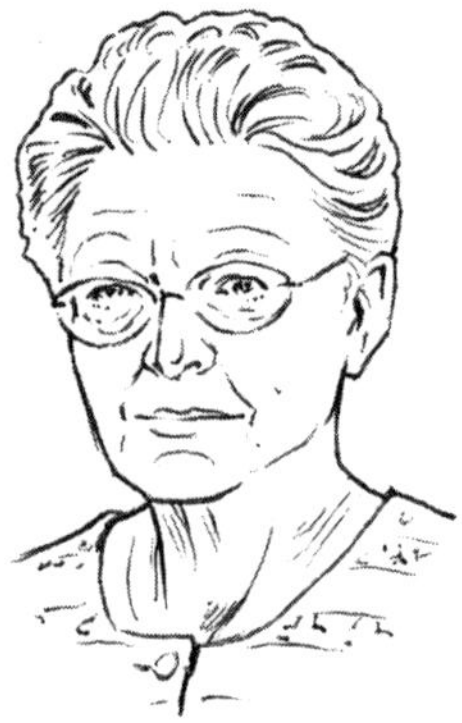

バレ＝シヌシ

最初の報告からたった二年後の一九八三年、フランスのウイルス学者リュック・モンタニエとフランソワーズ・バレ＝シヌシが、エイズの原因となるウイルスを発見した。当初、モンタニエらはこれを「リンパ節腫脹《しゅちょう》症関連ウイルス（ＬＡＶ）」と呼んだが、一九八六年には「ヒト免疫不全ウイルス（ＨＩＶ）」と名づけられた。

ＨＩＶは、極めて厄介な特徴を持っていた。人間の免疫を担うリンパ球の一つ、ヘルパーＴ細胞に侵入し、自己を大量に複製させてＴ細胞を破壊するのだ。ウイルスは次々にＴ細胞に侵入、破壊を繰り返し、Ｔ細胞は徐々に減少していく。

ウイルスは、数年から十数年といった長い期間をかけ、真綿で首を絞めるように宿主の免疫システムを破壊していく。結果として、健康な人なら問題にならないような真菌（カビの仲間）や弱毒なウイルスが重篤《じゅうとく》な感染症を引き起こし、宿主を死に至らせるのだ。こうした感染症を「日和見感染症」と呼ぶ。

ウイルスの発見以後、抗ウイルス薬の進歩も速かった。治療法は年々改良され、今では複数の抗ウイルス薬を併用する方法で、ウイルスの増殖をほぼ完全に抑制できるようになったのだ。

かつては、その感染が「死の宣告」とまでいわれたＨＩＶ感染症は、今やコントロール可能な「慢性疾患」になっている。薬を飲むことで、「ＨＩＶ感染症ではあるがＡＩＤＳを発症しない状態」を維持できるのだ。

ＨＩＶは、血液のほか精液や膣分泌液に含まれるため、性交渉によって人から人へ感染する。こうした性感染症を引き起こす病原体は、ＨＩＶのほか、淋菌やクラミジア、梅毒トレポネーマといった細菌、前述のＢ型肝炎ウイルスやヒトパピローマウイルスのようなウイルスも含まれる。

性感染症患者の傾向

一つの性感染症にかかった患者は、同時に複数の性感染症にかかっていることが多い。感染経路が同じであれば、同じ感染リスクを持つからだ。一九八一年に報告された八人の男性患者の全員に性感染症の経験があったのは、それが理由である。

また、ＨＩＶは血液に含まれるため、覚醒剤等の注射器の回し打ちなどで感染することもある。母親が感染者なら母子感染が起こるリスクもあるため、あらかじめ抗ウイルス薬の内服を行い、かつ授乳を避ける必要がある。

現在、ＨＩＶ感染症の患者は世界に約三八〇〇万人いるが、その半数以上はサブ・サハラ、すなわちサハラ砂漠以南のアフリカの患者である(3)。性感染症の予防が十分になされていないことが主な原因だ。アフリカの感染者は女性のほうが多く、乳児への母子感染も大きな問題になっている。初めての性交前に、十分な予防教育が必要である。

モンタニエとバレ＝シヌシは、初めてＨＩＶを発見した功績を評価され、二〇〇八年にノーベル医学生理学賞を受賞した。前述のヒトパピローマウイルスを発見したツア・ハウゼンとの同時受賞であった。この年のノーベル賞は、「人類の間で広く蔓延《まんえん》している病原ウイルスの発見」に授与されたのである。

不治の病が治る病気に

二〇二〇年のノーベル医学生理学賞も、「ウイルス発見」の功績に与えられたものだ。受賞者は、三人のウイルス学者、ハーベイ・オルター、マイケル・ホートン、チャールズ・ライスである。そのウイルスとは、C型肝炎ウイルスである。

C型肝炎ウイルスは、輸血などを介して血液感染し、肝臓に慢性的な炎症を引き起こす。その結果、長い年月をかけて肝細胞が破壊、再生を繰り返し、そのうち肝硬変、肝臓がんが発生する。

よって、肝臓がんができるような肝臓は、慢性的な病気（慢性肝炎や肝硬変）を抱えていることが多い。多くは十年や二十年といった長い時間をかけて肝臓が蝕《むしば》まれ、傷んだ状態にあるのだ。

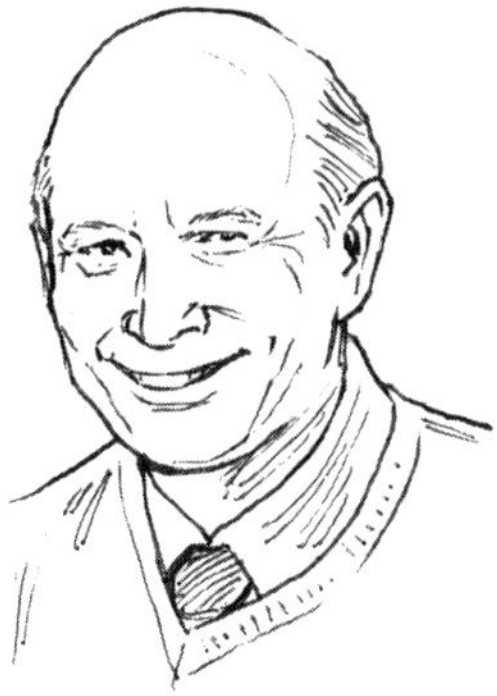

オルター

肝臓を構成する細胞ががん化してできるがんを、「原発性肝がん」と総称する（他の臓器から転移してできたものは「転移性肝がん」）。原発性肝がんは、肝細胞がんと肝内胆管がんに大きく分けられるが、日本では肝細胞がんが九〇パーセント以上を占める(4)。ややこしい分類だが、理屈は単純だ。肝臓を構成する主な細胞は肝細胞と胆管細胞であり、それぞれががん化したもの

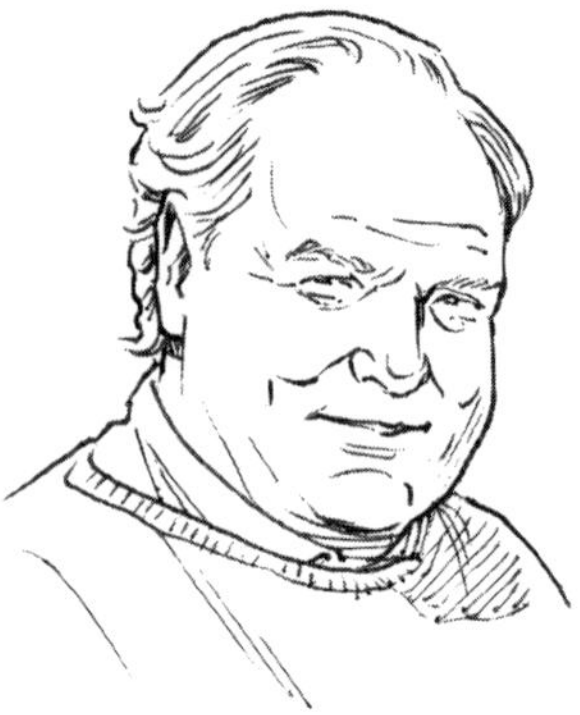

ホートン

が、肝細胞がんと肝内胆管がんである。

さて、「肝臓から発生するがん」の大半を占める肝細胞がんだが、その原因の七割~九割はB型肝炎かC型肝炎である(5)。日本では約七割がC型肝炎、約二割はB型肝炎である。「肝臓がん」と聞けばただちにアルコールを想像する人は多いが、実は最大の原因はウイルスなのだ。

C型肝炎は以前「非A非B型肝炎」(つまり、〝A型でもB型でもない肝炎〟)と呼ばれていた。A型肝炎ウイルスとB型肝炎ウイルスが発見され、診断法が確立してもなお、「これらが関与しない未知の肝炎」が存在したからである。

一九八九年にC型肝炎ウイルスが発見されると、その診断法も確立された。だが、C型肝炎は治癒の難しい病気で、ひとたびウイルスに感染すると慢性的に悪化し、多くのケースで肝硬変や肝細胞がんを引き起こした。

また、B型肝炎にはワクチンがあるが、C型肝炎にはワクチンがない。日常的に肝炎患者に接触し、注射針などを扱う医療従事者にとって、C型肝炎は脅威の感染症だ。

しかし、治療法の改良が進み、近年は直接作用型抗ウイルス薬（Direct Acting Antivirals; DAA）と呼ばれる画期的な治療薬が生まれた。このおかげで、C型肝炎の九五パーセント以上が治癒を目指せるようになった(6)。飲み薬だけでC型肝炎が治る、というのは、ひと昔前は想像すらできなかった未来である。

C型肝炎ウイルスの発見は、その礎となる偉業なのだ。

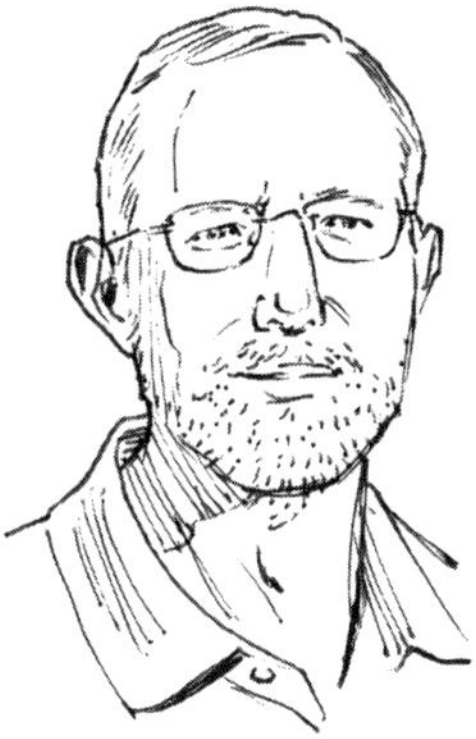

ライス

日本で生まれた全身麻酔

誰も想像できなかった

和歌山県紀の川市には、「青洲の里《せいしゅう》」という道の駅がある。江戸時代、紀州藩の医師であった華岡青洲にちなんだものだ。そこには、診療所兼住居であった春林軒《しゅんりんけん》や華岡青洲顕彰記念公園があり、さまざまなモニュメントがつくられている。

青洲は、世界で初めて全身麻酔を行った医師である。十九世紀になるまで全身麻酔の技術はなく、手術は痛みに耐えながら受けるのが常識だった。

激痛にうめき、絶叫する患者を相手に、外科医には手早い手術が求められた。

また、麻酔なしでは、できる手術も限られた。「眠っている間に痛みを感じさせることなく体を切り開き、再び縫い閉じて目を覚ます」などという芸当ができるとは、当時は誰も想像できなかったに違いない。

医師である父を幼い頃から見ていた青洲は、自分も将来は医師になり、困っている人を助けたいと考えていた。青洲が取り組んだのは、数々の薬草を用いた麻酔薬の開発だった。痛みのない手術を実現するためである。

一八〇四年、青洲は苦心の末、ついに麻酔薬の通仙散《つうせんさん》を発明し、全身麻酔によって乳がんの摘出に成功する。

青洲の人体実験は、自身の妻と母にも行われたといわれている。二人は、自らの体で全身麻酔を試してほしいと青洲に申し出たからだ。

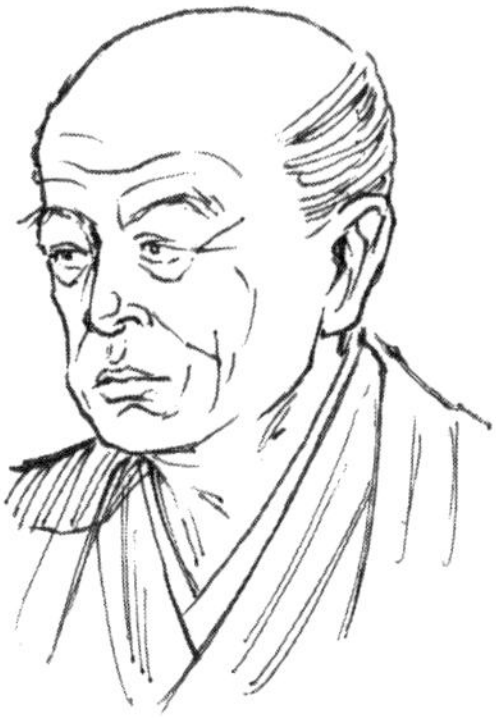

華岡青洲

青洲はその後、一〇〇〇人以上の乳がん患者に全身麻酔手術をして実績を上げた。多くの弟子が全国から集まり、青洲のもとで学んだ。だが、青洲の開発した全身麻酔薬は用量の調節が難しく、世界に広まることはなかった。

全身麻酔を広めた歯科医たち

全身麻酔が広く普及するきっかけをつくったのは、アメリカの歯科医たちだった。青洲が初めて全身麻酔を行った、その約四十年も後のことだ。

十八世紀後半から十九世紀にかけて、亜酸化窒素という気体がパーティーやショーなどで使われていた。この気体を吸うと酩酊《めいてい》したように笑いが止まらなくなるため、「笑気ガス」とも呼ばれていた。若者たちは夢見心地の状態になり、怪我をしてもその痛みに気づかなかった。

この様子を見た歯科医のホレス・ウェルズは、ある妙案を思いつく。この気体があれば、痛みを伴わずに歯の治療ができるのではないかと考えたのだ。

ウェルズはまず、自分自身でその効果を試した。笑気を自ら吸いこみ、意識を失っている間に友人のジョン・リグズによって親知らずを抜歯されたのだ。驚くべきことに、痛みは全くなかった。

その後、実際に笑気を多くの患者に使い、その効果を確信したウェルズは、一八四五年一月に公開の場で実演を試みた。場所は、ボストンのマサチューセッツ総合病院。名門ハーバード・メディカルスクールの最たる関連病院である。

だが、不運なことにウェルズの実演は失敗に終わった。聴衆が見守る中、手術中に患者は痛みを訴え、悶《もだ》え苦しんだのだ。「ペテン師」「ごまかし」とウェルズに非難は集中した。真面目で努力家だったウェルズは再び実験を繰り返したが、信頼を回復することはできなかった。

ウェルズの実験がなぜうまくいかなかったのか。笑気の量や純度の問題なのか、あるいは気候によるものなのか。それは今も謎である。

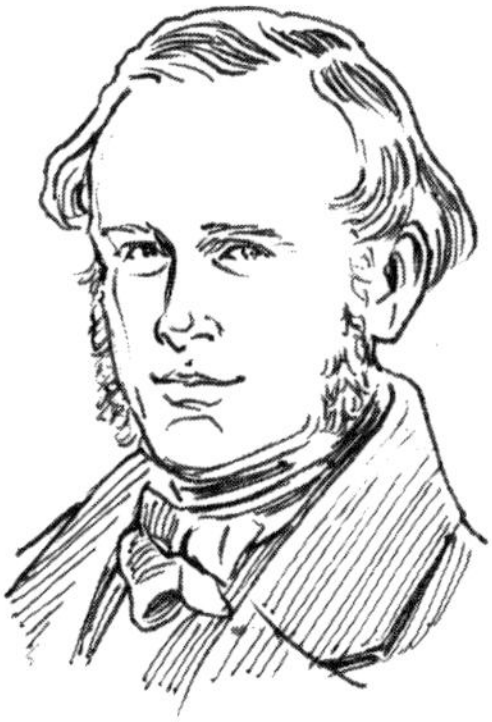

ウェルズ

一方、ウェルズの公開実験で助手を務めていたのが、同じ歯科医のウィリアム・モートンだった。ウェルズの失敗を見たモートンは、笑気ではなくエーテルを選んで実験を行った。エーテルの蒸気にも笑気に似た効果があり、「エーテル遊び」という集会が催され、やはり娯楽の道具として使われていたのだ。

自分の患者にエーテルを使い、痛みのな

い手術が行えることを確認したモートンは、一八四六年、ウェルズと同じ場所で公開実演を試みた。ウェルズの失敗からわずか一年後のことだ。結果は大成功だった。患者は全く痛みを感じることなく、あごの腫瘍を切除されたのである。

このことは大きく報道され、麻酔法が普及する第一歩になった。

その後、エーテルには引火の危険性があることから、より安全なクロロホルムも吸入麻酔薬として用いられるようになった。むろんエーテルもクロロホルムも、過量に投与すると体に重篤《じゅうとく》な副作用を引き起こすことがある。そこで、気体の濃度を調整できる吸入器をつくり、麻酔の安全性を高めたのが、イギリスの医師ジョン・スノウである。先に述べた通り、コレラの原因を見抜いた医師だ。

現在は、さらなる麻酔薬の進歩により、安全性の高い複数の薬を組み合わせ、症例に応じて使い分けられるようになっている。

麻酔に関連する事故は極めて少なくなり、麻酔科医の管理のもと、外科医は十時間、二十時間といった長い手術も行えるようになっているのだ。

論争と悲劇の結末

モートンの実演が成功したすぐ後から、アメリカでは長きにわたり「誰が麻酔法の発明者か」について激しい論争が繰り広げられた。

特に商業主義であったモートンは、麻酔法の発明を自分の功績として世に喧伝《けんでん》することに余念がなかった。無痛の抜歯について次々と新聞広告を出し、診療所を大いに繁盛させた。

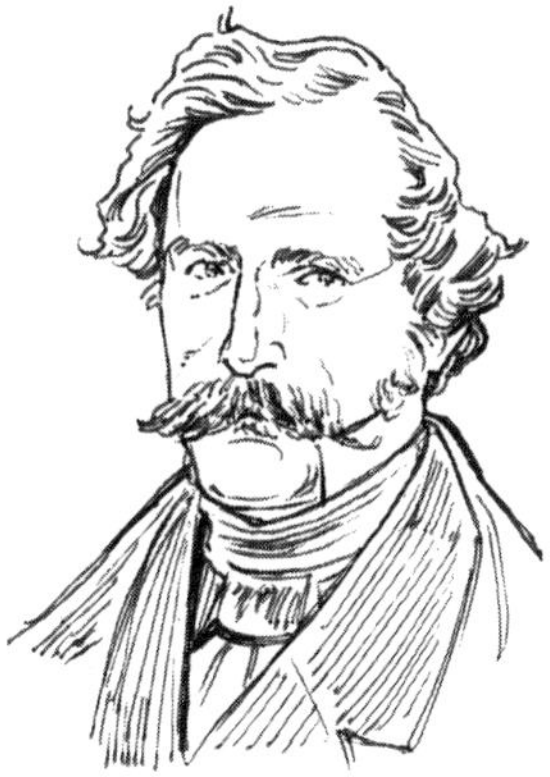

モートン

また、エーテル麻酔について特許を申請し、使用料でビジネスを展開しようとしたほか、議員にロビー活動を繰り返し、報奨金を得ようと奔走した。

だが、そもそもエーテルは一般的に使用されていた化合物であり、その「発明」に対する独自性はなかなか認められなかった。その上、当初エーテルに関してモートンに助言を与えたハーバード大学の権威、チャールズ・ジャクソンも、自分こそが発明者であるとして譲らず、モートンと医学雑誌上で論争を繰り返した。

さらには、モートンより四年も前に、ジョージア州の外科医クロフォード・ロングがすでにエーテルを用いて手術を行っていたことがわかった。他にも多くの人たちが「最初の発明者」として名乗りをあげ、論争は混迷を極めた。生涯をかけて自分の功績を世に残そうと活動を続けたモートンは、一八六八年、脳卒中で突然この世を去った。

一方のウェルズも、自分こそが吸入麻酔法の生みの親であると主張し、論争に参戦していた。麻酔法の発明者として名誉を挽回するため、今度はクロロホルムを自らに使用し、必死の実験を繰り返していたのだ。

だが、これがウェルズの心身を蝕《むしば》んだ。

一八四八年、ウェルズは街中で女性二人に硫酸をかけて怪我をさせ、逮捕された。クロロホルムを乱用していたウェルズは、重度の依存症に陥っていたのだ。彼の白昼の奇行は、錯乱状態で行われたものだった。正気に戻ったとき、彼はすでに拘置所の中であった。

自身の犯した罪を前に激しく苦悩したウェルズは、翌日の夜クロロホルムを吸入し、剃刀《かみそり》で太ももの動脈を自ら切断した。翌朝、看守が独房を訪れたとき、彼はすでに息を引き取った後だった。

ウェルズやモートンが公開麻酔を行った手術室は、現在マサチューセッツ総合病院の敷地内に「エーテルドーム」として残されている。

アメリカ独立後一世紀にも満たない時期に生まれた、アメリカ史上、いや医学史上、もっとも重要な発明は、今なお悲劇的なエピソードとともに語り継がれているのだ。

糖尿病は恐ろしい

失明原因の第三位

一九二一年、医学の歴史を変える重大な事件があった。血糖値を下げるホルモン「インスリン」の発見である。

インスリンは膵臓《すいぞう》でつくられるホルモンだ。私たちの体はわずかな血糖値の変動を察知し、膵臓からホルモンを分泌することで血糖値を一定に保つ。

糖尿病は、インスリンの不足や、インスリンに対する体の反応が鈍くなる「インスリン抵抗性」が原因で起こる病気だ。血液中のブドウ糖の濃度が高くなると、濃度の差に従って血管内に水が引き込まれる。それが尿になって多尿となり、異常にのどが乾き、多飲になる。過剰なブドウ糖は尿中に排泄《はいせつ》されるため、尿中のブドウ糖濃度が異常に高くなる。これが「糖尿病」という名前の由来だ。

人間の体には一〇〇種類を超えるホルモンがあるが、血糖値を下げるホルモンはインスリンただ一つである。一方、血糖値を上げるホルモンは、成長ホルモン、副腎皮質ホルモン、副腎髄質ホルモン、甲状腺ホルモン、グルカゴン、ソマトスタチンなど多くある。

血糖値を上げるしくみのほうが充実しているのは、動物として食糧の不足に備える必要性を考えれば当然のことだといえる。現代の人類は、歴史上では極めて稀有な、「食糧に困らない動物」なのだ。

糖尿病にはいくつかのタイプがある。中でも重要なのが、一型糖尿病と二型糖尿病だ。糖尿病の九割を占めるのが二型糖尿病であり、多くの人になじみ深い生活習慣病の「糖尿病」は二型のほうである。二型糖尿病は、遺伝的な要因と、過食や肥満、運動不足などの環境要因により、インスリン抵抗性とインスリンの分泌低下がともに起こる慢性疾患だ。

高血糖に長期間さらされると、さまざまな臓器に障害が起きる。中でも代表的なのが、神経、目、腎臓の障害だ。医学生は、国家試験に備えてこの三大合併症を「しめじ」と語呂合わせで覚える。神経（し）、目（め）、腎臓（じ）である。

末梢《まっしょう》神経が障害され、手足にしびれが現れたり、感覚が鈍くなったりする。また、全身の細い血管が蝕《むしば》まれ、網膜の細い血管が傷んで糖尿病網膜症となり、悪化すると失明する。糖尿病は、日本の失明原因の第三位である(7)。

腎臓の血管が傷むことで起こる糖尿病腎障害では、徐々に腎臓の機能が破壊され、最終的には透析が必要になる。透析を導入する原因疾患のうち糖尿病は第一位であり、約四割を占めている(8)。

高血糖は免疫の機能も低下させるため、足の小さな傷が気づかないうちにひどい感染症を起こし、細い血管の血流が悪いことも相まって足が腐ってしまう。この「足壊疽《えそ》」も糖尿病の代表的な合併症で、時に足の切断が必要になる。糖尿病の患者は、そうでない人より足切断を受ける可能性が三〇倍高い(9)。

こうした説明からわかるように、二型糖尿病は一般に、ゆっくり体を蝕む慢性疾患である。一方、一型糖尿病は全く異なる特徴を持つ。生活習慣とは無関係で、小児期から思春期に多い。インスリンを分泌する膵臓の細胞(β細胞という)が壊れ、インスリンの量が絶対的に不足する状態だ。多くは、免疫系が自分の膵臓を誤って攻撃してしまうことで生じると考えられている。

一型糖尿病の問題は、膵臓からインスリンがほとんど分泌されなくなることだ。注射でインスリンを体外から補わなければ生きることはできない。

インスリンの存在が知られていなかった二十世紀初頭まで、一型糖尿病の患者は極めて短命で、発症後数年以内に亡くなっていた。インスリンがない場合、体でどのようなことが起こるのだろうか？

インスリンは「血糖値を下げるホルモン」と書いたが、正確には、血液中に流れるブドウ糖を細胞に取り込ませ、エネルギー源として利用できるようにするホルモンだ。血糖値の低下は、その結果である。よって、インスリンがないと体はエネルギーを効率的に生み出せず、急激に痩せていく。

また、ブドウ糖をエネルギー源に使えないと、体は代替として多量の脂肪を分解してエネルギーを産生し始める。すると、分解産物である「ケトン体」という酸性物質が過剰に体内に蓄積し、血液が酸性に傾いていく。この状態を糖尿病性ケトアシドーシスと呼び、急速なインスリン投与が行われないと昏睡状態に陥って死亡する。人体の各臓器が正常に働くためには、常に血液は中性の狭い範囲（厳密にはわずかにアルカリ性）に維持されなければならないためだ。インスリンが発見されるまで、一型糖尿病は若い人たちの命をあっという間に奪う不治の病だった。

奇跡のインスリン発見

糖尿病の歴史は非常に古い。紀元前十五世紀の古代エジプトのパピルスには、糖尿病患者に特徴的な「多尿」の症状が書かれ、かのヒポクラテスも糖尿病の症状に触れている。日本では、平安時代に藤原道長が糖尿病の症状に苦しんだことが知られている。

だが、インスリンの存在のみならず、膵臓が糖尿病にかかわる臓器であることすら、十九世紀後半まで知られていなかった。三千年以上もの歴史の中で、糖尿病の実態が明らかになったのは「ごく最近のこと」なのだ。

糖尿病の歴史における大きな転機は、一八八九年にあった。ドイツの医師オスカー・ミンコフスキーは、膵臓を切り取られた犬が糖尿病を発症することに気づいた。膵臓がなくなった犬は、異常な喉の渇きと多尿などの糖尿病特有の症状を起こし、昏睡状態となって死亡したのである。

膵臓が十二指腸に消化液を分泌する臓器であることはすでに知られていた。だが、膵臓に血糖値を調節する機能が備わっているという事実は、このとき初めて知られたのだ。

膵臓から分泌される、血糖値を下げるホルモンを抽出できれば、これを使って糖尿病患者を救えるはずだ。だが、この試みには多くの研究者が苦心した。抽出の過程で、タンパク質を分解する膵液《すいえき》中の消化酵素が、ホルモンをも分解してしまうからである。

このような時代に、インスリンの発見は意外な形でもたらされた。

一九二〇年、当時二十九歳のカナダ人、フレデリック・バンティングは、糖尿病の治療経

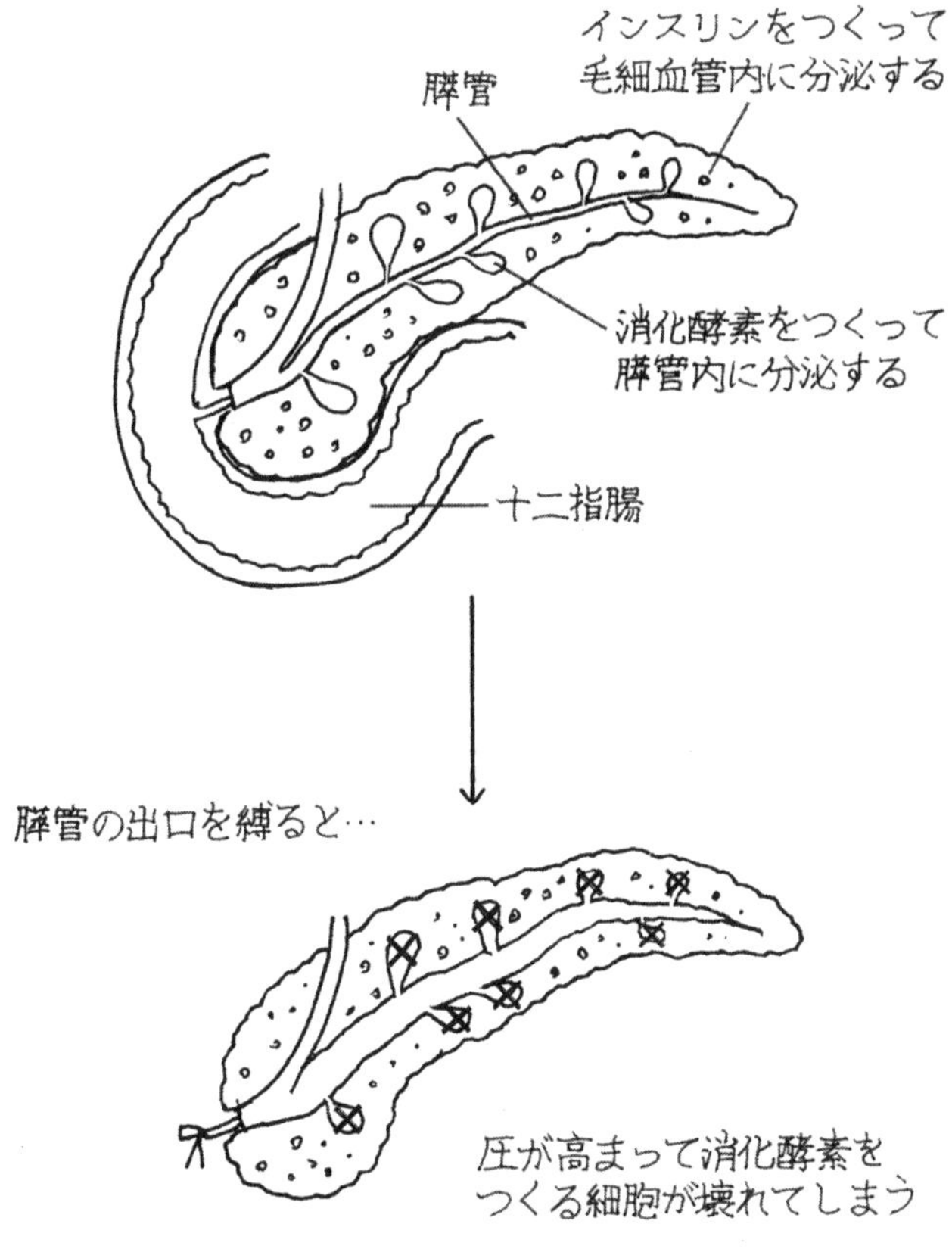
インスリンをつくって
毛細血管内に分泌する
膵管
消化酵素をつくって
膵管内に分泌する
十二指腸
膵管の出口を縛ると…
圧が高まって消化酵素を
つくる細胞が壊れてしまう

膵臓からインスリンを抽出する

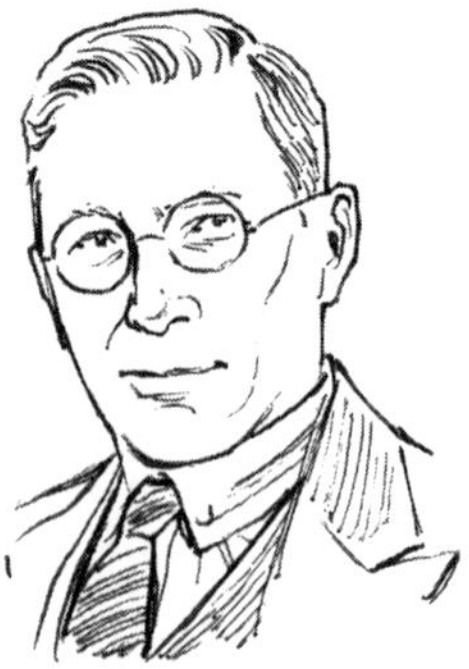

バンティング

験のない一介の外科医であった。パートタイムで行っていた大学生への講義に備え、炭水化物の代謝にかかわる文献を調べる最中に、あるアイデアを思いつく。

それは、動物の膵管の出口を縛り、膵臓の消化酵素をつくる細胞を壊せばホルモンのみを抽出できるのではないか、というものだった。基本的にホルモンとは、膵管のような「導管」（通り道となる太い管）を持たず、毛細血管内に直接分泌される物質だ。膵管を塞《ふさ》いでしまえば、滞留した膵液によって膵管の圧が高まり、消化酵素をつくる細胞だけが壊れるため、消化酵素の影響を受けずにホルモンを抽出できるかもしれない。

バンティングは自分のアイデアを形にするため、一九二〇年十一月にトロント大学の生理学教授ジョン・マクラウドと初めて会った。糖尿病の知識は浅い上に実験の経験も乏しかったバンティングに、マクラウドは半ばしぶしぶ実験設備を与えた。これが、のちに「トロントの奇跡」と呼ばれる快挙に結びついた。

一九二一年、バンティングは前述の方法で犬の膵臓からホルモンを分離することに成功した。これを糖尿病の犬に注射したところ、劇的な効果を示したのだ。膵臓を全摘出されたにもかかわらず、七十日以上も生きた犬のマージョリーは、世界でもっとも有名な実験動物になった。

一九二二年一月には一型糖尿病の十四歳の少年にインスリンが初めて投与され、症状を劇的に改善させた。その後、トロント大学とアメリカの製薬会社イーライリリーとの産学連携によって、家畜の豚からインスリンの大量生産が可能となり、世界中の糖尿病患者を救えるようになったのだ。

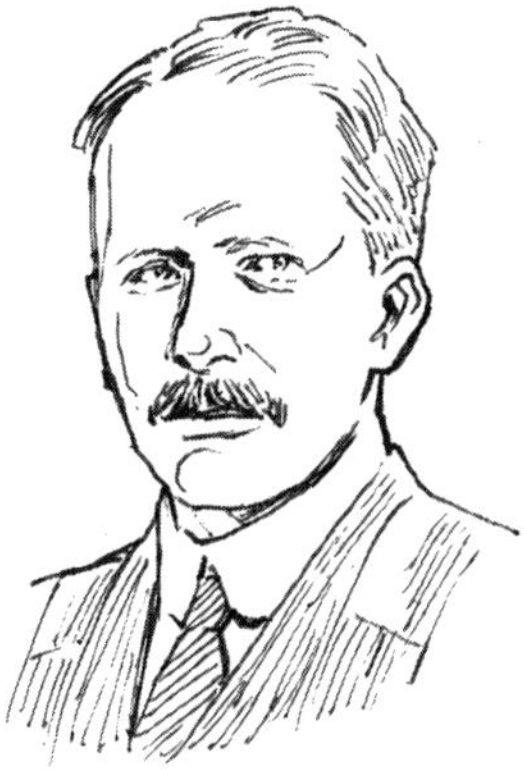

マクラウド

着想からわずか三年後の一九二三年、バンティングはマクラウドとともにノーベル医学生理学賞を受賞した。まさに世界的快挙を成し遂げたバンティングは、一九四一年二月、飛行機の墜落事故によって短すぎる生涯を閉じた。四十九歳であった。

世界糖尿病デーに定められた十一月十四日は、毎年世界中でライトアップの催しが行われる。日本でも、全国一〇〇カ所以上で建造物がライトアップされ、街頭での啓発活動が実施されている。十一月十四日は、バンティングの誕生日である。

遺伝子工学の成果

インスリンの発見後、糖尿病の治療に牛や豚など動物性のインスリンが長く用いられた。だが、家畜を使う以上、すべての糖尿病患者の需要を長期的にまかなうのはどう考えても不可能だった。たった一人の糖尿病患者が、一年で七〇頭の豚を必要としたのだ。また、動物由来のインスリンには、時にアレルギー反応が起こるという難点もあった。

一九七〇年代、遺伝子工学の進歩がこの問題を解決に導いた。遺伝子組み換え技術によって、人間のインスリンを化学的に合成できるようになったのだ。インスリンの設計図である遺伝子を組み込んだ大腸菌を大量に培養し、これにインスリンを産生させる方法である。

一九八三年、イーライリリーは、遺伝子工学による新薬開発を目指して立ち上げられたバイオベンチャー、ジェネンテック社と協力し、世界初のヒトインスリン製剤「ヒューマリン」を発売した。ヒトインスリン製剤は、遺伝子組み換え技術によって初めて生み出された医薬品であった。これ以後、数々の医薬品が同じ手法で生まれることとなる。

遺伝子組み換え技術は今や、医薬品開発になくてはならない技術になっている。その工程を支えているのは細菌だ。私たち人類が決してつくれない物質を、細菌はいとも簡単に大量生産するのだ。

インスリン製剤は、体内でのインスリン分泌の挙動を模倣するため、その後も著しく進歩した。さまざまなタイプのインスリン製剤が生み出され、世界中で膨大な数が使用されているのだ。もちろん、インスリン製剤以外の糖尿病治療薬も非常に多彩であり、病態に応じてさまざまな薬が使い分けられている。

とはいえ、血糖値の完璧なコントロールは非常に難しく、前述のさまざまな合併症は依然として大きな問題だ。かつて著しく短命であった一型糖尿病も今や慢性的な疾患となり、結果的に合併症リスクを抱えることになった。

二〇一九年の国際糖尿病連合（ＩＤＦ）の調査では、世界で四億六三〇〇万人、すなわち一一人に一人が糖尿病にかかっているとされる(10)。世界的な都市化と高齢化、肥満の増加などが主な原因だ。

糖尿病との戦いは、三千年を超える長い歴史上、まだ始まったばかりなのだ。

ギネスブックに載った「痛み止め」

痛み止めの歴史

「痛み」というのは、私たちにとってもっとも不快な感覚の一つだ。頭痛や関節痛、腰痛などで痛み止めを手放せない人も多いだろう。

こうした需要は、今も昔も変わらない。痛みをやわらげるため、人類はこれまでさまざまな方法を試してきた。中でも痛みを止めるのに有効だったのが、ヤナギの葉や樹皮である。古代ギリシャ、ローマの時代から、長らくヤナギは痛みや発熱を抑える目的で使われていたのだ。

一八〇〇年代に、ヤナギの有効成分である「サリチル酸」が抽出され、のちに人工的に化学合成できるようになった。サリチル酸の名は、ヤナギの学名「Salix（サリクス）」に由来するものだ。

だが、サリチル酸には大きな欠点があった。胃の不快感

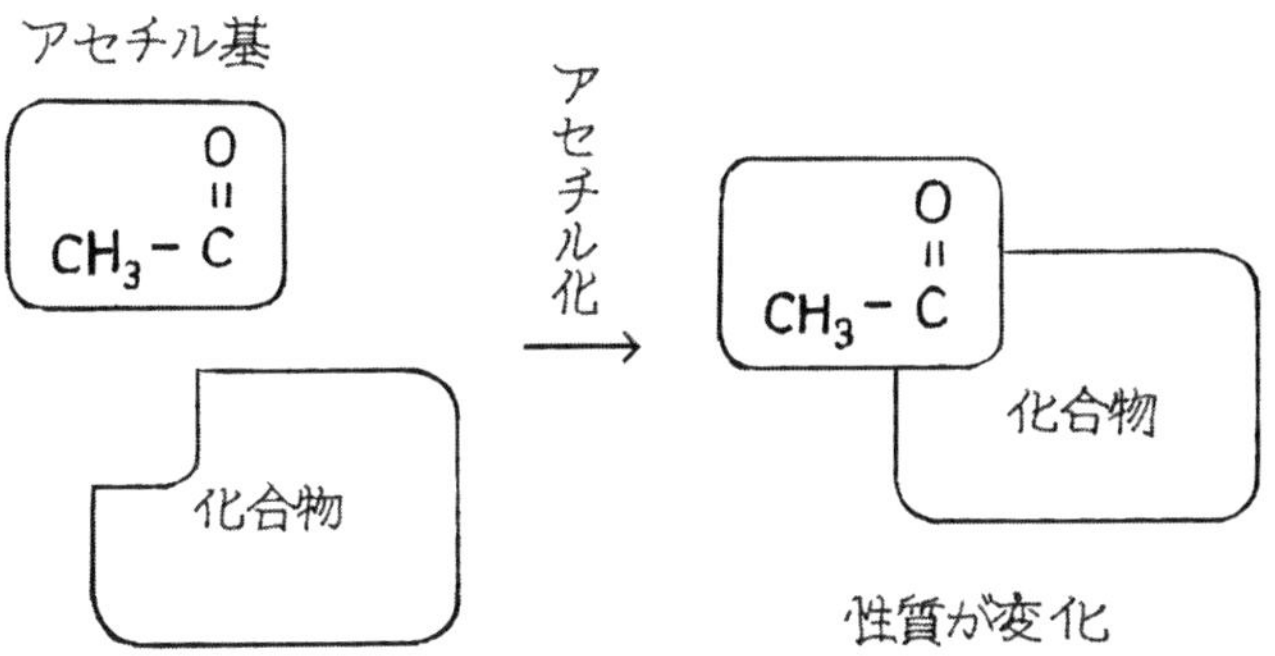

アセチル化

や吐き気、胃潰瘍などの副作用があまりに強かったのだ。

一八九〇年代、サリチル酸の改良に着手したのが、ドイツの製薬会社バイエルで医薬品研究を行っていたフェリックス・ホフマンだった。ホフマンには、この研究に打ち込む理由があった。関節リウマチだったホフマンの父は、関節痛のためにサリチル酸を内服しており、ひどい副作用に悩まされていたのだ。

一八六三年に染料会社として創業されたバイエルは、一八八八年に医薬品部門を創設し、さまざまな薬の研究を行っていた。中でも、薬の性質を改変し安全性を高めるための手法の一つ、「アセチル化」が精力的に研究されていた。薬の分子構造に「ア

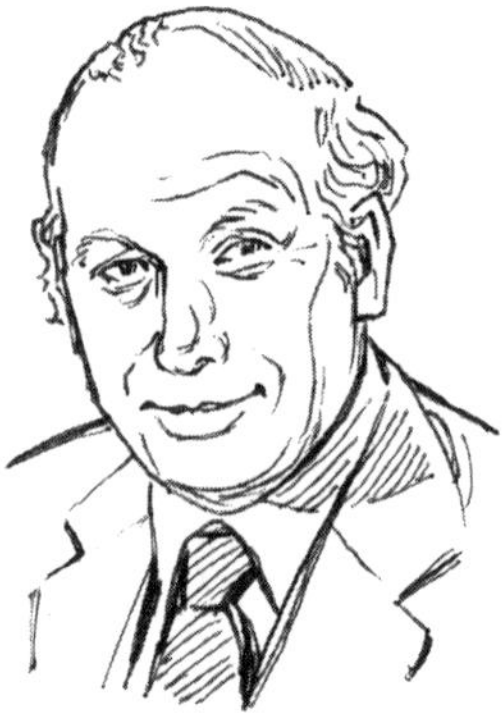

ヴェイン

セチル基」を導入する反応だ。「アセチル基」（CH_3CO-）とは、酸素原子（O）と二つの炭素原子（C）、三つの水素原子（H）が結合した構造のことだ。この構造を結合させると、化学物質の性質が変化する。

一八九七年、ホフマンはサリチル酸をアセチル化することで、胃への副作用を軽くできることを発見。一八九九年にバイエル社は、この「アセチルサリチル酸」の錠剤を発売した。商品名は、「アスピリン」である。

アスピリンの人気は絶大で、爆発的に売れ続けた。一九五〇年代には世界でもっとも売れた鎮痛薬としてギネスブックにも登録され、今に至るまで鎮痛薬の代表的な存在になっている。例えば、「半分はやさしさでできている」のキャッチコピーでおなじみの市販薬「バファリン」は、「バッファー（緩和するもの）＋アスピリン」に由来するアスピリン製剤である。

まさに鎮痛薬のベストセラーといっていいアスピリンだが、「なぜ痛みがおさまるのか」については長らく不明であった。この謎は、一九七一年、イギリスの薬理学者ジョン・ロバート・ヴェインによって解明された。アスピリンが発売されてから七十年以上も後のことだ。ヴェインはこの功績で、一九八二年にノーベル医学生理学賞を受賞した。

アスピリンで痛みが止まる理由

アスピリンはなぜ痛みに効くのか。その原理は少し複雑だが、薬理学の講義で医学生が必ず学び、試験にも頻出の大切な知識である。

アスピリンの主な作用は、プロスタグランジンを産生する酵素、シクロオキシゲナーゼを阻害することである。プロスタグランジンとは、炎症を促す物質の総称だ。

例えば、傷口がひどく膿んだときを想像してみよう。そこでは、白血球が集まって細菌と激しく戦っている、いわば「戦場」である。

毛細血管が拡張して血液が集まるため、赤く腫れて熱を持つ。白血球とともに血管内の液体が血管の壁を透過して滲出液《しんしゅつえき》になり、これが白血球の「死骸」と混ざってドロドロした膿《うみ》になる。ブラジキニンと呼ばれる、痛みを引き起こす物質が産生され、傷口はズキズキと痛む。こうした一連のプロセスが「炎症」である。

プロスタグランジンは、このプロセスを促進する方向に働く。また、プロスタグランジンは脳の視床下部にある体温調節中枢に働きかけ、体温を上昇させる。体の炎症がひどくなれば熱が出る、というのは、経験上理解しやすいだろう。

逆に、アスピリンによってプロスタグランジンの産生が抑えられると、これらのプロセスが阻害される。必然的に、痛みは軽くなり、熱が下がる。アスピリンが「解熱鎮痛薬」と呼ばれる理由である。

現在広く使用される解熱鎮痛薬には、ロキソプロフェン（ロキソニン）、イブプロフェン（ブルフェン）、ジクロフェナク（ボルタレン）などがあるが、これらはアスピリンと同じ作用を持ち、「非ステロイド性抗炎症薬（ＮＳＡＩＤｓ）」と総称される。いわゆる「痛み止め」と「熱冷まし」は、いずれもこれらの薬の作用を表す言葉である。

先に述べたように、サリチル酸は胃への副作用が強かった。軽減されたとはいえアスピリンにも同じ副作用はあり、胃や十二指腸の潰瘍（合わせて「消化性潰瘍」）は、ＮＳＡＩＤｓに共通する副作用である。「痛み止めが胃を荒らす」という事実は、誰もがよく知っているはずだ。

この副作用が起こるのは、胃や十二指腸の粘膜を保護する作用を持つプロスタグランジン（E_2やI_2というタイプ）の産生が阻害されるからである。胃の中は、胃酸によって極めて強い酸性環境になっている。ＮＳＡＩＤｓによってプロスタグランジンの産生が抑えられると、粘膜の保護が弱くなり、胃酸が胃や十二指腸の壁を傷つけてしまうのだ。

まさに、あちらを立てればこちらが立たず。プロスタグランジンも、当然ながら体になくてはならない物質なのだ。

そこで、NSAIDsを長い期間服用するときは、胃薬で潰瘍を予防する必要がある。もちろん、どんな胃薬でもいいわけではない。NSAIDsを長期に使用する際に、消化性潰瘍の予防効果が証明されているのは、プロトンポンプ阻害剤、プロスタグランジン製剤、H_2受容体拮抗《きっこう》薬と呼ばれるタイプの胃薬だけである(11)。

ともかくアスピリンは、その抜群に優れた機能によって医学の歴史を変えた。本来「アスピリン」は商品名だが、今や一般名として使用されるようになっている。ちょうど、ホチキスやサインペン、マジックのように、商品名があまりに有名になりすぎたせいで、一般名のごとく頻用されるのと状況は似ている。

ちなみに、アスピリンの開発秘話として、必ずホフマンの親孝行話が美談として語られるのだが、必ずしもそれだけが真実ではないらしい。製薬業界に精通した研究者、ドナルド・R・キルシュは『新薬という奇跡　成功率0・1%の探求』(ハヤカワ文庫)の中で、真の功労者はユダヤ人研究者アルトゥル・アイヒェングリュンだとしている。アイヒェングリュンはアスピリン開発に直接かかわった中心人物で、バイエル社の命運を変えた張本人だが、その功績はナチスによって隠蔽《いんぺい》されたという。

いずれにしても、歴史を変えるような新薬の開発は、多くの研究者たちの英知が結集して成し遂げられたものだ。どの薬とて、ただ一人の着想によるものではない。必ずしも歴史に名を残すことのない、数えきれない研究者たちの血の滲《にじ》むような努力によって私たちは救われているのだ。

第4章

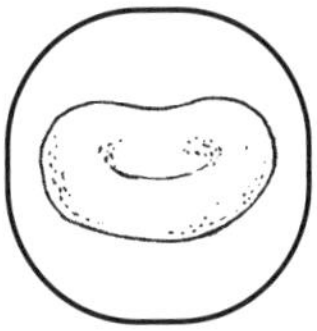

あなたの知らない健康の常識

われわれが知っていることなど、
まだわかっていないことに比べれば
ほんのわずかである

ウィリアム・ハーヴィー
（医師、解剖学者）

自分の血液型を知る必要はない

血液型申告の不思議

不思議なことに、日本では日常生活の至るところで血液型の申告を求められる。

市民マラソンの申し込み用紙やゼッケン、保育園や学校の書類、身近な防災バッグにまで、血液型の記載欄がある。だが、海外で市民に同様の申告を求めるのは難しいだろう。多くの人は自分の血液型など知らないだろうから、問われてもかえって困るはずだ。

では、私たちが記載する血液型情報は、一体何に使われるのだろうか？

もしかすると、怪我などをして輸血が必要になった際に役立つ、と思ったかもしれないが、それは誤りだ。

輸血前には、必ず血液検査で血液型を確認するからである。病院によって異なるが、一般に血液型の検査結果は数十分で得られる。さらに、患者の血液と血液製剤の一部を混ぜてみて有害な反応が起こらないかを見る「クロスマッチ試験（交差適合試験）」も輸血前に必ず行う。

これは、もし本人が「私はA型です」と主張しても決して省略しない。同じ病院で以前血液検査を受けたことがある人で、血液型が確実にわかっている場合でも、クロスマッチ試験は必ず行う（術前検査など一部の例外は除く）。

なぜだろうか？

その理由は単純だ。誤って異なる型の血液を使ってしまうと、命にかかわるほど重篤《じゅうとく》な反応を起こすからである。「不適合輸血」と呼ばれる現象だ。これほど重大な情報を、患者の自己申告に頼るわけにはいかないのだ。

また、多くの人は出生時に受けた検査の結果をもって、自分の血液型を認識している。だが、生後すぐの血液型検査は正確ではない。A型だと思っていた人が、初めての手術前に検査をしたらB型だとわかった、ということもある。自己申告の血液型が頼りにならないのは、こうした理由もあるのだ。

では、血液型がわからない患者に大出血が起き、血液型検査をする余裕もないくらいの緊急事態だったらどうするだろうか？　このときばかりは仕方なく本人の自己申告を信じるだろうか？

もちろん、それもありえない。この場合は、やむを得ずO型の血液製剤（三五〇頁参照）を用いる。相手が何型でも重篤な反応が起こらない可能性が高いからだ。たとえ緊急事態であっても、やはり自己申告の血液型情報を利用することはないのである。

近年は、こうした事情から出生時に血液型検査をしない医療機関も多い。これを読んでいるあなたも自分の子の血液型を知らないかもしれないが、心配ご無用である。必要になったときに調べればよいのだ。ちなみに私自身も我が子の血液型を知らない。

たくさんある血液の型

一九〇〇年、オーストリアのカール・ラントシュタイナーが「血液には型があること」を発見するまで、不適合輸血による事故は多発していた。

ラントシュタイナーは、人の血清に他の人の赤血球を混ぜると、凝集《ぎょうしゅう》（集まって結合）して破裂してしまう場合と、そうでない場合があることに気づいた。

そして、数多くのサンプルを組み合わせてその反応を確認し、人にはA、B、Cの三種類の血液型がある、という結論にたどり着いた。のちの研究で四つ目のAB型が発見され、CはOと呼ばれるようになる。

血液型とはそもそも、赤血球の表面にある抗原の種類のことだ。細胞表面にトゲのようなものがたくさんついている、と考えるとよい。輸血のときにもっとも大切な「トゲ」は、ABOとRhの二タイプある。

A型の赤血球にはA抗原、B型の赤血球にはB抗原、AB型にはA抗原とB抗原の両方、O型にはいずれの抗原もない。一方、A型の血清には抗B抗体が、B型の血清には抗A抗体が、O型の血清には両方の抗体があり、AB型にはいずれの抗体もない。

非常に複雑なようだが、結論はシンプルだ。私たちは、自分の抗原に反応しない抗体だけを持っているのだ。抗体と抗原は鍵と鍵穴の関係にあり、A抗原は抗A抗体と、B抗原は抗B抗体と反応して凝集し、赤血球が壊れてしまう。

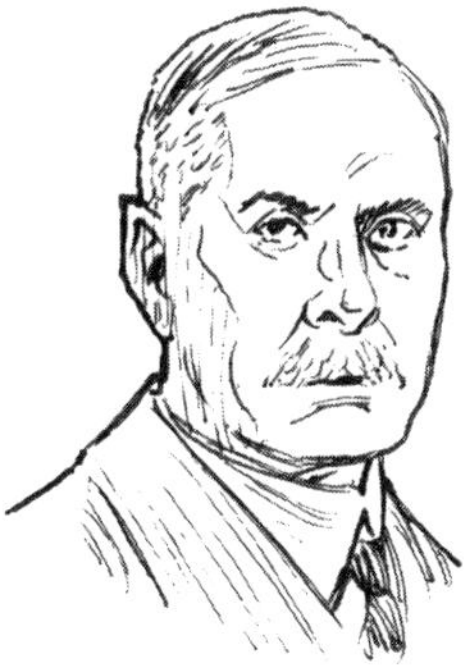

ラントシュタイナー

よって、A型患者にB型の赤血球を入れたり、B型患者にA型の赤血球を入れたりすると、赤血球抗原と抗体が結合し、凝集して破裂してしまう。

一方、O型の赤血球なら、誰が相手でも

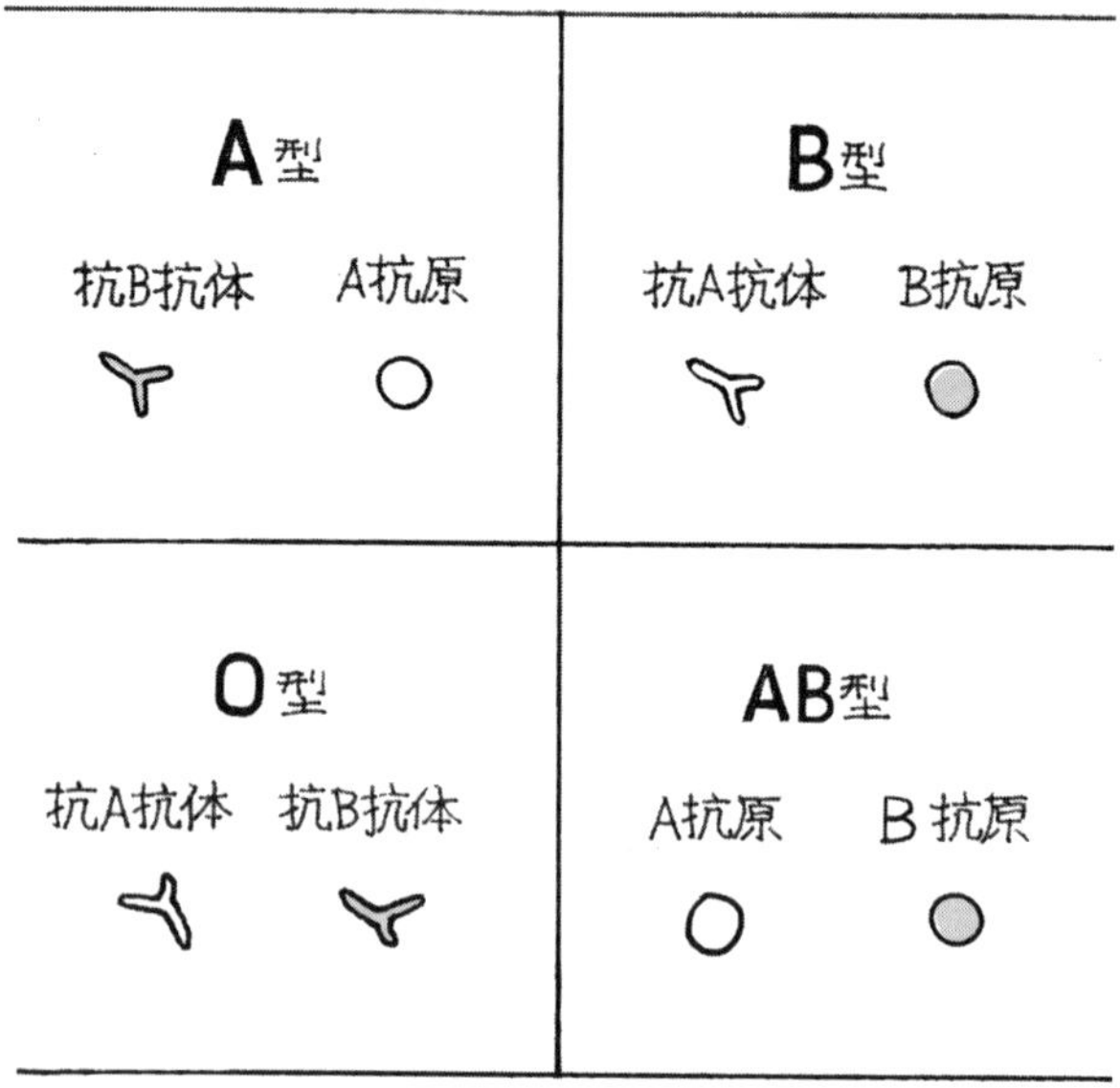
A型
抗B抗体
A抗原
B型
抗A抗体
B抗原
O型
抗A抗体
抗B抗体
AB型
A抗原
B 抗原

血液型と抗原・抗体

凝集しない。O型赤血球にはA抗原もB抗原もないからだ。CではなくOなのは、いずれの抗原も「ない」、すなわち「ゼロ」を意味するからである。

この発見は、安全な輸血の普及に極めて重要な役割を果たした。一九三〇年、ラントシュタイナーは、この功績によってノーベル医学生理学賞を受賞した。

Ｒｈの発見

ABOにAとBの二種類の抗原があるように、Ｒｈにも C、c、D、E、eなど、四〇種類を超える抗原がある。中でも、D抗原がある場合をＲｈプラス、ない場合をＲｈマイナスと総称する。不適合輸血で強い反応を起こすのはD抗原だからだ。

Ｒｈを発見したのも、やはりラントシュタイナーである。ABOの発見から四十年後の一九四〇年のことだ。Ｒｈはアカゲザル（Rhesus monkey、ドイツ語ではRhesusaffe）の頭文字である。Ｒｈがアカゲザルと共通の抗原であったためだ。ちなみに、日本人はＲｈマイナスが少なく、〇・五パーセントしかいない。一方、白人は一五パーセントがＲｈマイナスである(1)。

血液型には他にも多くの分類がある。

ＭＮＳ血液型、Ｐ関連血液型、Ｌｅｗｉｓ血液型、Ｋｅｌｌ血液型、Ｄｉｅｇｏ血液型など、書けばきりがない。まれなタイプの血液型であれば、ＡＢＯとＲｈが一致していても不適合輸血が起こりうる、というわけだ。

日本人と血液型診断

「血液型」という本来知る必要がないはずの医学的なプロファイルを、なぜ多くの日本人は暗記しているのだろうか？

自分の血液型だけではない。家族や知人、同僚や上司の血液型まで知っている人もいる。なかなか空恐ろしい話である。

その理由は、おそらく日本で血液型性格診断が広く受け入れられていることにあるのだろう。もちろん、血液型と性格が関連するという科学的根拠はない。

血液型のしくみを考えれば、赤血球表面の抗原が性格と関連するという説が、いかに荒唐無稽であるかに気づくだろう。むろん「あなたは○型だから○○という性格だ」という周囲からの刷り込みが人格形成に影響を与える可能性は否定できないが、もしそうなら本人にとっては有害だ。

いずれにしても、血液型によって人をカテゴライズしたいという願望を持つ人は多い。いまだにテレビや雑誌などで、「〇型は几帳面だ」「A型とB型の相性は？」などといった不思議な企画が絶えず行われている。

他人の人となりは、直接会って話し、一緒に時間を過ごし、自分の胸のうちを明かして初めて認識できるものだ。残念ながら、血液検査でわかるようなものではないのである。

あぶない寄生虫

アニサキス

胃や腸の壁に突き刺さる

人間に感染する寄生虫というと、何が思い浮かぶだろうか？

ダニやシラミはよく知られているだろう。かつて検診が行われていた蟯虫《ぎょうちゅう》を想像する人もいるかもしれない（罹患《りかん》人口が減ったため検診は二〇一四年に中止）。だが、それより身近で、かつ意外に知られていない寄生虫がアニサキスである。

アニサキスは、二～三センチメートルほどの細長い糸のような寄生虫だ。さまざまな魚介類に寄生しており、スーパーマーケットなどで購入した魚介類を意識して見てみると、比較的簡単に見つかることも多い。アジ、サバ、サンマ、カツオ、サケ、イワシ、イカなどは、アニサキスが寄生していることの多い魚介類である。

誤って体内に入れてしまうと、虫体が胃や腸の壁を突き破ろうとして潜り込み、強い炎症を起こして激しい痛みが現れる。この病気を「アニサキス症」という。

生の魚介がよく食べられる日本において、アニサキス症の発生は年間七〇〇〇件以上と非常に多い（2）。毎日多くの人が、全国各地で強い腹痛によって病院に搬送され、緊急内視鏡検査（胃カメラ）で虫体を除去されるなどの治療を受けているのだ。

アニサキス症はほとんどが胃に起こるが、小腸に起こることもある。小腸に起こったものは「腸アニサキス症」と呼ぶ。胃アニサキス症は食後数時間で起こることが多いが、腸アニサキス症は発症まで数十時間から数日かかる。食べたものと一緒に小腸に虫体がたどり着くまで、それなりに時間がかかるからだ。

強い腹痛が特徴だが、吐き気や嘔吐《おうと》を伴うこともある。また五パーセントと頻度は低いが、じんましんや呼吸困難などのアレルギー症状が起こったり、熱が出るなど全身症状を起こしたりすることもある（3）。

胃アニサキス症の治療は、胃カメラで見ながら虫体を取り除くことである。胃カメラでは、胃の粘膜に潜り込もうとしてうごめく細い糸のような虫体を確認できる。

一方、腸アニサキス症の場合、虫体の除去は難しい。通常の胃カメラで観察できるのは十二指腸の入り口くらいが限界で、小腸の奥深くまではたどり着けないからだ。では、どうすればいいのだろうか？

実は、アニサキスは一週間ほど経つと自然に死滅してしまう。人間はアニサキスが本来寄生すべき相手ではないため、体内で生き続けることができないのだ。私たちと同じく、アニサキスもまた「誤って」人間の体内に入ってしまうのである。

そこで、鎮痛薬などを使って症状を抑えつつ、自然に症状がおさまるのを待つ。ただし、ごくまれに腸閉塞《へいそく》を起こしたり、腸に穴が開いたりと重症化することがあるため、慎重に経過を見るのが一般的だ。

アニサキス症を予防する方法

アニサキス症を予防するには、とにかく「虫体を食べないこと」につきる。そもそもアニサキスは、長さ二～三センチメートル、太さ〇・五～一ミリメートルと、微生物の中では「巨大」であり、その存在を肉眼で確認できる。

細菌やウイルス感染症が恐ろしいのは、ひとえに「敵の姿が肉眼で見えないから」である。だが、アニサキスをはじめ、寄生虫には「目を凝らせば見えるサイズ」のものが多い。食べる前に魚をよく観察すれば、除去できるのである。

実はアニサキス症の一〇〜二〇パーセントで、虫体が二匹以上見つかるといわれている(3)。以前ある芸能人がサケイクラ丼を食べて胃アニサキス症になり、虫体が八匹見つかったという事例が話題になった。魚介類を食べる際はアニサキスに注意する、という意識がなければ、容易に何匹も摂取してしまうのだ。笑い話のように思えるかもしれないが、当の本人は激痛で苦しむことになってしまう。

アニサキスは、高温にも低温にも弱いのが特徴だ。六〇度で一分以上、あるいは一〇〇度以上の加熱なら瞬時に死んでしまう。また、マイナス二〇度で二十四時間以上置いておいても死滅する(2、3)。一方、酸には強いため酢でしめても死ぬことはない。しょうゆやワサビをつけても生きのびるのだ。

私たちは、飲み食いするときがもっとも無防備だ。「異物を体内に取り入れる」という一大事であるにもかかわらず、たいてい食欲に駆られて注意が散漫になっている。痛い目を見ないためにも、食べものに潜む身近な生きものの生態は、熟知しておいたほうがいいのである。

最強の猛毒
ボツリヌス

極めて強力な神経毒

もし手元にハチミツを含む食品があれば、一度パッケージをじっくり見てみてほしい。「一歳未満の乳児には与えないように」との表示を見つけられるだろう。乳児がハチミツを摂取すると、ボツリヌス菌による食中毒にかかるリスクがあるからだ。

ボツリヌス菌は、土壌や河川など、自然界に広く存在する細菌である。ボツリヌス菌がつくり出すボツリヌス毒素は、極めて強力な神経毒だ。

ボツリヌス菌は、大人の腸内に入っても他の腸内細菌との生存競争に負け、大きな問題を起こさない。だが、腸内環境が未熟な乳児では、腸内でボツリヌス菌が繁殖して毒素を産生し、重篤《じゅうとく》な症状を起こしうる。これを「乳児ボツリヌス症」という。神経の麻痺《まひ》によって全身の筋力が低下し、哺乳力が落ち、首が座らなくなる。重篤な場合は呼吸が止まって致命的になることもある。恐ろしい食中毒である。

一歳以上ならハチミツは問題なく摂取できるのだが、たとえ大人であっても、ボツリヌス毒素を多く含む食品を食べると食中毒にかかる。日本でもっとも有名なのは、一九八四年六月に起きた辛子蓮根による大規模な食中毒だ。熊本県の郷土料理である辛子蓮根の真空パック詰食品により、一四都府県にまたがって三六人が発症、一一人が死亡する大事件となった(4)。患者は神経毒に侵され、手足が麻痺する、ものが二重に見える、呂律《ろれつ》が回らないなどの症状が現れ、重篤なケースでは呼吸ができなくなって亡くなった。

他にも、里芋の缶詰、グリーンオリーブの瓶詰、ハヤシライスの具の真空パックなど、さまざまな食品が原因となった事例が報告されている。

さて、ここまで読んで、いささか違和感を抱いた人は多いだろう。缶詰や瓶詰、真空パックなどでは、食品が外気に触れずに保管されている。どちらかといえば「安全そうな商品」だ。だが、これは私たち人間が陥りがちな「思い込み」によるものだ。

私たちを含め、多くの動物は酸素がなければ生きていけない。ところが、細菌の中には、生きるために酸素を必要としないものが多く存在する。これを「嫌気性菌《けんきせいきん》」という。嫌気性菌はさらに、大気中に含まれる酸素濃度のもとでは死滅してしまう偏性《へんせい》嫌気性菌と、酸素があっても生きていける通性《つうせい》嫌気性菌に分けられる。前者は「酸素が必要でない」だけでなく、「酸素があると生きられない」のだ。偏性嫌気性菌にとって、酸素は毒なのである（どの程度の濃度まで耐えられるかは種類によって異なる）。

三十八億年前の地球

そもそも、生物にとって酸素は本来有毒な物質である。私たちが酸素を利用できるのは、その過程で生まれる有毒な活性酸素を無毒化し、処理できるシステムが体内に備わっているからだ。

およそ三十八億年前、無酸素状態の地球に初めて生まれた生物は、当然ながら酸素を利用する必要がなかった。その後、地球上に酸素が増えるにつれ、生物は酸素を利用してエネルギーを生み出す能力を身につけたのだ。偏性嫌気性菌が「酸素があると生きられない」というより、私たちのほうが「（本来有毒な）酸素があっても生きられる」のである。

さて、話の流れから想像できるように、ボツリヌス菌は偏性嫌気性菌である。つまり、真空パックのように酸素が存在しない場所は、むしろボツリヌス菌にとって絶好の環境なのだ。パックの中でボツリヌス菌が繁殖し、毒素がたっぷりつくられてしまい、これを食べることで食中毒にかかってしまうのである。

また、ボツリヌス菌には芽胞を形成できるという特徴がある。芽胞とは、いわば殻の中にこもった冬眠状態だ。厳しい環境でも耐久性が極めて高い。アルコール等の消毒液でも死滅せず、一〇〇度で長時間沸騰させても生きのびる。

ボツリヌス菌の芽胞を死滅させるには、一二〇度、四分以上の加熱が必要だ。こうした加熱処理がされたレトルトパウチ食品と、加熱処理されていない真空パック食品は、きちんと表示を見ないと紛らわしいことがある。前者は常温で長期保存が可能だが、後者は冷蔵保存が必要であり、一般に消費期限は長くない。

なお、芽胞とは異なり、ボツリヌス毒素そのものは熱に弱く、八〇度、三十分の加熱で機能を失ってしまう。つまり、怖いのは芽胞なのである。乳児ボツリヌス症では、腸内に入った芽胞が発芽して増殖し、毒素を産生すると考えられている。

ちなみに、ボツリヌス毒素を有効成分とした薬が治療として使われることもある。これをボトックス治療という。

顔面やまぶたの痙攣《けいれん》、脳梗塞などの後遺症による手足の痙縮（収縮しすぎてしまう状態）などに対し、神経の働きを抑える効果を狙って行われている。また、「しわとり」などの美容目的でもボトックス治療は行われる。

微生物の持つ能力を都合よく利用するのは、人類の得意技だ。抗生物質にしても、遺伝子工学を利用した創薬にしてもそうである。人類とは、全くもって抜け目がない動物だ。

自然界に存在する猛毒

ボツリヌス毒素は自然界で最強の猛毒といわれている。次頁の表の数字は「50パーセント致死量：実験動物に投与した場合に半数が死亡する量（μg／kg）」で、小さいほど毒性が強い。ボツリヌス毒素はもっとも毒性が強く、次に破傷風毒素、志賀毒素（赤痢菌の毒素）、テトロドトキシン（フグ毒）などが続く。

破傷風菌による破傷風毒素も強力な神経毒である。破傷風菌もボツリヌス菌と同じグループ（クロストリジウム属）の偏性嫌気性菌で、主に土壌中に芽胞の状態で広く存在する。傷口から体内に入り、酸素の乏しい環境で発芽し、毒素を生み出すのだ。

破傷風毒素は、ボツリヌス毒素とは逆に神経を過剰に働かせる作用を持つ。開口障害（口を開けにくくなる）、嚥下《えんげ》困難（ものが飲み込みにくくなる）、顔面や全身の激しい痙攣などが起こり、適切に治療されないと死亡する。

一九八〇年に映画化された小説『震える舌』（三木卓著）は、破傷風毒素に侵された少女が

毒の名前	50%致死量
ボツリヌス毒素	0.0003
破傷風毒素	0.0017
志賀毒素（赤痢菌の毒素）	0.35
テトロドトキシン（フグ毒）	10
ダイオキシン	22
ウミヘビ毒	100
アコニチン（トリカブト毒）	120
サリン	420
コブラ毒	500
青酸カリ	10000

出典：『毒と薬の科学』（朝倉書店）より抜粋・改変

自然界の猛毒

リアルに描かれたことで有名だ。原因は、落ちていた釘による怪我であった。

破傷風は、小児期の予防接種によって発症を防ぐことができる（現在の四種混合に含まれる定期接種）。二〇一一年の東日本大震災では一〇人が破傷風を発症したが、ほとんどはワクチン接種を受けていない高齢者世代である（5）。

ワクチンを打てば、破傷風毒素に対する抗体ができ、破傷風から身を守ることができる。しかし、ワクチン接種後でも年齢とともに血液中の抗体の量は減り、破傷風への抵抗力が落ちていく。よって、汚染の強い傷をつくった場合、最終接種から十年以上経っていればワクチン接種を行うのが一般的である（5）。

生肉についての誤解

新鮮な生肉は……

「新鮮な生肉は食べても〝あたらない〟」という誤解はなかなかなくならない。動物の肉は、十分に加熱しない限り必ず〝あたる〟リスクがある。食中毒のリスクは、「新鮮かどうか」とは関係がない。私たちの体と同じように、動物たちもまたさまざまな微生物と共生しているからだ。

厚生労働省は定期的に、生肉や加熱不十分な肉の危険性について注意喚起している。特にバーベキューが流行《はや》る夏から秋には、公式ツイッターアカウントで、豚のイラストとともに「お肉はしっかり焼いて食べようね」とのメッセージを繰り返し配信する。

なぜ、生肉は危ないのだろうか？

私たちの腸と同じように、牛や豚、鶏などの家畜の腸内にもたくさんの細菌が生息している。中には人間にとって有害な細菌が存在し、食肉処理場で加工する際、それが食肉の表面に付着してしまうのだ。

特に挽き肉の生焼けは要注意で、ハンバーグなどは中心部の色が変わるまで加熱が必要である。なぜなら、「もともと食肉の表面だった部分が表面ではなくなっている」のが挽き肉だからだ。

食中毒を起こす頻度の高い細菌は、腸管出血性大腸菌、サルモネラ属菌、カンピロバクター、リステリア菌などである。

特に近年多いのがカンピロバクターによる食中毒で、年間二〇〇〇人程度に起こっている。細菌性食中毒の中では最多である。特に生の鶏肉はリスクが高く、鶏肉の六割前後にカンピロバクターが付着しているとの調査結果もある(6)。

二〇一六年には、ゴールデンウィーク中のイベントで販売された鶏肉のささみ寿司によって、東京と福岡で計六〇〇人を超える大規模なカンピロバクター性集団食中毒が発生した。「新鮮」を売りにした商品だったようだが、たとえ「新鮮」でも、最初から細菌が付着していれば食中毒は起こりうる。とにかく、生肉や生焼けの肉を避ける以外に食中毒を防ぐ方法はない。

また、腸管出血性大腸菌はさらに危険で、ごく微量(数個から五〇個程度)でも体に入ると発症してしまう（7）。「ベロ毒素（※）」と呼ばれる毒素が産生されるためだ。

激しい胃腸炎を起こしたのち、六〜七パーセントが溶血性尿毒症症候群（HUS）や脳症に発展する。HUSは、全身の重篤《じゅうとく》な炎症によって赤血球が破壊され、血小板が減少し、急性腎不全などが起こる。致死率は一〜五パーセントと恐ろしい病気だ。

ちなみに「大腸菌」自体は総称であり、その多くは人間の腸内で共生している細菌である。一方、人間が摂取すると胃腸炎を引き起こす大腸菌を、下痢原性大腸菌（あるいは病原性大腸菌）と呼び、その中の分類の一つとして、腸管出血性大腸菌がある。非常にややこしいが、腸管出血性大腸菌も総称であり、その中にも複数の種類が含まれる。

そこで大腸菌を分類する際、表面にあるOとHという二種類の抗原のタイプで表現する方法がある。これなら、特定の大腸菌を指名することが可能だ。

例えば日本でよく知られた腸管出血性大腸菌に、一五七番目に見つかったO抗原を持つ、O-157がある。正確には、七番目のH7を持つもの（O157：H7）と、H抗原を持たないもの（O157：H-）の二種類が存在する。

O-157による食中毒は、毎年一〇〇人から数百人規模で発生している（7）。一九九六年には、大阪府の小学校で学校給食が原因と見られる集団発生が起き、七〇〇〇人以上の児童が感染、三人が亡くなった（後遺症で十九年後に亡くなった方を入れて四人）（8）。この事例では、科学的根拠が不十分な段階から原因食材としてカイワレ大根が疑われ、過熱した報道に伴って全国の店舗からカイワレ大根が消えるという大騒動が起こった。結果的には確実な原因食材の究明に至っていない。

二〇一一年には、北陸地方を中心に三県二市の焼肉チェーン店で腸管出血性大腸菌Ｏ‐１１１による集団食中毒が発生し、一八一人が感染、九歳以下の子ども二人を含む五人が亡くなった。原因食材は、牛肉のユッケであった(9)。

このように、生肉による食中毒といえば胃腸炎のイメージがあるが、実はそれだけではない。豚や猪、鹿などの多くはＥ型肝炎ウイルスに感染しており、血液中や肝臓の中にウイルスが存在する。やはり、食肉にウイルスが付着するリスクがあり、生で食べると肝炎にかかる危険性がある。時に激症化し、死亡することもある重大な感染症である。

（※ベロ毒素にはＶＴ１とＶＴ２の二種類あるが、のちの研究でＶＴ１と赤痢菌の持つ志賀毒素が同一であることがわかったため、腸管出血性大腸菌は志賀毒素産生大腸菌と呼ばれることもある。志賀毒素は、一八九八年に赤痢菌を発見した日本の研究者、志賀潔の名にちなんだものである。赤痢菌の学名Shigellaも志賀の名にちなむ。）

食中毒を予防する方法

食中毒は、十分な加熱によって防ぐことができる。多くの病原体は、七五度、一分以上の加熱で死滅するため、肉の中心部までしっかり加熱することが大切だ。特に、小児、高齢者、妊婦は重症化するリスクが高いため、注意が必要である。

また、腸管出血性大腸菌は、生肉だけでなく、生野菜などほかの食材でも起こりうる。前述の事例でカイワレ大根が疑われたのはそれが理由だが、他にもキャベツやキュウリ、メロンなどさまざまな食品で起こった事例がある。動物との接触や糞便による汚染などが原因と考えられている。持ち帰ったらすぐに冷蔵保存すること、生肉を切った包丁やまな板は必ず洗うことなどを心がける必要がある。

また、妊娠中は特に生の食材は危険である。リステリア菌感染症にかかるリスクがあるためだ。リステリア菌は、胎盤を通して胎児に感染し、流産や死産、新生児感染など、重篤な合併症につながりやすい。

厚生労働省は「これからママになるあなたへ」としてパンフレットでリステリア食中毒について注意喚起し、避けるべき食材として、生ハムやスモークサーモン、肉や魚のパテ、ナチュラルチーズ（加熱殺菌していないもの）をあげている（10）。妊娠中は、生肉以外にもこうした加工品を避ける必要があるのだ。

私たちは、さまざまな動物の肉を摂取して生きている。動物たちは人間と同様に、膨大な数の微生物と共生している。当然ながら、ある動物には無害な細菌が、人間には極めて有害といったケースはある。そう考えれば、「肉は加熱せよ」というのは至って当たり前の教えなのだ。

誰にでも起こりうるエコノミークラス症候群

血栓が肺に詰まる

日韓ワールドカップを目前に控えた二〇〇二年、サッカー元日本代表の高原直泰《なおひろ》選手がエコノミークラス症候群を発症したとの報道が日本を騒がせた。高原選手は、ポーランドでの代表戦後にフランス経由で日本に帰国したが、フランスまでの約三時間を狭い機内で過ごしたのち、空港に着いた際に胸の痛みに襲われたという。試合後の脱水状態も発症リスクの一つとなっていた。

こうした経緯もあって、エコノミークラス症候群の名は日本で広く知られている。私自身、病院でエコノミークラス症候群について説明した際に驚くのは、ほとんどの人がこの病名を知っていることだ。これほど専門性の高い病気であるのに、である。

エコノミークラス症候群とは、飛行機の狭い座席などで長時間じっと座っていると、足の静脈の血流が淀んで血栓ができ、立ち上がった際に血栓が飛んで肺の血管を詰まらせる、というメカニズムで起こる病気だ。足の静脈内に血栓ができる状態を下肢《かし》静脈《じょうみゃく》血栓症《けっせんしょう》といい、この血栓が肺に飛んで血管が詰まる病気を肺血栓塞栓《はいけっせんそくせん》症《しょう》という。

肺の動脈が詰まると、肺に血流が維持できなくなり、ガス交換（酸素を取り入れ二酸化炭素を排出するプロセス）が妨げられる。突然の胸の痛み、息切れ、動悸《どうき》などの症状が現れ、失神することもある。また、大きな血栓が太い動脈の根元に詰まってしまうと、急性の心不全に陥って急死することもある。

飛行機内では、定期的なストレッチや水分補給を行うよう必ず指示される。これは、長時間のフライトによるエコノミークラス症候群を防ぐためだ。

フランス、シャルル・ド・ゴール空港に降り立った乗客を対象に行われた七年間の調査では、一万キロメートル以上のフライトで一〇〇万人あたり四・八人に肺血栓塞栓症が起こっていたが、五〇〇〇キロメートル未満では〇・〇一人と極めて少なかった(11)。おおよその計測で、日本からシカゴが約一万キロメートル、ニューデリー（インド）が約五八〇〇キロメートルである。

割合にすると小さな数字ではあるが、乗客の一定数がこのような事態に見舞われ、時に命を落とすことを考えると、できる限りの対策はしておきたいものだ。

もちろん、エコノミークラス症候群は、その名に反してエコノミークラス以外でも起こる。ビジネスクラスでもファーストクラスでも起こりうるし、車の中でも、自宅でも、同じ条件であれば起こりうる。

二〇一一年の東日本大震災では、被災者の多くが車の中などの狭い空間で長時間を過ごしたり、避難所での生活を余儀なくされたりして、下肢静脈血栓症が多く見られた。当時、福島県の七九の避難所で二二一七人を対象に行われた調査によれば、約一割もの人に下肢静脈血栓が見つかったと報告されている(12)。

こうした大規模災害では、災害そのものだけでなく、その後の二次的な病気が問題になることが多い。下肢静脈血栓症(それに続く肺血栓塞栓症)は、その重要な一例である。

病院でも行われる血栓症対策

実は、病院での滞在もまた下肢静脈血栓症を起こすリスクの一つだ。自力で動けない人や、手術中あるいは手術後にベッド上で安静を強いられる人は、医療現場に大勢いるからである。肺血栓塞栓症を発症した場合、院内死亡率は一四パーセントにのぼる。また、死亡例の四〇パーセント以上は発症一時間以内の死亡とされ、その予防は極めて大切だ(13)。

まずは血栓症を起こすリスクの程度に応じ、患者を「低リスク」「中リスク」「高リスク」「最高リスク」の四段階に分類し、それぞれのリスクに応じた強度の対策を行う。この分類は、年齢や手術の種類、危険因子の有無（肥満や悪性腫瘍、重度の感染症、ギプスによる下肢の固定などさまざま）によって行われる。当然ながら、人によって「血栓のできやすさ」は違うためだ。

実際に行われる対策は、「弾性ストッキング」と呼ばれる締めつけの強い靴下の着用、抗凝固療法（血を固まりにくくする薬を繰り返し注射する）、間欠的空気圧迫法の施行などである。間欠的空気圧迫法とは、脚に巻いたバンドに空気を送り込み、膨らませたり萎《しぼ》ませたりを繰り返すことで、血流が淀まないようにする方法だ。脚の締めつけと開放を繰り返す、いわばマッサージのような療法である。

病院には必ずこのような器械式のフットポンプが数多く常備され、多くの人が装着している。この対策は一般にあまり知られていないため、不思議な器械の存在に驚かれることは多いのだが、下肢静脈血栓症、ひいては肺血栓塞栓症を予防するための大切な手段なのである。

すり傷の正解

消毒液は傷の治りを悪くする

かつて、すり傷や切り傷はまず消毒するのが当たり前だった。自宅にも学校の保健室にも必ず傷用の消毒液が常備され、アルコール製剤やイソジンなどのヨード液、マキロン、俗に「赤チン」と呼ばれたマーキュロクロム液など、実にさまざまな種類の商品があった。

だが近年は、消毒液が傷の治りを悪くすることがわかり、よほどのケースを除いて傷は消毒しないのが当たり前になった。水道水でしっかり洗い、砂や泥などの異物を丁寧に洗い流すだけで十分である。傷に消毒液がしみるのを必死に我慢する必要もない。

病院でも、縫う必要のある深い傷なら事前に消毒するが、そうでないケースは消毒しないのが一般的だ。水道水や生理食塩水でしっかり洗うだけである。長年の習慣から「傷は消毒するもの」と考える人は多いので、「せっかく病院に行ったのに消毒をしてもらえなかった」と不満を抱く人はいるかもしれないが、軽い傷なら「消毒しない」ほうが正解だ。

ここで、「消毒しないと傷が膿んでしまうのではないか」と思った人がいるかもしれない。確かに、傷から細菌が入り込み、そこで増殖すると感染が起こる（膿む）ことはある。だが、繰り返し書いてきたように、皮膚には細菌が常に存在し、私たちと共生している。消毒した瞬間には細菌を死滅させられても、その後に周囲の細菌が傷に入り込むことまでは防げない。むしろ、定期的に傷をしっかり洗浄することのほうが大切なのだ。

また、軽い傷なら抗菌薬も使用しないのが一般的だ。やはり感染の予防にはつながらないからである。傷が感染症を起こして初めて、「治療」を目的に抗菌薬を使用することは合理的だ。だが、「予防」という目的では、抗菌薬は有効ではない。まだ感染を起こしていない細菌たちを殺すのは、犯罪を起こす前に誰かを逮捕するようなものだからだ。

ただし、汚染のひどい傷は例外だ。例えば、犬や猫などの動物に嚙まれた傷は、普通の傷に比べると感染リスクがはるかに高い。したがって、動物咬傷《こうしょう》では予防を目的に抗菌薬を使用することが多い。また前述した通り、傷の汚染の程度とワクチン接種歴を確認の上、破傷風ワクチンを注射するケースもある。

傷の管理に関する考え方もずいぶん変わった。昔は〝じゅくじゅく〟した状態より、なるべく乾燥させるほうがいいと考えられていた。だが近年は、湿った状態のほうが傷の治りは良いことがわかっている。傷には軟膏を塗って湿潤環境を維持するのが望ましいのだ。

なお、塗り薬である軟膏とクリームは混同されがちだが、それぞれ全く別ものである。

そもそも塗り薬は、薬の成分と基剤から構成される。薬の成分そのものを皮膚に塗るのではなく、ベースとなる基剤に薬の成分が溶けたものを塗るしくみだ。軟膏とクリームの違いは、この基剤の違いにある。

軟膏の基材は油性の成分（ワセリンなど）で、クリームは油性成分に加えて水分が含まれている。よって、軟膏はベタつきが強いが保湿力は高く、皮膚への刺激が少ない。一方クリームは、さらさらと滑らかでベタつきにくいが、皮膚への刺激は強く、傷のある部位には使用できない。傷に塗るのは、軟膏のほうである。

うがいの効果は限定的

医学の世界では、かつて当然のように正しいと信じられてきたことが、のちの研究で正しくなかったとわかる例が少なくない。傷の処置は最たる例の一つだが、他にも似たようなものがある。うがい薬の扱いだ。

かつては、ヨード液などのうがい薬で風邪を予防できると考えられていた。だが近年は、水道水でのうがいで十分であり、それどころか水道水のほうがむしろ風邪の予防には有効、というのが「当たり前」になっている(14)。実際、病院でもよほどの理由を除き、風邪の予防や治療を目的にうがい薬を処方することはなくなった。

また、うがいそのものの効果も限定的と考えられるようになった。新型コロナウイルス感染症の対策でも、繰り返し叫ばれるのは「手洗い・マスク・三密回避」であり、そこに「うがい」はない。確かに、うがいをすれば、のどに付着した病原体を洗い流すことは可能かもしれない。だが、次の瞬間に目の前から飛んできた飛沫《ひまつ》を吸い込めば、うがいの効果はなくなってしまう。感染対策としてうがいの優先順位が高くないのはそれが理由だ。

とはいえ、こうした「理屈の上では合理的に思われる説明」が、のちの研究によって覆されることは医学の歴史においてしばしばある。今ある手持ちの材料で理にかなった説明ができたとしても、それは「暫定的な正解」に過ぎないのだ。

医療ドラマと全身麻酔

よく見かける覚醒の場面

全身麻酔手術を受けた人の家族からよく驚かれるのが、終わった直後から本人が話せることである。手術室からベッドで搬出されてきた患者と、そこに駆け寄る家族、という光景は医療ドラマでもよく描かれるが、それに本人が受け答えする、というシーンまで描かれることはあまりない。どちらかといえば、病室に戻ったのち、ずいぶん時間が経ってからゆっくり覚醒し、

「やっと目が覚めた！」

と横で見ていた家族が喜ぶ、というのがドラマではお決まりのシーンだ。

実は、多くの全身麻酔手術において、麻酔から覚めるのは「手術直後」である。手術室の中で麻酔から覚め、手足を動かしたり、話しかけに応答できたりすることが確認さ

れたのち手術室を出るからだ。

全身麻酔については「眠っている間に終わる」と説明されることが多いが、厳密には、意識を失うだけで十分というわけではない。「鎮静」「鎮痛」「無動（筋弛緩《しかん》）」を全身麻酔の三要素という。麻酔中はこれらがすべて維持される必要があるのだ。

「鎮静」とは意識をなくすこと、「鎮痛」とは痛みをなくすこと、「無動」とは筋肉を弛緩させ（ゆるんだ状態にし）、動きをなくすことだ。これらを、別々の薬を使って実現するのが現代の全身麻酔である。

鎮静は、揮発させた麻酔ガスを用いる吸入麻酔薬か、静脈から注射する静脈麻酔薬を用いて行い、鎮痛と筋弛緩は専用の注射薬で行う。いずれも効果が短時間で、調節しやすいのが特徴だ。麻酔中は薬を持続的に投与し、終了時は投与を止めると自然に効果が切れていく。

ただし、筋弛緩の状態からもとに戻す際は、拮抗薬《きっこう》（薬の効果を打ち消す薬）を用いることも多い。

ここまで読んで、意識がないと痛みを自覚できないのに、なぜ鎮痛まで必要になるのか、と疑問に思った人がいるかもしれない。

実は、無意識下でも痛みは体への強いストレスとなり、血圧が上がるなどしてさまざまな不具合を起こす。「痛み」とは、自覚されなくとも体には有害なのである。特に手術中は、覚醒時ならとても耐えられない大きな傷を体につける。鎮静と鎮痛は、ともに欠かすことのできない重要な要素なのだ。

また、意識がなくても、筋肉が弛緩していないと刺激によって反射的に体が動く（有害反射が出現する）ことがある。患者が動くと安全に手術ができないため、完全な無動を実現する（有害反射を抑制する）必要がある。そこで、強力な筋弛緩薬によって、全身の筋肉が完全にゆるんだ状態にするのだ。

全身麻酔中は呼吸筋も麻痺《まひ》するため、自発呼吸は完全に停止する（自力で呼吸できなくなる）。そこで、気管にチューブを入れて人工呼吸器につなぎ、器械の力で自動的に換気（空気の出し入れ）を行うのだ。

さて、手術終了時は、十分に覚醒したことを確認し、自発呼吸がしっかり回復してから気管チューブを抜く。器械や麻酔科医の力を借りずに自力で呼吸できなければ、手術室を出ることはできない。

以上の理由から、患者が手術室から出てくるときは覚醒状態にあり、昏睡状態に陥っているわけではない。もちろん、麻酔から覚めたばかりのときはややぼんやりしていて、ハキハキと話せる状態ではないが、ほとんどの人は家族からの話しかけに受け答えが可能である。

もちろん、例外もある。心臓などの大きな手術では、手術後も鎮静剤・鎮痛薬が持続的に投与され、人工呼吸器に繋がれたまま手術室から出てきて、そのまま集中治療室に入るのが一般的だ。この場合は、手術後すぐには意識を戻さず、体の状態が安定した時点で鎮静剤を減量し、苦痛が少ない状態で覚醒させる。そして、自発呼吸が十分にあることを確認した上で気管チューブを抜き、計画的に人工呼吸を中止する。

つまり、この場合も、「やっと目が覚めた！」となるような「一か八かの覚醒」ではない。十分な管理のもとで、「計画された覚醒」が実現されることになるのだ。

なお、全身麻酔手術を受ける人の中には「麻酔から覚めなかったらどうしよう」と不安に思う人も多いのだが、まず心配はない。薬の効果が切れれば、自然に覚醒する。現代の全身麻酔技術は非常に安全である。

「麻酔」と「鎮静」は異なる

内視鏡検査（胃カメラや大腸カメラなど）は、施設によっては眠った状態で受ける方法を提供している。この方法は、全身麻酔ではなく、正確には「鎮静」である（必要に応じて鎮痛薬を投与することもある）。眠ってはいるが、自発呼吸は止まらないため、人工呼吸器は使用しない。こちらは、「眠っている間に終わる」といってもいい処置である。

だが、「鎮静」という言葉は一般には知られておらず、いずれも「麻酔」として漠然と理解している人が多い。実際、「胃カメラを受けたときは〝麻酔〟をしてもらったので全然覚えていません」というのはよく聞くセリフだ。本当は「麻酔」ではないのだが、その理由を理解するには、全身麻酔との違いから知る必要があるのだ。

むろん、内視鏡検査を行うクリニックのホームページや看板などでも、あえて「麻酔」と書かれていることが多い。ある程度、正確性を失うことはやむを得ず許容した上で、わかりやすさを重視しているのだということが見てとれる。ここに「鎮静」とだけ書いても、見た人にその意味を理解してもらうのはなかなか難しいからだ。

ちなみに、小さな手術を行う際は、全身麻酔ではなく局所麻酔（局所浸潤麻酔）を行うことが多い。局所麻酔は、同じ「麻酔」という言葉を使ってはいるが、全身麻酔とは全く異なる手法である。局所的に麻酔薬を注入することで、その範囲だけの完全な無痛を実現する方法だ。

もちろん意識はある状態で、自分で呼吸もでき、話すこともできる。切り傷を縫う、歯を抜く、といった小さな手術では、意識を失っている必要まではない。狭い範囲だけ、一定時間痛みを取り除くことができれば治療は完結するのだ。

また、帝王切開や痔《じ》の手術、鼠径《そけい》ヘルニア（足のつけ根のいわゆる「脱腸」）などでは、下半身のみ痛みを取り除く方法を用いることもある。「下半身麻酔」などと俗称されることがあるが、正確には「脊髄くも膜下麻酔」という。背中に注射をして脊髄の近くに薬液を注入し、それより下の範囲を麻痺させてしまう方法だ。

おおよそ、へそより下のエリアは痛みの感覚が消失し、触っている感覚のみが残る状態になる。また、運動神経も麻痺し、自分では下半身を全く動かせなくなる。

この方法も、全身麻酔とは全く異なり、意識ははっきりした状態である。医師が患者と話しながら、様子を伺いつつ手術を行うことが多い。

これら以外にも、麻酔の方法はさまざまにある。たとえば、無痛分娩などで用いられる「硬膜外麻酔」という方法や、特定の神経周囲に局所麻酔薬を注入する「神経ブロック」などもよく行われる。これらは、前述の「脊髄くも膜下麻酔」と合わせて「区域麻酔」と総称される。

ともかく医療現場では、手術する部位や種類、診療科によってさまざまな麻酔法を適切に組み合わせ、使い分けている。この領域のプロフェッショナルは、もちろん麻酔科医である。

第5章

教養としての現代医療

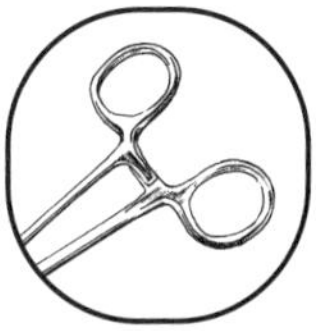

人生は短く、

術の道は長い

ヒポクラテス

（医師）

体温はすごい

私たちの持つ恒常性

もしあなたが体温を測定して三八度だったら、「高い」と感じるだろう。四〇度になろうものなら、体に重大な異変が起きていると考えるはずだ。一方、体温計に三三度と表示されていたら、測定ミスだと思って測り直すに違いない。

だが、これらの数字と平熱との差は、ほんの二〜三度である。そもそも身の周りのほとんどのものは、周囲の環境に合わせてもっと大きく温度が変動している。真夏は四〇度を超え、真冬は氷点下にもなりうる環境で、これほど狭い範囲に温度を維持できる人体のほうが「普通ではない」のだ。

これは、人間に限らず哺乳類や鳥類などの恒温動物が共通に持つ、「恒常性」と呼ばれる性質の一つだ。外気温にようず、体温を常に一定に維持できるしくみが備わっているのだ。

脳の「視床下部」という部分には、体温調節中枢がある。いわば、体温を決める司令室である。ここが定める温度を「セットポイント」といい、この設定温度に合うように体温は絶えず自動調節される。暑いときは自然に汗が出て熱の放散を促し、寒いときは筋肉のふるえなどで熱を産生すると同時に、血管が収縮して熱が逃げるのを防ぐのだ。

風邪をひいたときなど、体に炎症が起きるとセットポイントが高く設定される。この状態が「発熱」だ。免疫の機能を活発に働かせるためのしくみである。まさにエアコンの設定温度を想像するとわかりやすいだろう。

ちなみに、セットポイントが上がったときに体を冷やしても体温は下がらない。おでこに冷えたタオルを乗せたり、冷却シートを貼ったりしても、気分が良くなるだけで体温が下がることはない。発熱時に熱を下げるには、セットポイントを下げる必要があるからだ。セットポイントを下げられる薬が、いわゆる「熱冷まし」、つまり解熱薬である。

一方、熱中症のときなど、高温多湿の環境に長時間いたせいで体温調節が追いつかず、体温が〝上がってしまう〟ことがある。この状態を「高体温症」と呼び、「発熱」と区別する。このケースなら、体を冷やすことは有効だ。

体温計はどのように生まれたか

十七世紀初頭まで、人間の温度に「正常な範囲」が存在することは知られていなかった。これを初めて発見したのが、イタリアの医師サントーリオ・サントーリオである。

温度によって水や空気が膨張する現象を利用して、温度計の原型をつくったのはガリレオ・ガリレイで、十六世紀末のことだった。ガリレオと交流のあったサントーリオは、その技術を応用し、目盛りのついた管で温度を測定できる機器をつくったのだ。むろん、当時はサントーリオ自身もその技術の重要性を理解していなかった。だが、十八世紀から十九世紀にかけて患者の体温を測定する習慣が徐々に広まった。

今の医療現場では、体温の測定は、ほぼすべての患者に対して行われるもっとも重要な医療行為の一つである。入院中の患者には、一人ずつ「検温表」と呼ばれる体温の推移を表したグラフが作成される。ある一点の体温だけでなく、一定期間の体温の変化を見ることも大切だからだ。

ところで、普段あなたは体温をどこで測っているだろうか？　そう問えば、誰もがまず「わきの下」と答えるだろう。これは医療現場でも同じである。患者の体温は、基本的には家庭用と同じタイプの体温計を使ってわきの下で測る。ただし、より正確に体温を測定したいケースでは、直腸や口の中に体温計を挿入する。手術中や集中治療室に入院中の意識のない人には、この方法でリアルタイムに体温測定を行うのが一般的だ。このようにして得られる体温は「深部体温」と呼び、皮膚表面で測定する皮膚体温より誤差が少なく正確である。

かつて体温計を発明したサントーリオ自身、未来の医療現場でこれほど体温測定が重視されるとは想像だにしなかっただろう。実は、彼の偉業はこれだけではない。もう一つ、医学史に残る重大な発見がある。「不感蒸泄《ふかんじょうせつ》」である。

不感蒸泄とは、皮膚の表面や呼気から水蒸気となって失われる、目に見えない水分のことだ。この量は、成人では一日あたり七〇〇〜九〇〇ミリリットルにも及ぶ。条件によって変動するものの、目に見える尿や汗以外にも、これだけ多くの水分が失われているのだ。

サントーリオは、体重を測定できる吊り下げ式の椅子を自作し、自分の体重を詳細に記録し続けた。また、口から摂った食べものや飲みものの重さと、排泄《はいせつ》物の重さをすべて測定し、そこにある大きな差、すなわち「見えない水分の喪失」に気づいたのである。

今の医療現場では、患者の水分バランスを調べたり、点滴の量を決めたりする際に、不感蒸泄は計算に入れるべき重要な指標だ。かつてその価値も必要性もわからなかった時代に、不感蒸泄の存在に気づいたサントーリオの洞察力は驚異的である。

体の中を覗き見る技術

透視する光線

トランプやサイコロを透視する手品には必ず種がある。本当に透視能力を持つマジシャンはいない。

だが病院では、体の中をいとも簡単に「透視」する技術が日常的に使われている。さまざまな画像検査によって、頭や胸、お腹を切り開くことなく中の様子を観察できるのは誰もがよく知る事実だ。人類が初めてこの技術を手にしたのは、ほんの一世紀余り前である。

一八九五年、ドイツの物理学者ヴィルヘルム・レントゲンは、高電圧の真空管を用いて、「陰極線」と呼ばれる光線にかかわる実験をしていた。あるときレントゲンは、作業台にあったスクリーンがかすかに光を放っていることに気づく。真空管は黒い厚紙で覆われているにもかかわらず、光線はそれを透過してスクリーンを照らしていた。

彼はこの光線に強い興味を持ち、実験を重ねることにした。厚紙だけでなく、木やゴムなどさまざまな物質を透過する一方で、鉛のような金属は透過しない。新種の光線であることは明らかだった。さらに彼はこの光線に手をかざし、驚くべき現象を目の当たりにする。スクリーンには、自分の手の骨が映し出されていたのだ。

名前のないこの光線を何と呼ぶべきか。彼は、数学で未知の変数に対して使う「X」を用い、これを「X線」と名づけた。

レントゲンがこの成果を発表すると、X線の技術は瞬く間に世界中に知れ渡った。医療現場において、極めて有用な技術だったからだ。骨折や、体に埋まった銃弾を正確に描き出し、診断・治療に生かされたのである。一九〇一年、レントゲンはこの功績でノーベル物理学賞を受賞し、のちに「X線」は「レントゲン」とも呼ばれることになる。「レントゲン」は、今も現場で使われる正確な医学用語だ。

X線の発見以後、その応用はますます進んだ。一九一三年には、ドイツの医師アルベルト・サロモンが三〇〇〇例もの乳房の切除標本とそのX線写真を見比べ、X線によって乳がんを見分ける方法を発表した。のちにマンモグラフィーの原型となる成果である。

また、一九二〇年代までに、造影剤が広く用いられるようになった。造影剤とは、X線を

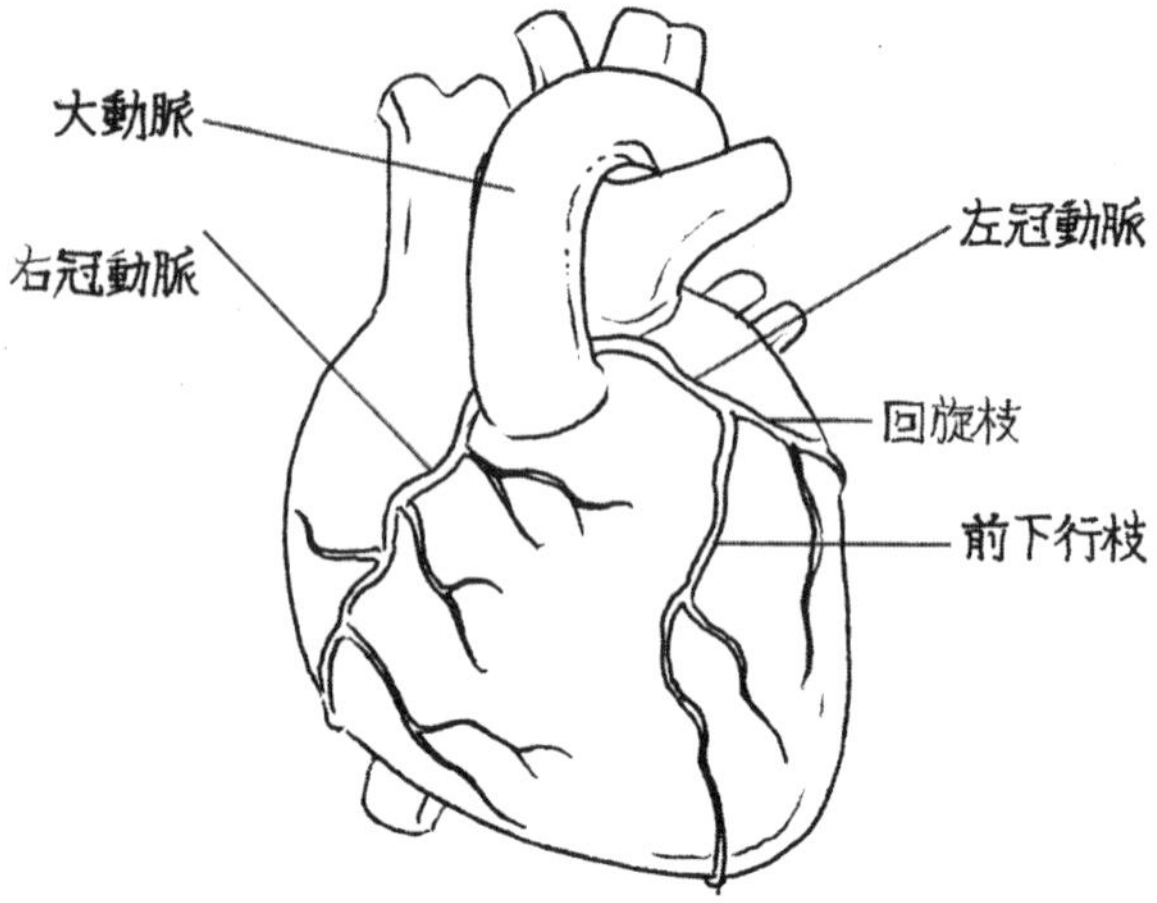

心臓を取り巻く冠動脈

透過しない液体のことだ。これを胃や大腸のような管腔《かんくう》に入れると、そこだけが影をつくり、形や内壁の変化を読み取ることができる。まさに「影を造る」製剤である。

胃造影検査は、今も日本の胃がん検診に組み込まれている。注腸《ちゅうちょう》造影検査（肛門から造影剤を注入して大腸を撮影する検査）も、病院で頻繁に行われる検査の一つだ。

さらに、血管内にも注入できる造影剤が開発され、脳や心臓の血管を確認することも可能になった。一九二七年に初めて発表された脳血管造影は、今でも脳梗塞や脳動脈瘤《りゅう》などの治療に必須の技術である。

心臓の周囲を取り巻き、心筋に血液を送り届ける動脈を冠動脈といい、大動脈の根元から分岐している。大きく右冠動脈と左冠動脈に分かれ、左冠動脈は前下行枝と回旋枝に分岐する。これがどこかで狭くなって起こるのが、狭心症や心筋梗塞である。腕の血管などから挿入したカテーテルを心臓まで進め、造影剤を冠動脈内に流してX線撮影を行うと、血管の走行が浮かび上がる。血管の狭い部分を特定することで、病気の診断・治療が可能になるのだ。

このカテーテルの技術は、一九二九年にドイツの医師ヴェルナー・フォルスマンが初めて発表した。フォルスマンは、なんと自分自身の腕の血管からカテーテルを挿入し、心臓まで到達した様子をX線撮影したのだ。そのとき、彼はまだ二十五歳であった。

当時この発表は誰にも評価されず、ただ危険な行為と批判された。だが、カテーテルを用いたさまざまな検査法を確立し、臨床応用を可能にしたアメリカの医師ディッキンソン・リチャーズとアンドレ・クールナンとともに、フォルスマンはノーベル医学生理学賞を受賞する。彼の勇敢すぎる挑戦から二十七年も後の、一九五六年のことだ。異端の開拓者の功績は、そう易々とは理解されないものである。

体の断面を見る技術

X線を用いた技術は、一九七〇年代にさらなる進化を遂げた。「コンピュータ断層撮影

（computed tomography）」という技術によって、体の断面図が立体的に観察できるようになったからだ。一般に「CT」と略され、全世界で広く用いられる画像診断技術である。

通常のX線検査（単純X線検査）では、「奥行き」を観察できない。一方向からの照射では、手前にあるものと奥にあるものが重なった画像を見ることになるからだ。

一方CTは、人体の周囲を高速回転する装置からX線を照射し、その結果をコンピュータで解析し、画像を再構成する手法である。さまざまな方向から照射されたX線によって、体の断面図が表示できるのだ。

人体を構成する成分は、それぞれX線の「透過しやすさ」が異なる。CTはそれを、白から黒の濃淡で表現する。水を「0」として、この濃度を数値化したものを「CT値」と呼ぶ。

例えば、空気は「－1000」で真っ黒に写り、骨は「250～1000」とかなり明るく（白く）写る。血液はおよそ「50～80」で水より少しだけ明るく写るため、「写った液体が水か血液か」を推測することも可能だ。

このCT値の単位は「HU」で、読み方は「ハンスフィールドユニット」である。この名前は、一九七二年にCTを開発し、一九七九年にノーベル医学生理学賞を受賞したイギリスの技術者ゴッドフリー・ハンスフィールドにちなんだものだ。CTの開発は、アメリカの物理学者アラン・コーマックが一九六〇年代に発表した理論に基づいて行われた。一九七九年のノーベル医学生理学賞は、ハンスフィールドとコーマックの同時受賞であった。

「ＣＴよりもＭＲＩ」は誤解

Ｘ線を使う検査の欠点は、多少なりとも放射線の被曝があることだ。一方、医療現場では放射線を用いない画像検査もある。

一つは超音波検査である。超音波検査とは、体の表面から超音波を送り、その反響を映像化するものだ。「エコー」と呼ばれることもある。エコーは「反響」という意味の言葉だ。胎児の観察や、心臓の動き、血流の観察などに広く用いられる技術である。被曝がないほか、常に動く対象をリアルタイムに観察できるのが利点だ。超音波検査は一九四〇年代に初めて行われ、その後徐々に普及した。

もう一つは磁気共鳴画像法（ＭＲＩ）である。磁場を利用し、水分の含有量の違いによってコントラストをつける手法だ。ＣＴと同様に体の断面図を観察できるが、被曝がないのが利点である。

Ｘ線を用いるＣＴとはコントラストのつけ方が異なるため、出来上がる画像は全く異なるものになる。病気の種類に応じて使い分けたり、あるいは併用したりすることで診断の手助けになる。

ＣＴが数分で撮影できるのに対し、ＭＲＩは三十〜四十分ほどかかる検査だ。狭いところに長時間閉じ込められるため、ＭＲＩを受ける人には、閉所恐怖症でないかどうかを確認するのが一般的だ。

ＭＲＩ室には常に強力な磁場が発生しているため、金属の持ち込みは厳禁だ。誤って金属（磁性体）を持ち込むと、磁場に引かれて猛スピードで装置内に飛び込んでしまう。二〇〇一年にはアメリカで、酸素ボンベが装置内に飛び込んで男児の頭を直撃し、男児が死亡するという事故が起きている（1）。ずっしり重い金属のボンベが高速で飛んでくるのだから、直撃されたらひとたまりもない。

なお、ＣＴよりＭＲＩのほうが優れた精密検査だ、と誤解されがちだが、必ずしもそうではない。疾患、臓器などの「得意分野が異なる」と考えるほうが正確だ。これは、超音波検査にもいえることである。超音波でもっとも鋭敏に診断できる病気もあれば、ＭＲＩがもっとも有用な検査ツールとなる病気もあるのだ。

ＭＲＩを発明したアメリカの化学者ポール・クリスチャン・ラウターバーと、イギリスの物理学者ピーター・マンスフィールドは、二〇〇三年にノーベル医学生理学賞を受賞している。

人体を覗《のぞ》き見る技術は、これまで医学界に数々のノーベル賞をもたらし、診断というプロセスを根本から変えてきた。驚くべきは、この進歩がたった百年余りの間に起きたことだろう。

Ｘ線やＣＴ、ＭＲＩがなかった時代は、現代から振り返れば「体表面から得られる情報だけに頼って診断していた時代」である。この時代が数千年も続いたのちにやってきた恵まれた時代を、いま私たちは生きているのだ。

聴診器と二つの音

聴診器の発明

診察の代表的な手法として、見る（視診）、聴く（聴診）、触る（触診）、叩く（打診）の四つがある。中でも聴診は、誰もが医師から受けたことのあるなじみ深い診察法だろう。医師が聴診器を患者の胸や背中に当てる、というのは、診察室でもっともよく見る光景だ。

実は聴診そのものの歴史は古く、古代ギリシャの時代にも行われていたとされている。だが、聴診器が初めて使われたのは十九世紀になってからである。それまでは、患者の胸に直接耳を当て、その音を聴いて診察していた。

聴診器を発明したのは、フランスの医師ルネ・ラエネックである。心臓に病気を持つ若い女性を診察する際、胸に頭を密着させることに抵抗を感じたラエネックが、紙でつくった筒を通して聴診したことが始まりだ。

筒を使うと胸の音がはるかによく聞こえることに気づいたラエネックは、聴診用の木製の筒をつくり、これを「聴診器（stethoscope）」と名づけた。また、このようにして聞いた聴診音の性質と、解剖後の胸の病気とを結びつけ、詳細に研究を行った。一八一九年、ラエネックはこの研究結果を「間接聴診法」として公表し、聴診という技術の基礎をつくったのだ。単に便利な道具をつくるだけでなく、「どんな病気ならどんな音が聴こえるか」まで詳細に解き明かそうとする探究心にこそ、彼が歴史に名を残す理由があったのだろう。

その後、聴診器は徐々に改良され、十九世紀後半には、ゴムのチューブを通して両耳で聞く今の形が普及するようになった。

聴診器にはさまざまな価格のものがあり、各医師が好みと必要性に応じて自分用のものを購入する。医学生時代に実習用に簡易的なものを購入し、医師になってから本格的な聴診器を購入するケースも多い。もちろん、すべて医師個人のポケットマネーで購入するもので、職場から支給されるようなものではない。

近年は電子聴診器が開発され、音を電気的に増幅できるようになっている。聴いた音を録音し、あとで聞き直すこともできるため、教育目的で使うことも可能である。ただ、音が聞き取りやすい反面、電池が必要なためヘッド部分が重いなどの欠点もあり、それほど広く普及しているわけではない。

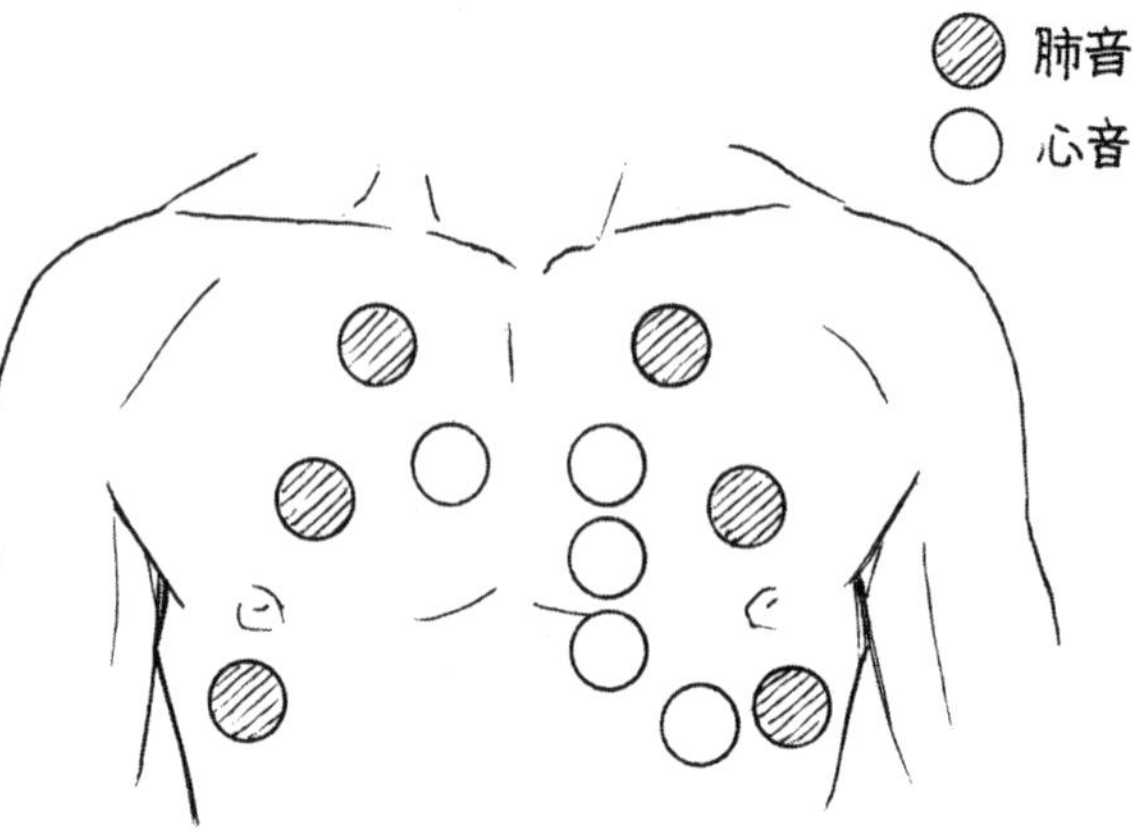

心音と肺音を聞く部位

死亡確認の際に必要なこと

そもそも、医師は聴診器で何を聞いているのだろうか？　気まぐれに胸や背中に聴診器を当てているように見えるかもしれないが、もちろん聴診には定められた手順がある。

聴診で聞くのは、主に心音と肺音である。心音を聞いて心臓に病気がないかどうかを確認し、肺音を聞いて肺や気管に異常がないかどうかを確認する。聴診器を当てる部位も決まっており、上の図のような位置で聞くのが基本である。

黒丸（●）は肺音、白丸（○）は心音で、肺音は黒丸の位置のちょうど背中側でも聴診する。ただし、この基本手順をすべての人に徹底するわけではない。聴診以外の方法で診察して得た情報や、症状の現れ方によって聴診の重要度は異なるためだ。

もちろん、全員に上半身裸になってもらい、念入りに聴診をしていると、待ち時間が過度に延長して外来が回らなくなるという事情もある。診察は、患者それぞれの病状に応じてカスタマイズし、適切に緩急をつけるのが原則である。

ちなみに、聴診器を当てるのは胸と背中だけではない。前述の通り、血管の音を聞くケースもあるし、腸の音を聞くためにお腹に当てることもある。もちろん、医師だけでなく、看護師をはじめ他のメディカルスタッフも現場では聴診器を使って仕事をしている。

また、聴診器は生きている人に対してのみ使われる道具ではない。死亡確認の際にも、聴診器は必要である。

死亡確認の際は、聴診器を胸に当てて肺音と心音が聞こえないことを確認する。次いで、ペンライトの光を瞳孔に入れて、対光反射が消失していることを確認する。対光反射の消失は、脳の機能が停止していることを意味する。

対光反射とは、光が目に入ると瞳孔が小さくなる（縮瞳する）反射のことだ。目は光の量に応じて、絞りを自動調節する機能がある。生きている人の瞳孔径は、たった〇・二秒で最大約八ミリメートルから一ミリメートルまで瞬時に変化する。よって、この反射が消失していることは、目に光を入れるだけですぐにわかるのだ。

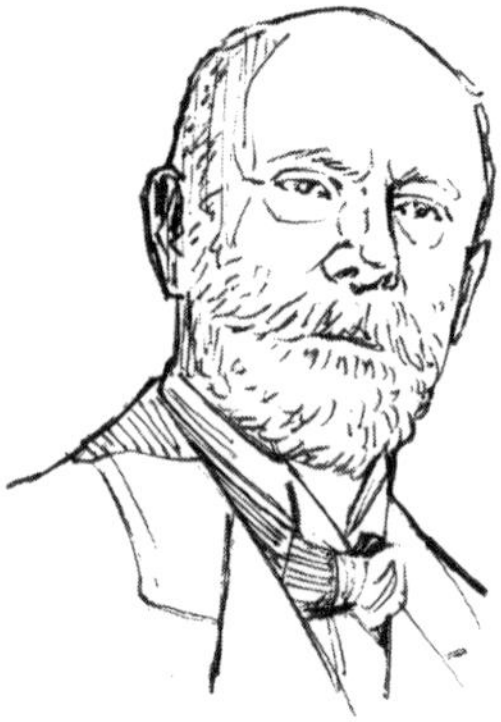

アイントホーフェン

アイントーベンの三角形

体表面から心臓の活動を確認する方法としては、心電図もよく用いられる。第1章で述べた通り、心臓の動きは心筋内を走る電気信号によって制御されている。この電気的な活動を体表面から測定し、波形として表示したものが心電図だ。

手足と、胸の表面に計一〇個の電極を装着し、一二種類のベクトルで電気活動を計測する。よって、これを12誘導心電図と呼ぶこともある。

検査中は、痛みなどの辛い感覚は全くない。電極を装着してゆっくり横たわっているだけで済む検査である。

心臓に何らかの問題が起こると、心電図の波形に特徴的な変化が現れる。したがって、心電図は心疾患の診断において極めて重要な検査である。

心電図が実用化されたのは、二十世紀に入ってからだ。一九〇三年、オランダの生理学者アイントホーフェンが心電図の測定法を初めて発表し、のちに医療現場で広く用いられるようになった。アイントホーフェンは、この功績によって一九二四年にノーベル医学生理学賞を受賞している。ちなみに左右の手と左足の電極で形づくられる三角形は、今も「アイントーベンの三角形」と呼ばれている（アイントーベンはアイントホーフェンEinthovenの英語読み）。

ある日本人が発明した画期的な医療機器

赤血球とヘモグロビン

日本では、毎年多くの人が餅をのどに詰まらせて窒息し、病院に搬送される。その数は、東京消防庁管内だけでも年間およそ一〇〇件に及ぶ。その半数以上が十二月と一月である⑵。この国には、年末年始に餅を食べるという特有の食習慣があるからだ。

のどに何かが詰まって空気の通り道が塞《ふさ》がると、タイムリミットはほんの数分である。酸素が外界から取り込まれないと、あっという間に脳の機能が失われ、そののち心臓が止まる。私たちの体を構成する臓器は、酸素が常に供給されないと働けない。私たちは、かくも酸素不足に弱いのだ。

ところで、私たちは外界からどのように酸素を取り入れているのだろうか？

まず、呼吸によって口から取り込まれた空気が気管を通って肺に到達する。肺には細い血管が張り巡らされていて、空気中の酸素は血管の中に入り込む。血液は全身にくまなく流れ、各臓器に酸素が供給されるしくみである。

この「酸素の運搬」という重役を担う細胞が、赤血球である。赤血球は、全身に酸素を送り届ける輸送トラックであり、その「荷台」がヘモグロビンだ。赤血球中に含まれるヘモグロビンが酸素と結合したり離れたりすることで、各所で「酸素の積み下ろし」をしているのである。

冒頭で書いた通り、病院には酸素が足りなくなった人が多くやって来る。窒息だけでなく、肺炎や喘息のように、肺や気管支の病気が原因で酸素が足りなくなることもある。その場合は、酸素マスクなどを使って足りない分の酸素を補わなければならない。

では、「酸素がどのくらい足りないか」をどのように知ればいいだろうか？

前述の通り、酸素は血液中に含まれ、全身で消費されている。よって、採血をすれば血液中の酸素の飽和度（どのくらい酸素が溶けているか）を計測できる。実際、手首の動脈に針を刺して酸素飽和度を調べる検査は、病院で毎日のように行われている。「血液ガス分析」と呼ばれる検査である。

しかし、この方法には大きな欠点がある。「採血した瞬間」の状態しかわからないことだ。

その一分後に急激に病状が悪化して酸素が足りなくなっても、その変化を捉えることはできない。特に重い病気ほど、病状は刻一刻と変化する。

「あなたは肺の重病で、いつ急変するかわかりません。今日は一分おきに採血しましょう」などといわれたら、たまったものではないだろう。

欠点はもう一つある。意識がない人の「酸素が足りないこと」を知るのが難しいことだ。例えば、全身麻酔手術の最中は呼吸を完全に止め、人工呼吸器で空気の出し入れを行う。この間、もし肺に何らかのトラブルが起こっても、患者は「息苦しさ」を訴えられないのだ。

血圧や脈拍、体温を測定するのと同じように、体に傷をつけることなく酸素飽和度を知ることはできないか。かつて、その難題に挑んだ日本人がいた。

医学史に残る偉業

医療機器メーカー日本光電に勤めていた研究者の青柳卓雄は、今や世界的に用いられる「パルスオキシメータ」の生みの親である。

青柳が注目したのは、酸素と結合した酸素化へモグロビンと、結合していない脱酸素化へモグロビンで「赤い色の光を吸収する度合い」が違うことである。そのため、酸素を多く含む血液は鮮やかな赤色に、酸素の少ない血液は暗い赤色に見える。パルスオキシメータは、この吸光特性の差（赤みの差）を皮膚の表面から観測できるのである。つまり、「荷物を搬送中のトラック」と「荷台が空のトラック」の割合を知ることができるのだ。

パルスオキシメータを指先につけると、酸素飽和度の推定値を「パーセント」で瞬時に算出してくれる。この数字は、指に小さなキャップをつけておくだけでリアルタイムに変化する。驚異的な利便性である。

日本光電の公式サイトでは、「青柳卓雄氏とパルスオキシメータ」と題し、開発にかかわるエピソードが紹介されている（3）。

青柳が初めてこの原理を学会で発表したのは一九七四年である。その翌年、パルスオキシメータは商品化されるが、当時はさほど注目されずに開発は中断。その後、アメリカで全身麻酔手術中の患者が酸素不足になって死亡する事故が相次いだことで、パルスオキシメータは再び注目されることになった。

一九八八年、同社はパルスオキシメータを再び発売する。青柳は当時、こう予言したという。

「今は単体装置が主流だが、将来は生体情報モニタリング機器に組み込むために不可欠になる」

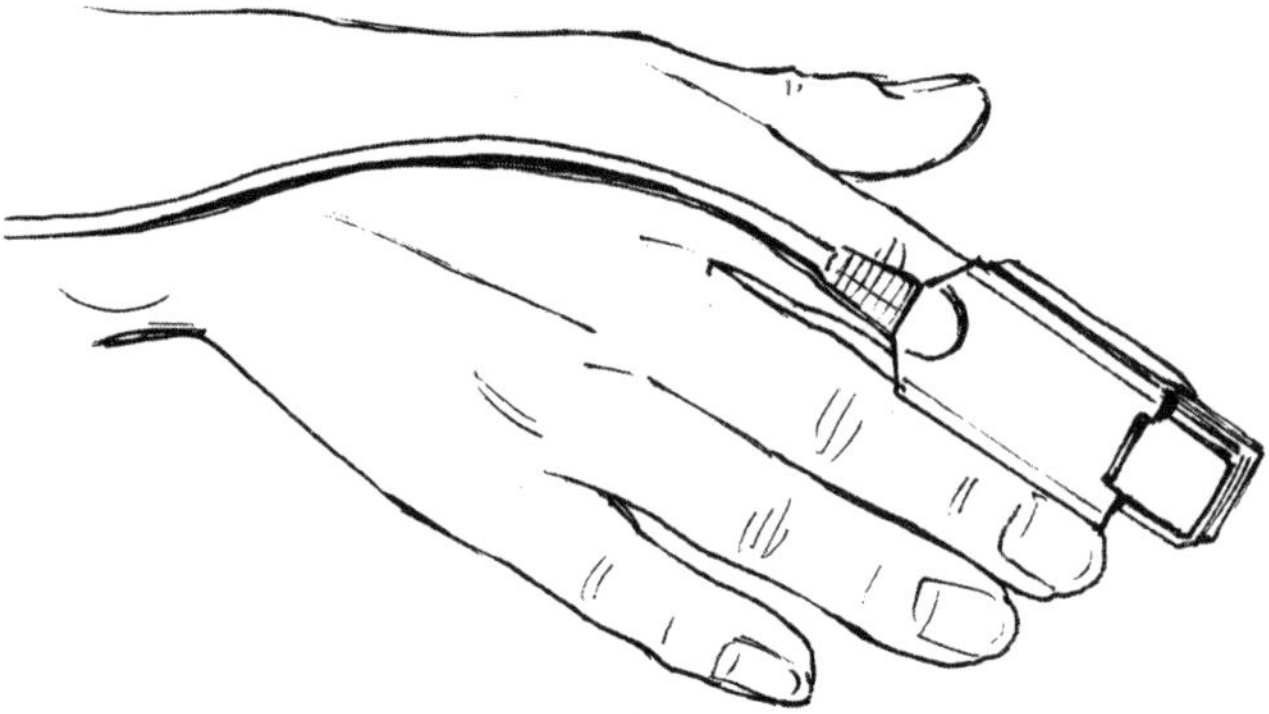

パルスオキシメータ

生体情報モニタリング機器とは、血圧や脈拍、体温など、生命維持に重要な指標をリアルタイムに測定し、表示してくれる機器のことだ。現場では「バイタルサインモニター」や単に「モニター」と称され、多くの患者が使用する医療機器である。

今この装置には、当然のようにパルスオキシメータが組み込まれている。まさに、青柳が予想した通りの未来が現実になっているのだ。パルスオキシメータを使って得られる血液中の酸素飽和度の推定値は「SpO_2（エスピーオーツー）」と呼ばれ、患者の状態を知る上で重要な指標である。

SpO_2のSはSaturation（飽和度）、pはpercutaneous（経皮的＝皮膚を通して測定できる）を意味する。O_2はもちろん酸素だ。つまり、SpO_2は「皮膚表面から測定した酸素飽和度」という意味である。ちなみに、この数字の正常値はおよそ九六～九九パーセント。つまり、健康ならほぼ一〇〇パーセントに近い数字が出る。血液は、常時ほとんど飽和状態に近いレベルの酸素で満たされているのだ。

青柳は、二〇一五年に日本人として初めて、米国電気電子学会が医療分野の技術革新に送る賞「IEEE Medal for Innovations in Healthcare Technology」を受賞した。また日本光電は現在、生体情報モニタリング機器のほか、ＡＥＤや脳波計などでも国内トップシェアを誇る企業である。

新型コロナウイルスが全世界で猛威をふるい、まさにパルスオキシメータの面目躍如だった二〇二〇年四月、青柳は八十四年の生涯に幕を閉じた。その死はあまり大きく報じられることはなかったが、私たち医療従事者にとって、いや世界中の患者にとって、この発明は紛れもなく歴史に残る偉業なのである。

酸素ボンベと人工呼吸器

地球上の空気の組成

酸素が足りなくなった人には、足りない分だけ酸素を投与する必要がある。地球上での空気の組成は、窒素が七八・一パーセント、酸素が二〇・九パーセント、アルゴンが〇・九三パーセント、二酸化炭素が〇・〇四パーセントである。私たちが普通に息を吸い込めば、この組成の気体が鼻と口から体内に入ってくる。つまり、「酸素が足りないとき」というのは、「二〇・九パーセントの酸素では足りないとき」と言い換えることもできる。

では、酸素が足りない人のもとに、どのようにして酸素を運べばいいだろうか?

その方法は主に二つある。一つは、酸素ボンベを使う方法だ。持ち運びが可能で、ベッドに備えつければ移動中に酸素を投与することもできる。ボンベ内には酸素が高い圧力で充填されているため、ボンベはずっしり重い（重量はサイズによるが数キログラムから数十キログラム）。専用のスタンドで保管し、台車を用いて運搬する。

だが、当然ながらボンベだけでは容量に限界がある。多量の酸素を必要とする人が多くいる病院では、ボンベだけで必要な酸素をすべてまかなうのは困難だ。使い切るたびにボンベを何度も入れ替えるのは非効率的である。

そこで、患者のもとに酸素を運ぶもう一つの方法として、ガス配管設備がある。病室のベッドサイドや手術室の壁には、医療用ガス専用の差込口がある。ここにチューブを接続すると、容易に酸素を取り出すことができるのだ。

病院の屋外に設置された巨大な容器には、液体酸素が貯蔵されている。液体酸素はトラックやタンクローリーでガスプラントから輸送され、定期的に補充される。ここから病院内に張り巡らされた配管を通し、必要な部署へ酸素を届けているのだ（4、5）。

こうして得られる酸素を、鼻カニューレや酸素マスクなど、さまざまなツールを用いて人に投与する。人工呼吸器のような器械を使う方法もある。病状に応じて、適切な方法を使って患者の体内に酸素を届けるのだ。

人工呼吸器が発明されたのは、一八三八年である。当時の人工呼吸器は、現代のものとは全く違っていた。首から下をすべて装置の中に入れ、装置内の気圧を下げて胸を引っ張るように広げるしくみである。これを「陰圧式」という。

鉄の肺

原理としては、むしろ「陰圧式」のほうが実際の呼吸に近い。私たちの呼吸運動は、誰かに口から空気を注入されて起こるわけではない。呼吸筋によって胸の空間を広げることで、「自然に」肺に空気が入ってくるしくみだからだ。当初は手動だったが、一九二〇年代には電動の陰圧式人工呼吸器が開発された。「鉄の肺」の名で知られる装置である。

一九三〇年代以降、「鉄の肺」は広く普及した。その原因はポリオの大流行である。日本では「小児まひ」とも呼ばれる病気だ。

ポリオウイルスは、まれに中枢神経系に侵入し、重篤《じゅうとく》な神経の障害を引き起こすという特徴がある。これによって下半身の麻痺《まひ》や呼吸筋の麻痺が起こる。呼吸筋が麻痺すると自力で呼吸できなくなる。そこで、「鉄の肺」の中で一〜二週間を過ごし、再び自力で呼吸できるまで待つ、という治療が行われたのだ。ポリオの大流行時は、病院内に「鉄の肺」がずらりと並び、多くの患者が治療を受けた。

一方、現代の医療現場で使われる陽圧式、すなわち、気管にチューブを挿入して内側から

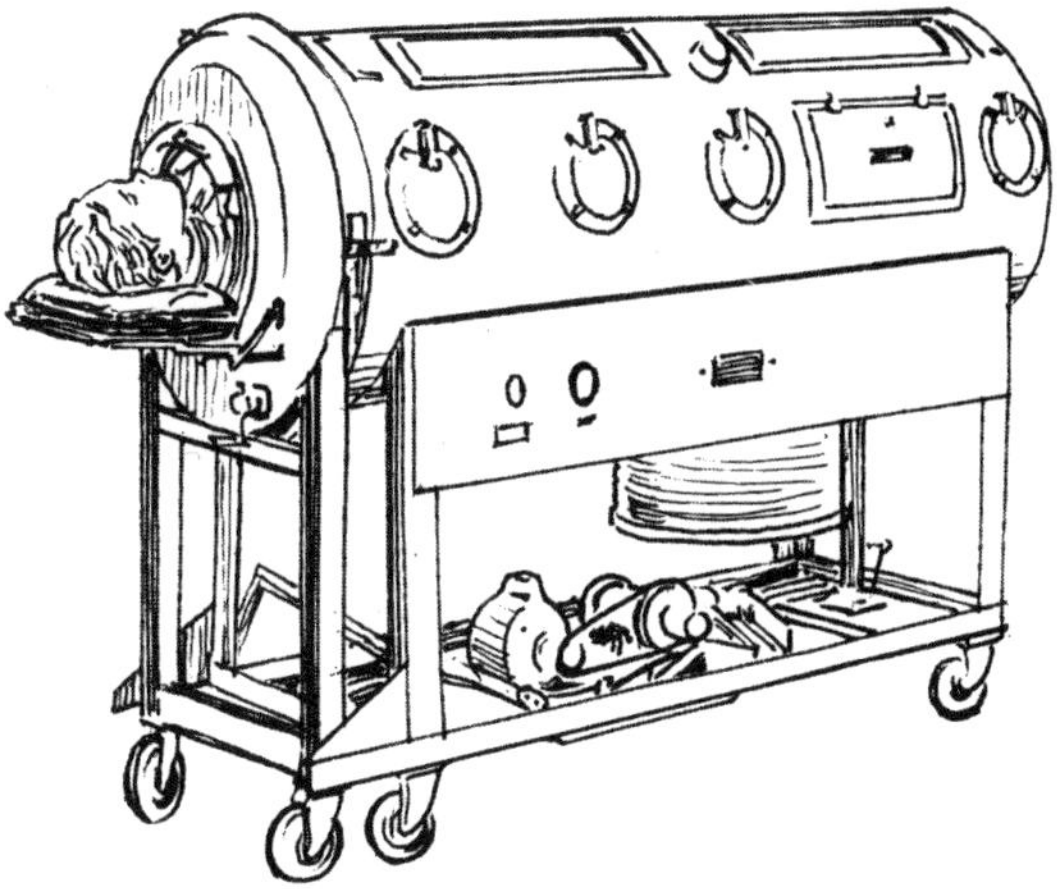

鉄の肺

肺を広げる方式の人工呼吸器が開発されたのは、一九五〇年代である。現在は人工呼吸器が小型化され、院内での移動も簡単になった。また、レンタルすることで、在宅でも人工呼吸器を利用できるようにまでなっているのだ。

ちなみに、ポリオはワクチンの普及によって世界的に激減した。まだ根絶はされていないものの、一九八八年にWHOが世界ポリオ根絶計画を発表して以後、今までに九九パーセント以上減少している。

日本でも、ポリオワクチンは小児の四種混合に含まれ、定期接種に定められている。そのおかげで、ポリオにかかって人工呼吸器が必要になるケースはほとんどなくなっているのだ。

穴を開けて行う手術

へそに穴を開けても大丈夫

腹腔鏡手術を受ける方に、「まずはへそを切って小さな穴を開けます」と説明すると驚かれることがある。へそには特別な思いがあり、誰もが漠然と「切ってしまったら悪いことが起こりそうだ」と不安になるものなのだ。

へそは、胎児と母体がへその緒（臍帯《さいたい》）で繋がっていたときの名残である。胎児は羊水の中に浸かっていて、呼吸や食事はできない。そこで、母体から臍帯を通して酸素と二酸化炭素を交換し、栄養をもらう。臍帯を流れる血液は、胎児のへそから体内に入り、そのまま各臓器を巡っていく。

実は私たちの体内には、へそと肝臓、へそと膀胱《ぼうこう》をつなぐ管の「名残」がある。これらはそれぞれ、「肝円索《かんえんさく》」「正《せい》中臍索《ちゅうさいさく》」と呼ばれる。すでに内腔は閉鎖し、出生後は機能を失っているが、かつては母体の中で胎児の命をつなぐ管だった構造物だ。

出生後は自分の口で呼吸や食事ができるため、へそはもはや必要のない臓器である。手術で切っても大きな問題はないし、何らかの理由で切り取ってしまうこともある。雷の日はへそを隠さないと鬼にへそを取られてしまう、という昔話があるが、実際には「取られても構わない構造物」なのである。

また、へそはもともと腹腔の中と外がつながる出入り口だったために、硬い筋肉や筋膜が部分的に欠損している。したがって、もっとも壁が薄く、腹腔内に安全に到達しやすい。その点でへそは、手術で最初に開ける穴としては最適なのである。

さて、一般的な腹腔鏡手術では、まずへそに穴を開け、トロッカーと呼ばれる筒状の器具を挿入し、そこからカメラを入れる。お腹の中を観察しながら、他にもいくつかの小さな穴を開け、同様にトロッカーを挿入する。カメラで映した映像を見ながら、マジックハンドのような器具（鉗子《かんし》）を使ってお腹の中で手術をする、というしくみである。原理は「高枝切りばさみ」と同じである。

なお、体内は真っ暗であるため、カメラの先端には強い光源がついている。この光が体内を明るく照らし出すことで、手術が可能になるのだ。

かつては、お腹の手術といえばお腹の真ん中をまっすぐ切り開く「開腹手術」が一般的だった。近年は腹腔鏡手術が急速に普及し、多くの手術がカメラを使って行われている。お腹の中で行う作業は同じだが、高画質のカメラを使うことで、人間の目を超える精細な近接画像のもとで手術ができるという利点がある。

さらに、これまで懸命に覗《のぞ》き込んでも見えにくかったお腹の奥のほうにもカメラが入り込み、クリアな視野を術者に提供できるのも大きなメリットだ。

お腹だけでなく、胸の中の手術でも同様の方法が普及している。こちらは胸腔鏡《きょうくう》と呼ばれるが、しくみは同じである。肋骨《ろっこつ》で囲まれた狭くて深い空間でも、カメラが潜り込んで精細な映像を提供してくれるのだ。

なお、腹腔鏡や胸腔鏡など、体の中にカメラを挿入して行う手術を「内視鏡手術」と総称する。内視鏡手術が世界で初めて行われたのは一九八〇年で、胆のうを摘出する手術が最初である。カメラの精度が著しく進歩し、年々適用できる臓器が広がり、今では胸やお腹の中の臓器のほぼすべてにおいて内視鏡手術が行えるようになっている。

ただし、今でも開腹・開胸手術が必要なケースはあり、こうした手術がなくなることはない。内視鏡手術が増えているとはいえ、病気の状態に応じて従来の手術と使い分けているのが現状である。

ロボットが手術する？

二〇一八年、ＴＢＳ系列で放送された医療ドラマ『ブラックペアン』に、「ダーウィン」と呼ばれるロボットが登場した。驚いたのは、実際の手術で使用されるロボット「ダビンチサージカルシステム」が使用されたことだ。天才外科医、渡海征司郎《とかいせいしろう》がサージョンコンソール（いわば操縦席）に座る姿は、さながら実在の外科医であった。

手術支援ロボット「ダビンチサージカルシステム」は、アメリカのインテュイティブサージカル社によって開発され、一九九九年に販売が開始された。その名はもちろん、解剖学にも造詣の深かったルネサンス期の天才、レオナルド・ダ・ヴィンチにちなんだものだ。

ロボット手術は内視鏡手術の一形態である。前述の「鉗子」をロボットアームが持ち、これを人間が操縦することで内視鏡手術を行う。カメラを持つのももちろんロボットアームだ。「ロボット手術」というとＡＩ（人工知能）を搭載した「手術ロボット」が自動で手術してくれる、と誤解されがちだが、そうではない。あくまで鉗子をロボットアームで動かすもので、操作するのは人間だ。よって、正確には「ロボット支援手術」と呼ぶ。ロボットが術者をサポートしてくれる、ということだ。

利点はさまざまにある。鉗子に関節がついているため、体内の深いところで自由度の高い動きができる。座ったまま操作できるため、術者の疲労が軽い。3D映像を見られることで、肉眼に近い視野が得られる。手を五センチメートル動かせばロボットアームが一センチメートル動く、といったように、動かした幅を縮小して伝える「モーションスケール」で細かい操作がしやすい、といった点である。

日本では、二〇一二年に前立腺がんの手術に対して初めて保険が適用された。骨盤内の最深部にある前立腺は、手術支援ロボットの強みがもっとも生かせる臓器の一つだ。二〇一八年には消化器、心臓、婦人科領域など広い範囲に保険承認され、ますます普及が進んでいる。二〇一九年、世界市場の七割のシェアを占める「ダビンチ」の特許がついに期限切れとなり、手術支援ロボットの開発競争は激化している。複数の日本企業も参戦しており、今後さらなる成長が期待されている領域だ。

内視鏡にまつわる誤解

「内視鏡」というと、まず胃カメラや大腸カメラを思い浮かべる人も多いのではないだろうか？　これらももちろん「内視鏡」の一つだが、胃カメラや大腸カメラで覗くのは消化管の

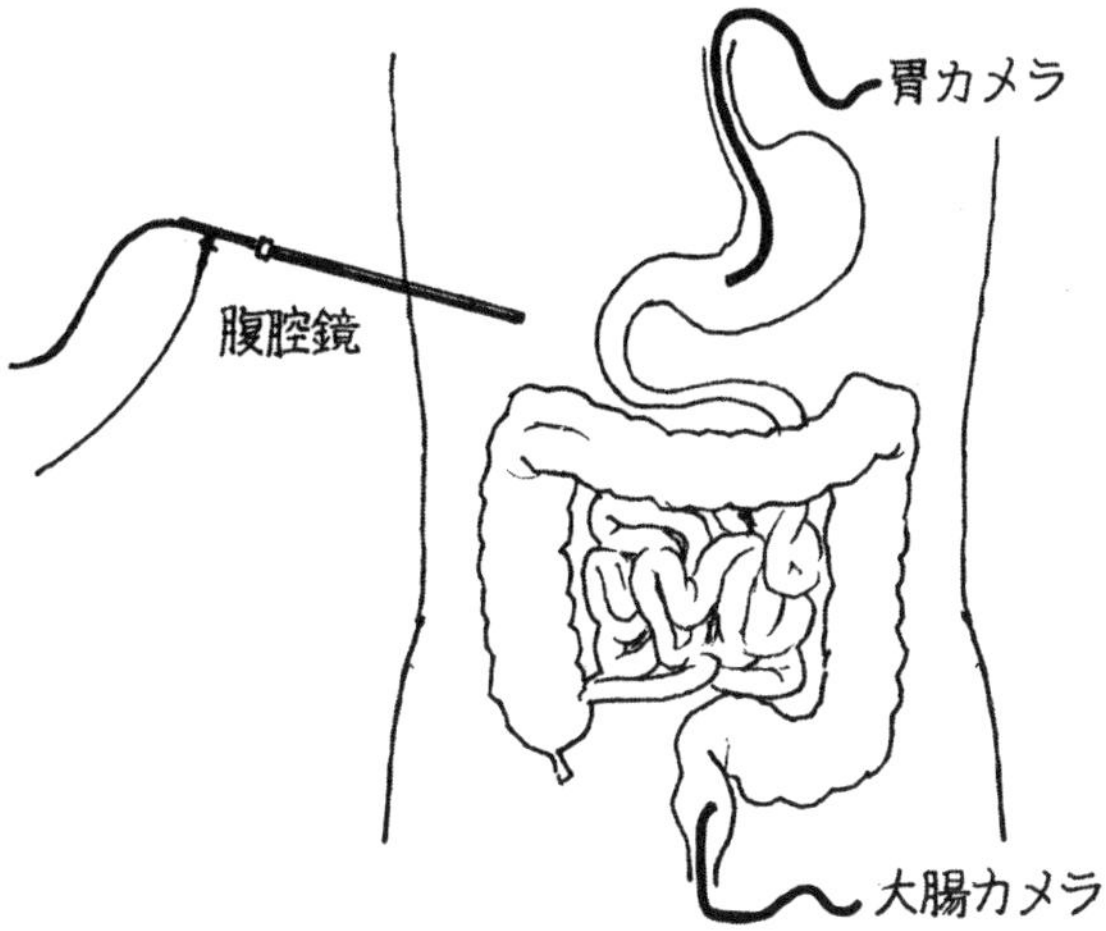

内視鏡はどこを見ているのか？

中、すなわち、食道や胃、大腸の内腔である。一方、腹腔鏡や胸腔鏡では、消化管の外の壁は見えても、内腔を見ることはできない。消化管の壁を隔てて内と外、見ている世界は別である。

厳密にいえば、消化管の中は「体の中」ではなく「体の外」である。消化管の中は、外の世界と連続した空間だからだ。口の中を含め、消化管内には多くの細菌がすみ着き、私たちと共生しているのは前述の通りだ。一方、消化管の壁を隔てた領域は正真正銘「体の中」であり、無菌の空間である。腹腔鏡や胸腔鏡で見るのは、後者のほうだ。

余談だが、腹腔鏡で胃がんや大腸がんの手術を行う際、消化管の内腔は見えないため、「外壁」に変化を起こさない初期段階なら、がんの位置がわからない。従来の開腹手術なら手で触って位置を確認できるが、内視鏡手術ではお腹の中に手は入らない。よって、このままでは「どこを切ればいいのか」が外科医にはわからない。

そこで、手術前に胃カメラや大腸カメラを用い、腫瘍の近傍に墨汁を注入し、外壁から黒い色調を確認できるようにするのが一般的だ。あるいは、手術中に胃カメラや大腸カメラを行い、その場で位置を確認しながら切るラインを決めることもある。

同じ「内視鏡」でも、その用途は全く異なるのである。

世界最初の胃カメラ

生きた人間の胃の中が初めて覗き見られたのは、一八六八年である。ドイツの医師アドルフ・クスマウルが、剣を呑みこむ大道芸人を相手に試したのが最初だ。このとき使われたのは、直線的な金属の管であった。

一方、胃の中を写真撮影できる世界初の胃カメラを開発したのは、日本企業のオリンパスである。一九五二年のことだ。この時点ではまだ静止画の撮影しかできず、その名の通り「胃カメラ」でしかなかったが、本体は「軟性（フレキシブル）」で曲げることができた。

一九六〇年代には、ついにリアルタイムで胃の中を観察できるようになった。新たな素材、グラスファイバーによって実現した技術だ。光を伝える「曲がるガラス繊維」である。この後、映像技術の進歩とともに内視鏡は急速に進歩し、現在はハイビジョンシステムによって高画質な映像が実現されている。

近年は、単に観察するだけだった胃カメラや大腸カメラを使い、ごく初期の胃がんや大腸がんを削り取る治療が広く普及した。これを一般に「内視鏡治療」と呼ぶ。ある程度の深さを超えると手術が必要になるが（無理やり削り取ると穴が開いてしまう）、浅いものは手術なしで治療できてしまうのである。

消化管内視鏡については、オリンパスは世界市場の約七割と圧倒的なシェアを占めている(6)。この領域で世界をリードするのは日本企業なのだ。

驚くほど進化した手術器具

人名のついた鋼製小物

手術に使われる金属製の器具には、人物名のついたものが非常に多い。開発者の名にちなんだものと思われるが、コッヘル、ペアン、ミクリッツ、リスター、アリス、バブコック、ドゥベーキー、アドソンなど、数え上げればきりがない。これらは一つ一つ形や用途が異なり、場面に応じて使い分ける。手術中には膨大な数の器具が台の上に載り、外科医が要求する器具を看護師が次々と手渡していく。

よって手術中は、これらの名前を唱える声が頻繁に飛び交う。日本語でいうなれば、「鈴木！」「佐藤！」「本田！」「山本！」「斉藤！」などと言い続けているようなものである（もちろん日本人名の器具も少ないながらある）。

こうした金属製の器具は一般に「鋼製小物」と呼ばれ、

リユースである。つまり、厳重に滅菌された上で何度も使用されるものだ。一方、近年は医療機器メーカーが開発した電気的なデバイスが急速に増えてきた。これらの多くはディスポーザブル、つまり使い捨てである。

従来は金属製のハサミで切っていたところを、熱の力で凝固しながら切開したり、糸で血管を結んで止血していたところを、電気的にシーリングしたり、といった場面で使える専用の器具が増えているのだ。これらを現場では「エネルギーデバイス」と総称している。

こうしたエネルギーデバイスには、メーカー各社が比較的「かっこいい名前」をつけることが多い。その数も膨大にあるが、例えば「サンダービート（オリンパス）」「ハーモニック（ジョンソン・エンド・ジョンソン）」「リガシュア（メドトロニック）」など、さながらロボットか武器のごときスタイリッシュな名称が与えられている。

また、呼び名だけでなく、そのフォルムもまた一種の武器のようである。器械が好きな人なら、きっとワクワクするようなデバイスが数多く開発されているのだ。技術の進歩とともに、こうした高性能な器具が次々と現場に投入され、より安全な手術が実現しているのである。

もちろん、電気的なデバイス以外にも、便利な手術器具は次々と開発されている。その代表例が自動縫合器である。その名の通り、自動的に縫ってくれる器械だ。

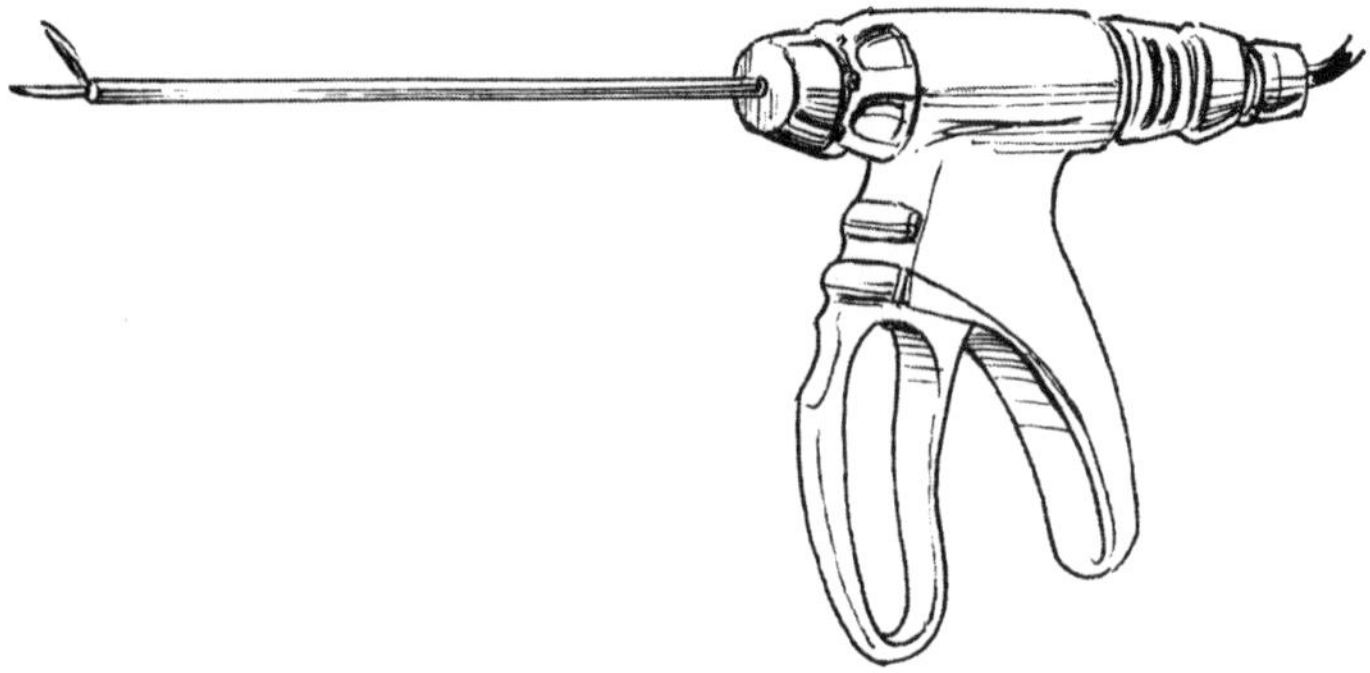

エネルギーデバイス

食べ物の通り道である消化管は、口から肛門まで一本道だ。どこかを切り取れば、上流と下流を再び縫い合わせなければならない。

かつてはすべて人間が手で縫っていたのだが、近年は多くを器械に任せられるようになった。たとえるなら、裁縫道具を使って手で布を縫うことと、ミシンを使うことの差に相当するだろう。手術用の自動縫合器を使うと、ホチキスの針のような金属製のステープルが細かい間隔で走り、あっという間に縫うことができるのだ。

もちろん今でも手縫いが必要な場面はある。だが、便利なデバイスの導入によって、時代とともに、より安全かつ均質な治療が提供できるようになってきたのだ。

医療ドラマなどのエンタメで手術が扱われるときは、たいていカリスマ的な一人の天才にスポットが当たる。確かに、誰も真似できない技術を持つゴッドハンドは、人間ドラマを大いに盛り上げてくれるものだ。

だが、手術を受ける身になってみれば話は別である。全国どこでも同じ水準の手術が受けられるほうが、よほどありがたいはずだ。「誰にも真似できない技術」よりは、「誰でも真似できる技術」が普及するほうが、多くの人に利益をもたらす。利便性の高いデバイスは、こうした技術の普及に大いに役立っているのである。

裁縫と手術の違い

先ほど手術を裁縫にたとえたのだが、針に関していえば、手術と裁縫は全く違う。手術のときに用いる針は、裁縫の針よりむしろ「釣り針」にたとえるほうが正確だ。つまり、針は大きく湾曲しているのだ（もちろん頻度は低いものの直線的な針を使う場面もある）。

また、裁縫と違って針を手で持たず、持針器と呼ばれる金属製の道具で針を持つ。手首の回転を利用して、針の湾曲に合わせて縫っていくのだ。湾曲の程度や針の太さにはさまざまな種類があり、場面に応じて使い分ける。

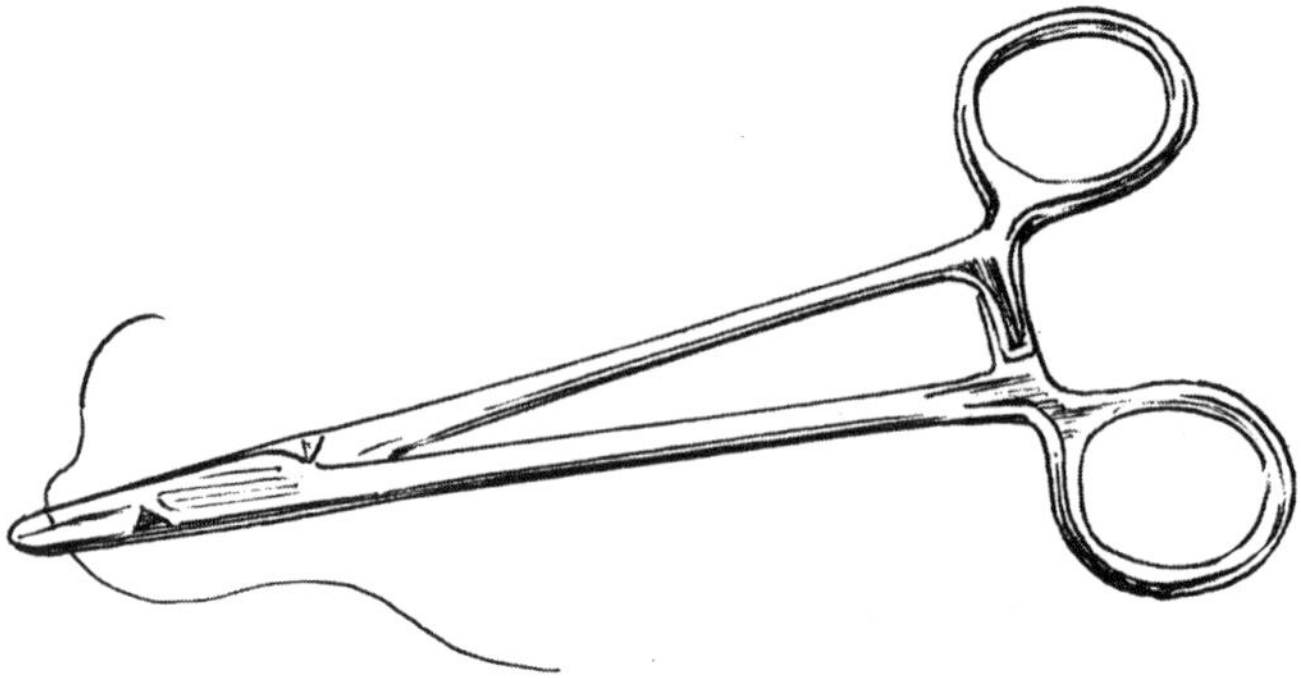

持針器と湾曲した針

糸の太さや材質もさまざまである。手術中は、多くの糸の中から必要なものを選択して使う。中には「吸収糸」と呼ばれ、体の中に残しておくと自然に溶けてしまうものもある。技術の進歩とともに、糸の性能も進化しているのである。

糸の太さは数字で表し、数が大きいほど細くなるというルールだ。細かな組織や血管を縫うときは細い糸が必要になるし、丈夫な組織を縫うときは太い糸が必要になる。これらも場面に応じて使い分けるのだ。

メスは意外に使わない

外科医が使う道具といえば、まず思い浮かぶのがメスだろう。だが、メスは意外に使う頻度の低い器具である。皮膚に最初の一太刀を入れるとき以外にメスを一度も使わない、という手術も少なくない。医療ドラマで、主人公が「メス！」といって看護師からメスをもらうシーンはよく見るのだが、実は「メスを使ったのはその一回きり」ということも普通にあるのだ。

一方、メスよりはるかによく使うのが「電気メス」である。メスと同じように使えるシンプルな道具で、通電することで細かな血管を焼きながら切開ができる。

体には細い血管が無数にあるため、鋭利な刃物を使うと容易に出血してしまう。電気メスで通電しながら切ることで、この細かな出血を予防できるのだ。

外科治療の世界では、器械の進歩がもたらす恩恵を特に実感しやすい。ほんの数年の間にも次々と新しい器械が導入され、手術の質が向上していく。パソコンやテレビの性能が十年、二十年前と比べて格段に高まっているように、手術に使う器械の性能も、年を追うごとにますます進歩しているのだ。

なぜ医師のガウンは水色なのか？

目の疲れを軽減

医療従事者の服装といえば、「白」というイメージを持つ人が多いかもしれない。確かに、医師や看護師など医療従事者は白衣を着ていることが多い。

だが、手術や処置の際に身につける使い捨ての物品となると、断然「青系統」のものが多くなる。ドラマの手術シーンを思い浮かべるとわかりやすいが、マスクや帽子、ガウン、手術台にかかったシーツなど、あらゆるものが薄い青〜緑色である。

なぜだろうか？

実は、青や緑が赤の補色だからである。

血液を見る機会の多い処置では、医療従事者は赤色をじっと見ることになる。もしシーツやガウンが白いと、視線を移した際、そこに青緑の残像がちらついて見えにくくなってしまう。これを補色残像現象という。そこで、補色である青系統の物品を使い、残像による視野の妨害と目の疲れを軽減するのだ。

よく使われる「使い捨て物品」

医療現場でもっともよく使われる使い捨ての物品といえば、マスクである。医療従事者が一般的に用いる不織布のマスクを、サージカルマスクという。やはりサージカルマスクも水色のものを使うことが多い。

サージカルマスクには二つのタイプがある。ゴムで耳にかけるタイプと、ヒモを頭の後ろで結ぶタイプである。着用しやすいのは、市販のマスクと同様のゴムタイプである。

ゴムタイプの欠点は、顔の大きさに合わせてしばる強さを調節できないことだ。顔が小さくてマスクのサイズが合わないと、すぐにずれてきてしまう。手術中で滅菌手袋を着用している場合、その手で顔を触ることができないため、マスクがずれても自力で戻せない。そこで、長時間手術に入るときなどには、安定性のいいヒモタイプが選ばれることが多いのだ。

また、ゴムタイプを長時間着用すると耳が痛くなったり、かぶれたりするという欠点もある。そうした理由で、手術以外でもヒモタイプを選ぶ人はいる。

一方、ヒモタイプの欠点は、頭の後ろで上下二回ヒモを結ぶ手間があり、着用がやや面倒であることだ。また、見えないところでヒモを結ばなければならないため、慣れないうちは少し難渋するというデメリットもある。

よってこれらの特性を考慮し、好みと必要性に応じて使い分けているのが現実である。

N95マスクは息苦しい

もう一つ、医療現場でよく用いられるのが「N95マスク」である。空気感染リスクのある感染症を診療する際に、医療従事者が感染防御を目的に着用するものだ。空気感染する感染症の代表例は、麻疹（はしか）、水痘（水ぼうそう）、結核である。

咳やくしゃみによって飛び散った飛沫《ひまつ》が感染源となるのが飛沫感染、飛沫の水分が蒸発し、より小さな粒子が感染源となるのが空気感染である。この小さな粒子を「飛沫核」と呼ぶ。飛沫核の大きさは直径五マイクロメートル以下、つまり、一ミリメートルの二〇〇分の一以下だ。

水分を含む飛沫は重いため、飛び散っても重力にしたがってすぐに落ちてしまう。ところが飛沫核は軽いため、長い時間、空気中を浮遊できる。離れたところにいる人にも感染させるリスクがあるのだ。

サージカルマスクでは五マイクロメートル未満の粒子による感染を防げないが、N95マスクは〇・三マイクロメートルの粒子まで捕捉できる。これによって、空気感染する感染症からも身を守れるのだ。

とはいえ、N95マスクは、医療現場でもかなり限られたシチュエーションでしか使用しない。きちんと着用するとかなり息苦しく、長時間の着用はとても不可能である。あくまで感染リスクの高い限られた作業時のみ、短時間着用することを想定したものだ。もちろん患者が着用することも推奨されていない。

街中でN95マスクを着用している人を見かけたことがあるが、きちんと着用できているなら、息苦しさに耐えて歩き続けるのはかなり難しいはずだ。おそらく皮膚に密着できておらず、隙間が開いているのではないかと推測するが、それなら感染防御の効果は大きく低下してしまう。市販の不織布マスクをしっかり着用するほうが、よほど目的にかなうはずである。

血液はどうして赤いのか？

透明な輸血

輸血といえば、「赤い液体を体に入れるもの」と考える人が多いのではないだろうか？

実は輸血の中には、赤い液体以外にも、透明〜黄色っぽい液体を投与するケースもある、というと驚かれるかもしれない。

血液の成分のうち、赤い色なのは赤血球だけである。「血液全体が赤いもの」と考えがちだが、実際には赤血球以外の成分に赤いものはない。

例えば、擦りむいた傷から透明の液体が出てくることがあるだろう。滲出液《しんしゅつえき》と呼ばれるこの液体は、血液の一部である。傷を治すために必要な成分が、血管の壁を透過して外に出てきているのだ。赤血球が含まれないと、赤くはならない。

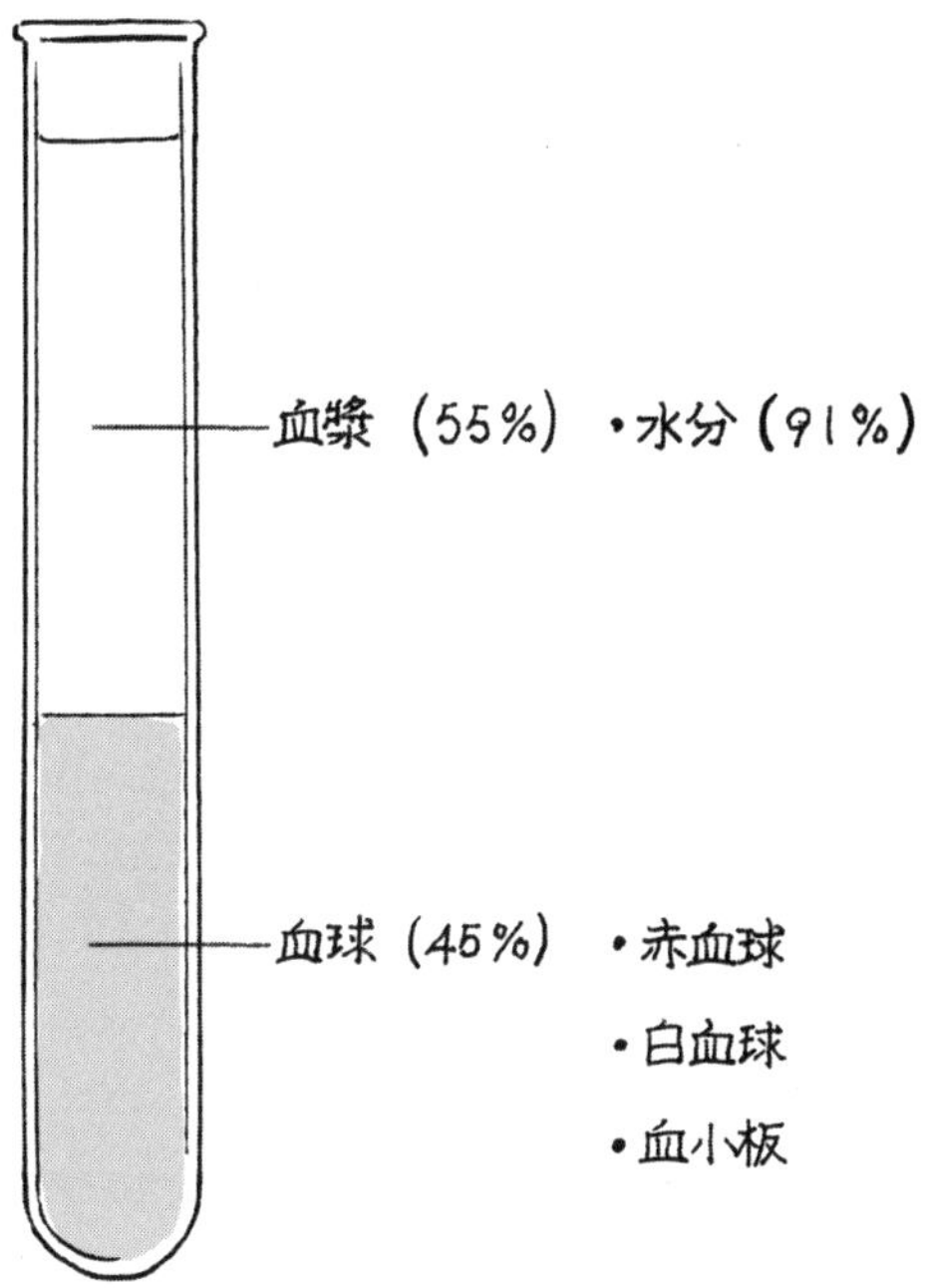

血液の成分

では、そもそも血液は何でできているのだろうか？

血液の約四五パーセントは細胞で、残りの五五パーセントを血漿《けっしょう》と呼ぶ。細胞成分の大部分は赤血球であり、わずか一パーセントが白血球と血小板である。

一方、血漿の九一パーセントは水で、残りは各種のタンパク質やブドウ糖、電解質など、さまざまな物質が含まれている。

さて、現在行われる輸血は「成分輸血」と呼ばれるものである。血液を構成する成分のうち、足りないものだけを投与する方法だ。

赤血球が足りない人には赤血球製剤を輸血し、血小板が足りない人には血小板製剤を輸血する。血漿製剤の輸血が必要な場合もある。この製剤のうち赤いのは、やはり赤血球製剤だけである。

「血液をそのまま輸血」はほとんどない

医療ドラマで「血が足りなくなったら私の血液を使ってください」と家族が申し出るシーンを見ることがある。

実際の医療現場でも、そのような申し出をいただくことがまれにあるのだが、今では血液をそのまま輸血する「全血輸血」は原則行われない。この「全血」から、かなりの手間をかけて各成分別の血液製剤をつくり、これを投与するのだ。

まず献血で集めた血液から白血球を除去し、赤血球、血小板、血漿の各成分に分ける。次に、血液感染を起こすようなウイルス（ＨＩＶや肝炎ウイルスなど）や、細菌の混入がないかを確認する。

ＨＩＶやＢ型・Ｃ型肝炎ウイルスなど、感染してもすぐに症状の現れない病原体は少なくない。献血を受けに来た人が、気づかないうちに感染しているかもしれないのだ。この検査で感染が疑わしいと判断されれば、血液製剤として使用できない。

また、製剤に放射線照射を行うことも大切だ。放射線照射は、血液製剤の中に残った白血球が増殖する力を奪うために行う。最初の段階で白血球の大部分は除去できるものの、ゼロにはできないためだ。

白血球の一種であるリンパ球は、体外からやってきた細菌やウイルスなどの異物をやっつける免疫機能を担う。これを他人の体に入れてしまうと、体の中でリンパ球が増殖し、攻撃を始めてしまうのだ。こうして全身で起こる重篤《じゅうとく》な反応を、ＧＶＨＤ（移植片対宿主病）という。放射線照射は、このＧＶＨＤを防ぐための処置である。

なお、血液製剤にウイルスが混入するのを一〇〇パーセント防ぐのは不可能である。

極めて頻度は低いものの、わずかな確率で検査をすり抜けるケースがあるためだ。特に感染したばかりの時期（ウインドウ期という）は、ウイルスの混入を検出するのが極めて難しい。よって、ウイルス感染の恐れがあると認識している人は献血に参加してはいけない。日本赤十字社では、過去六カ月間に不特定の異性または新たな異性との性的接触、男性どうしの性的接触、麻薬・覚醒剤の使用、ＨＩＶ検査の結果が陽性（六カ月以前も含む）、そして、これらに該当する人と性的接触を持った人は、「献血をご遠慮いただく」条件として提示している(7)。

肝炎ウイルスやＨＩＶ等の検査は、保健所などで受けることができる。各市町村で匿名・無料での窓口が用意されているのが一般的だ。検査を目的とする場合は、そちらに問い合わせることが推奨されている。

息を呑むほど美しい自然の摂理

さて、ここではまだ、人体にまつわる重要な疑問に答えを出していない。

そもそも、赤血球はなぜ赤いのか、という疑問だ。

その答えは、ヘモグロビンに鉄が含まれるからである。ヘモグロビンは、ヘムとグロビンという二種類の物質からなり、ヘムはポルフィリンという骨格の中央に鉄イオン（Fe）がはまり込んだ構造をしている。ポルフィリンは、炭素原子（C）、水素原子（H）、窒素原子（N）が規則正しく並んだ環状構造の有機化合物である。

金属イオンは一般に、他の物質と結合して錯体《さくたい》という構造をつくると、それぞれ特有の色を持つ。錯体は高校の化学で学ぶ知識なので、おぼろげながら覚えている人もいるかもしれない。鉄の錯体であるヘムは、赤色をしているのだ。

血液に鉄が含まれることも、経験上知っている人は多いだろう。血を舐《な》めると鉄の味がするし、鉄不足は貧血を起こす。よく知られた知識である。

ちなみに、植物が緑色なのは、葉緑体の中のクロロフィルという色素によるものだが、クロロフィルの構造はヘムと驚くほど酷似している。ポルフィリンの中央にマグネシウムイオン（Mg）がはまり込み、マグネシウムの錯体を形成したのがクロロフィルなのだ。

植物はクロロフィルで光エネルギーを吸収して酸素を生成する。これが光合成だ。一方、動物の体内ではクロロフィルと同じ構造のヘムが酸素の運搬を担っている。進化の過程に思いを馳せると、息を呑むほど美しい自然の摂理が見えてくる。

ただし、自然界において酸素の運搬を行うのはヘムだけではない。一部の昆虫やエビ、カニ、イカ、タコなどの生物は、銅の錯体であるヘモシアニンを使って酸素を運搬する。これ

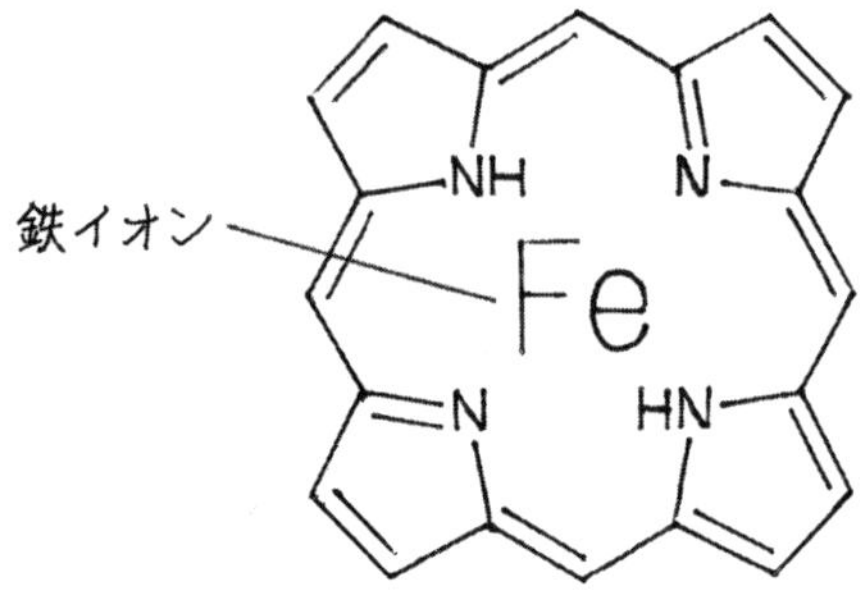

鉄（Fe）がはまりこむと→ヘモグロビン

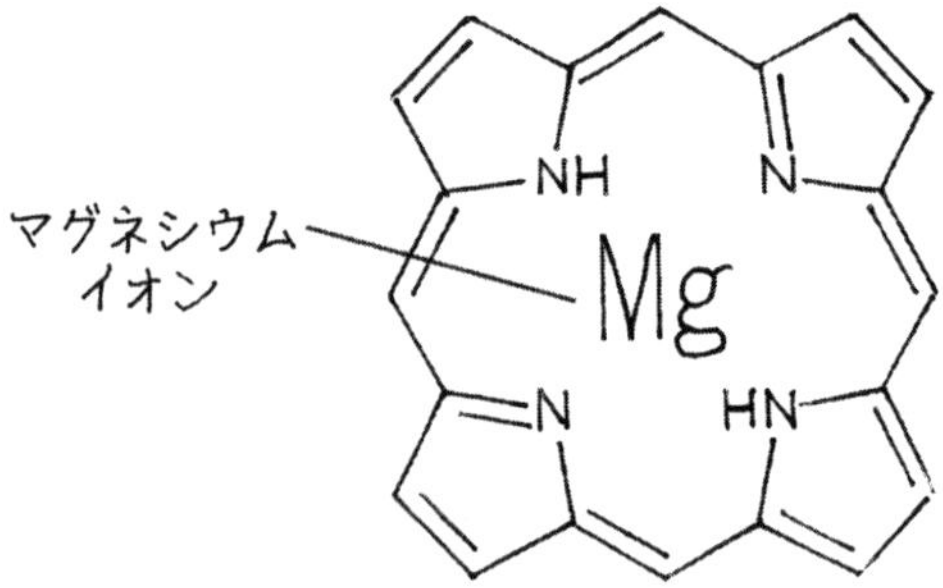

マグネシウム(Mg)がはまりこむと→クロロフィル

ヘモグロビンとクロロフィル

らの生物の青い血液は、銅に由来するものなのだ。

自然界の生物たちは、体内に金属をうまく取り入れ、有効活用している。

真に興味深いのは、これほど見た目の違う生物でも「酸素の扱い方はよく似ている」という事実だ。

生きる上で必須の機能ほど、種を超えてよく似たシステムが利用されているのだ。それは必然的に、自然淘汰《とうた》の果てに生き残った、もっともすばらしい機能なのである。

おわりに

心臓が動き、全身を血液がめぐる。
食べたものが、体を動かすエネルギーに変わる。
たった一つの受精卵が、立派な体に成長する。
親の特徴が、子に遺伝する。

人体は本当によくできていて、美しく、神秘的だ。
だがこれらの現象は、自然界で普遍的に起こりうる化学反応の連鎖によるものだ。何か特別な、目に見えない超自然的な力を信じたくなるほどよくできたしくみが、実は化学や物理の法則によって説明できる。医学という学問は、長い年月をかけてこのことを解き明かし、サイエンスの一角を担ってきた。

人体は、自然界に無数にある有機物と、それほど大きく違わない。

医学の進歩が明らかにしてきたこの事実に、落胆する人は多いかもしれない。

だが私はむしろ、ここに医学の面白さがあると思う。自然界に存在する「ありあわせの材料」だけでこのシステムがつくられていることにこそ、途方もない神秘を感じるからだ。そして、医学がサイエンスであるからこそ、体に起きた病気をサイエンスの言葉で説明でき、その治療手段もまた、サイエンスによって生み出すことができるのだ。

私が医学に魅せられたのは、一見混沌とした人体と病気のシステムが、理路整然と「科学的に説明可能」であることを知ったからである。


では、これからの医学の未来は、どうなっていくのだろうか。

これまでの医学は、人類がともに病気と戦い、打ち負かす手段を提供してきた。医学の進歩によって人の寿命は延び、多くの病気が克服され、集団の死亡率は著しく低下した。

まさに、人類が力を合わせ、共通の敵と戦う時代であったと思う。

一方、これからは個人が固有の武器を手にし、それぞれの敵と戦う時代が訪れるだろう。人類は一つの種だが、一人一人がそれぞれ別の個体であり、それぞれに異なる科学的、遺伝学的な特徴を持つ。当然ながら、同じ病気にかかった集団が、薬に全く同じ反応を示すわけではない。個々人に合ったテーラーメイドな治療が提供できるなら、それが理想的だ。こうした考え方を「個別化医療（プレシジョンメディシン）」という。ゲノムデータ解析技術の進歩によって、こうしたしくみは徐々に具現化しつつある。

例えば服を買うとき、S、M、Lの三種類から選ぶより、体の各部位を計測してオーダーする方が、体にフィットするものが得られるはずだ。それと同じである。

また、科学技術の革新は、今後も医学に大きな恩恵をもたらすだろう。AIを用いた高精度な診断や、手術をナビゲーションするしくみは着実に進歩している。百年後の医学は、今から想像もつかない形で人類を病気から救っているに違いない。

本書の企画を立案し、テーマの選定に協力してくださったのは、ダイヤモンド社の田畑博文さんである。田畑さんが私に指南されたのは、「すみずみまで知識を網羅した」という心地よい読後感を読者に提供することだった。人体を扱うなら、頭から爪先まで。医学を扱うなら、過去から未来まで。山の上から広々と景色を見渡すように知識を俯瞰《ふかん》できれば、これほど気持ちの良いことはない。

むろん、医学という学問全体を網羅的に語るなど、あまりに畏れ多く、あまりにおこがましい試みだ。だが、医学の楽しさを伝え、多くの人の知的好奇心を満たす、そういう本は間違いなく「誰かが」つくるべきだ。読みたい人はきっと多いはずだ。何より、私が読みたい。

本書はそんな葛藤の中で執筆した。楽しんでいただけたなら、著者としてこれ以上ない喜びである。

科学の世界においては、普遍的に「正しい」真実は存在しない。学問の進歩とともにその「正しさ」は絶えず変化するものである。また歴史的事実の解釈も、人によって異なるはずだ。あくまで、参考とした文献をもとに、私の目を通して見た世界を描いたものである。誰かが医学を学ぶときの、一つの「入り口」になればと願う。

二〇二一年七月
山本健人

読書案内

本書のサブタイトルは「あなたの体をめぐる知的冒険」である。だが、本書を読み終わった今でも、あなたは決して「冒険」を終えた状態にあるのではない。ただ、深淵な知の洞窟へ一歩足を踏み入れたに過ぎないのだ。まだまだ冒険は始まったばかりである。学びによって高まるのは、「知識の量」よりむしろ「知識がないことへの自覚」だと私は思う。学べば学ぶほどに自分の無知に繰り返し気づかされ、知の世界の奥行きに驚嘆の念を抱くのだ。

物理学者のカルロ・ロヴェッリは、『時間は存在しない』（NHK出版）の中で、「驚嘆の念こそがわたしたちの知識欲の源であり、時間が自分たちの思っていたようなものでないとわかったとたんに、無数の問いが生まれる」と書いている。

ここでいう「時間」は、「医学」や「生物学」「語学」など、あらゆるテーマに置き換えることができるだろう。何かが「わかった」ときはゴールではない。「無数の問いが生まれる」出発点なのだ。

本書における私の最後の重要な役割は、今まさにスタートラインに立ち、これから自らの足で冒険を続けるあなたをご案内するため、私の持ついくつかの「地図」を手渡すことだ。その観点からお届けするのが、「読書案内」である。

ここでは、「人体・医学に興味を持った人たちにお勧めしたい本」として、いくつかの作品をご紹介する。参考にしていただければ幸いである。

『がん4000年の歴史(上・下)』(シッダールタ・ムカジー著、田中文訳、ハヤカワ文庫、二〇一六)

がんがいかなる病気であるかを四千年の月日を越えて解き明かし、その原因の究明、治療法の開発に心血を注いできた人たちの活躍が緻密《ちみつ》に描かれる。

がんについて語る本は多くあるが、本作の最大の特色は、著者であるシッダールタ・ムカジーが現役の医師であること、それも最前線でがん患者に治療を施す腫瘍内科医であることだ。現代におけるがん治療の現場を知り尽くした著者自身が、がんの歴史を俯《ふ》瞰《かん》し、言葉を紡いだ作品であるからこそ貴重なのである。

『若い読者に贈る美しい生物学講義』(更科功著、ダイヤモンド社、二〇一九)

生物学者である著者が、生物学という学問の楽しさを教えてくれる作品である。「若い読者に贈る」と書いてはいるものの、老若男女、誰もが深いところまでしっかり学べて満足できる、骨太な一冊だ。

生物について学ぼうとする私たちもまた生物なのであり、生物を知ろうとすることは自分自身の存在を知ろうとすることに他ならず、これを突き詰めれば行き着く先は「哲学」である。そんなことをじっくり考えてしまう内容である。

『こわいもの知らずの病理学講義』（仲野徹著、晶文社、二〇一七）

病理学が専門の研究者である著者が、人体のしくみや病気の成り立ちを、主に細胞、分子レベルのミクロな視座から解説した作品である。本書を読んで、メカニズムから病気を深く理解したいと考える方にはお勧めだ。

「近所のおっちゃん・おばちゃん」に読ませるつもりで書き下ろした、と著者が語る通り、その筆致は親しみがあってユニークだが、「病理学講義」という名の通り内容は本格的である。しっかり学べる、満腹感のある一冊である。

『医学全史 西洋から東洋・日本まで』（坂井建雄著、ちくま新書、二〇二〇）

今、私たちが享受する現代医学はどのように出来上がったのか。詳細な原典資料をもとに、医学の歴史を緻密に振り返る作品である。安易に「わかりやすい物語」を展開せず、淡々と歴史的事実を編んでいくところが本作の魅力であり、信頼できる所以《ゆえん》だ。著者は解剖学者であり、かつ医史学の第一人者でもある。

なお、本作には『図説 医学の歴史』（坂井建雄著、医学書院、二〇一九）という「親本」がある。いわば本作の「プロフェッショナル版」であり、多数の図版が掲載された、重量感のある学術書である。医学の歴史をさらに深く学びたい人にはお勧めだ。

『まんが 医学の歴史』（茨木保著、医学書院、二〇〇八）

医学史を扱った作品の中でもっとも「入門」に適しているのが、この『まんが 医学の歴史』である。著者は、医師兼漫画家である。テキストだけではイメージしづらい人物像や偉人たちのやりとりも、漫画として描かれると途端に理解しやすくなる。

この作品は短編集の形態をとり、さまざまな人物にスポットを当てている。ナイチンゲールや野口英世など、本書では取り上げなかった人物も、それぞれの短編の主役として登場する。医学の歴史を、さらに幅広く知ることができるだろう。

『新薬という奇跡 成功率0・1%の探求』（ドナルド・R・キルシュ、オギ・オーガス著、寺町朋子訳、ハヤカワ文庫、二〇二一）

著者は、製薬業界に三十五年間身を置く、業界の内情に精通したライターである。著名な製薬会社や医薬品の名前をあげ、よく知られた薬学史を振り返りつつ、その背後にあった（あまり知られていない）苦々しい人間ドラマを描き出す。

本作を読めば、新薬の開発がまさに苦難の連続であり、偶然の要素に左右されるものであることがよく理解できる。同時に、私たちが日常的に使う多くの医薬品が、いかに危うい橋を渡ってきたかを思い、関わった研究者たちに深い感銘を抱くことになるのだ。

『医療の歴史 穿孔開頭術から幹細胞治療までの1万2千年史』

（スティーブ・パーカー著、千葉喜久枝訳、創元社、二〇一六）

二〇〇点以上の写真や図版がフルカラーで収録され、先史時代から現代に至るまで、キーとなった出来事を紹介していく。開頭術を受けたと思われる先史時代の頭蓋骨や、医師がヒルを備蓄していた壺（本書・一八三頁参照）など、実物の写真が提示されていて迫力がある。学生時代、社会科の資料集を眺めるのが好きだった私のような人には、うってつけの作品である。

参考文献

◆『Medicine 医学を変えた70の発見』(ウィリアム・バイナム、ヘレン・バイナム編、鈴木晃仁、鈴木実佳訳、医学書院、二〇一二)
◆『50の事物で知る 図説医学の歴史』(ギル・ポール著、野口正雄訳、原書房、二〇一六)
◆『医療の歴史 穿孔開頭術から幹細胞治療までの1万2千年史』(スティーブ・パーカー著、千葉喜久枝訳、創元社、二〇一六)
◆『図説世界を変えた50の医学』(スーザン・オールドリッジ著、野口正雄訳、原書房、二〇一四)
◆『図説 医学の歴史』(坂井建雄著、医学書院、二〇一九)
◆『医学全史 西洋から東洋・日本まで』(坂井建雄著、ちくま新書、二〇二〇)
◆『切手にみる糖尿病の歴史』(堀田饒著、ライフサイエンス出版、二〇一三)
◆『がん 4000年の歴史(上・下)』(シッダールタ・ムカジー著、田中文訳、ハヤカワ文庫、二〇一六)
◆『新薬という奇跡 成功率0・1%の探求』(ドナルド・R・キルシュ、オギ・オーガス著、寺町朋子訳、ハヤカワ文庫、二〇二一)
◆『新薬誕生 100万分の1に挑む科学者たち』(ロバート・L・シュック著、小林力訳、ダイヤモンド社、二〇〇八)
◆『エーテル・デイ 麻酔法発明の日』(ジュリー・M・フェンスター著、安原和見訳、文春文庫、二〇〇二)
◆『世界の心臓を救った町 フラミンガム研究の55年』(嶋康晃著、ライフサイエンス選書、二〇〇四)
◆『標準微生物学 第14版』(神谷茂監修、錫谷達夫、松本哲哉編、医学書院、二〇二一)
◆『カラー版 ミムス微生物学』(R・V・ゲーリング他著、中込治監訳、西村書店、二〇一二)
◆『標準生理学 第9版』(本間研一監修、大森治紀、大橋俊夫総編、河合康明他編、医学書院、二〇一九)

◆『ガイトン生理学 原著第13版』（ジョン・E・ホール著、石川義弘他総監訳、エルゼビア・ジャパン株式会社、二〇一八）
◆『ギャノング生理学 原書25版』（岡田泰伸監修、佐久間康夫、岡村康司監訳、丸善出版、二〇一七）
◆『毒と薬の科学 毒から見た薬・薬から見た毒』（船山信次著、朝倉書店、二〇〇七）

第１章

(1) 論座「地球帰還した宇宙飛行士が歩けないわけ」（https://webronza.asahi.com/science/articles/2016111500010.html）
(2) "Sudden sensorineural hearing loss in adults: Evaluation and management" Peter C Weber. UpToDate.
(3)『咳嗽に関するガイドライン 第２版』（日本呼吸器学会 咳嗽に関するガイドライン第２版作成委員会編、二〇一二）
(4)『感染症専門医テキスト 第Ⅰ部 解説編 改訂第２版』（日本感染症学会編、南江堂、二〇一七）
(5) 日本小児科学会「～日本小児科学会の「知っておきたいわくちん情報」～ No17おたふくかぜワクチン」（http://www.jpeds.or.jp/uploads/files/VIS_17otafukukaze.pdf）
(6) 日本医師会「たばこの健康被害」（https://www.med.or.jp/forest/kinen/damage/）
(7)『H.pylori 感染の診断と治療のガイドライン ２０１６改訂版』（日本ヘリコバクター学会ガイドライン作成委員会編、先端医学社、二〇一六）
(8)『消化性潰瘍診療ガイドライン ２０２０ 改訂第３版』（日本消化器病学会編、南江堂、二〇二〇）
(9) 日本小児科学会「Injury Alert（傷害速報）」（https://www.jpeds.or.jp/modules/injuryalert/）
(10)『外傷専門診療ガイドライン ＪＥＴＥＣ 改訂第２版』（日本外傷学会監修、日本外傷学会外傷専門診療ガイ

ドライン改訂第2版編集委員会編、へるす出版、二〇一八）

(11) "Rectal foreign bodies: what is the current standard?" Kyle G Cologne, Glenn T Ault (2012). Clinics of Colon and Rectal Surgery, 25:214-218.

(12) 障害者情報ネットワーク ノーマネット「都道府県別オストメイト（身体障害者手帳取得者）数」(https://www.normanet.ne.jp/~yhamajoa/y.joa%20photo09/osjinkoratio.pdf)

(13) 『大腸癌治療ガイドライン 医師用 2019年版』（大腸癌研究会編、金原出版、二〇一九）

(14) "Nature and quantity of fuels consumed in patients with alcoholic cirrhosis" O E Owen, V E Trapp, G A Reichard Jr, M A Mozzoli, J Moctezuma, P Paul, C L Skutches, G Boden (1983). Journal of Clinical Investigation, 72:1821-1832.

(15) The Guardian「How David shrank as he faced Goliath」(https://www.theguardian.com/world/2005/jan/22/science.highereducation)

(16) "Fracture of the penis: management and long-term results of surgical treatment. Experience in 300 cases" Rabii El Atat, Mohamed Sfaxi, Mohamed Riadh Benslama, Derouiche Amine, Mohsen Ayed, Sami Ben Mouelli, Mohamed Chebil, Saadedine Zmerli (2008). Journal of Trauma, 64:121-125.

第2章

(1) World Health Organization「The top 10 causes of death」(https://www.who.int/news-room/fact-sheets/detail/the-top-10-causes-of-death)

(2) "Impact of smoking on mortality and life expectancy in Japanese smokers: a prospective cohort study" R Sakata, P McGale, E J Grant, K Ozasa, R Peto, S C Darby (2012). British Medical Journal, 345:e7093.

(3) 国立がん研究センター がん情報サービス「たばことがん もっと詳しく」
(https://ganjoho.jp/public/pre_scr/cause_prevention/smoking/tobacco02.html)

(4) "Time for a smoke? One cigarette reduces your life by 11 minutes" M Shaw, R Mitchell, D Dorling (2000). British Medical Journal, 320:53.

(5) 〝疫学 ―肺炎の疫学が示す真実は?― 死亡率からみえてくる呼吸器科医の現状と未来〟三木誠、渡辺彰（２０１３）、日本呼吸器学会誌、2(6):663-671.

(6) 農林水産省「脚気の発生」(https://www.maff.go.jp/j/meiji150/eiyo/01.html)

(7) 〝日清・日露戦争と脚気〟内田正夫（２００７）、和光大学総合文化研究所年報『東西南北』

(8) 雪印メグミルク株式会社「雪印乳業食中毒事件」
(https://www.meg-snow.com/corporate/history/popup/oosaka.html)

(9) Centers for Disease Control and Prevention「Duration of Isolation and Precautions for Adults with COVID-19」(https://www.brazoriacountytx.gov/home/showdocument?id=12303)

(10) "COVID-19: Epidemiology, virology, and prevention" Kenneth McIntosh. UpToDate.

(11) "Geographic pathology of latent prostatic carcinoma" R Yatani, I Chigusa, K Akazaki, G N Stemmermann, R A Welsh, P Correa (1982). International Journal of Cancer, 29: 611-616.

(12) 『前立腺癌診療ガイドライン ２０１６年版』(日本泌尿器科学会編、メディカルレビュー社、二〇一六)

(13) 『ギラン・バレー症候群 フィッシャー症候群 診療ガイドライン２０１３』(日本神経学会監修、「ギラン・バレー症候群、フィッシャー症候群診療ガイドライン」作成委員会編、南江堂、二〇一三)

(14) Centers for Disease Control and Prevention「Campylobacter (Campylobacteriosis)」
(https://www.cdc.gov/campylobacter/guillain-barre.html)

(15) 厚生労働省検疫所ＦＯＲＴＨ「ペルーにおけるギラン・バレー症候群集団発生にかかる情報」
(https://www.forth.go.jp/topics/201906180925.html)

(16)「遺伝性乳癌卵巣癌症候群(HBOC)診療の手引き 2017年版」(「わが国における遺伝性乳癌卵巣癌の臨床遺伝学的特徴の解明と遺伝子情報を用いた生命予後の改善に関する研究」班編)
(http://johboc.jp/guidebook2017/)
(17)『遺伝性大腸癌診療ガイドライン 2020年版』(大腸癌研究会編、金原出版、二〇二〇)
(18)『カラー版 アンダーウッド病理学』(アンダーウッド著、鈴木利光、森道夫監訳、西村書店、二〇〇二)

第3章

(1) ファイザー株式会社「米国本社の歴史 1900年～1950年」
(https://www.pfizer.co.jp/pfizer/company/history-us/1900-1950.html)
(2) "Kaposi's sarcoma in homosexual men-a report of eight cases" K B Hymes, T Cheung, J B Greene, N S Prose, A Marcus, H Ballard, D C William, L J Laubenstein (1981). Lancet, 2:598-600.
(3) エイズ予防情報ネット API-Net「世界の状況」
(https://api-net.jfap.or.jp/status/world/pdf/factsheet2020.pdf)
(4) 日本肝胆膵外科学会「肝細胞がん」(http://www.jshbps.jp/modules/public/index.php?content_id=7)
(5)『肝がん白書 平成27年度』(日本肝臓学会編、二〇一五)
(https://www.jsh.or.jp/lib/files/medical/guidelines/jsh_guidlines/liver_cancer_2015.pdf)
(6) 厚生労働省検疫所FORTH「C型肝炎について(ファクトシート)」
(https://www.forth.go.jp/moreinfo/topics/2017/12081116.html)
(7) 岡山大学プレスリリース「視覚障害の原因疾患の全国調査:第1位は緑内障 ～高齢者に多く、増加傾向であることが判明～」(二〇一八)
(https://www.okayama-u.ac.jp/up_load_files/press30/press-180927-6.pdf)

(8) 日本生活習慣病予防協会「CKD（慢性腎臓病）の調査・統計」
(http://www.seikatsusyukanbyo.com/statistics/2019/009992.php)
(9) "Lower Extremity Amputation" Cesar S. Molina, JimBob Faulk.
(https://www.ncbi.nlm.nih.gov/books/NBK546594/)
(10) 糖尿病ネットワーク「世界糖尿病デー 世界の糖尿病人口は4億6300万人に増加 糖尿病が大きな脅威に」
(https://dm-net.co.jp/calendar/2019/029706.php)
(11) 『消化性潰瘍診療ガイドライン 2020 改訂第3版』（日本消化器病学会編、南江堂、二〇二〇）

第4章

(1) 日本輸血・細胞治療学会「血液型について」(http://yuketsu.jstmct.or.jp/general/for_blood_type/)
(2) 国立感染症研究所「アニサキス症とは」
(https://www.niid.go.jp/niid/ja/kansennohanashi/314-anisakis-intro.html)
(3) 〝人間ドックの上部消化管内視鏡検査で発見された胃アニサキス症14例の検討〟古川真依子、原田明日香、金井尚子、帯刀誠、田口淳一、草野敏臣、山門實（2016）．人間ドック、31:480-485.
(4) 〝真空包装辛子蓮根によるA型ボツリヌス中毒事例に基づく辛子蓮根製造過程のHACCPプラン作成の試み〟日佐和夫、林賢一、阪口玄二（1998）．日本包装学会誌、7(5):231-245.
(5) 『医療関係者のためのワクチンガイドライン 第3版』（日本環境感染学会 ワクチン委員会編、二〇二〇）
(6) 厚生労働省「カンピロバクター食中毒予防について（Q&A）」
(https://www.mhlw.go.jp/stf/seisakunitsuite/bunya/0000126281.html)
(7) 厚生労働省「腸管出血性大腸菌Q&A」
(https://www.mhlw.go.jp/stf/seisakunitsuite/bunya/0000177609.html)

(8) 堺市「O157 堺市学童集団下痢症を忘れない日」
(https://www.city.sakai.lg.jp/kosodate/kyoiku/gakko/yutakana/anzen/o157/o157wasurenai.html)

(9) 厚生労働省 食品安全部監視安全課 食中毒被害情報管理室「飲食チェーン店での腸管出血性大腸菌食中毒の発生について」
(https://www.mhlw.go.jp/stf/shingi/2r98520000025ttw-att/2r98520000025tz2.pdf)

(10) 厚生労働省「これからママになるあなたへ 食べ物について知っておいてほしいこと」
(https://www.mhlw.go.jp/topics/syokuchu/dl/ninpu.pdf)

(11) "Severe Pulmonary Embolism Associated with Air Travel" F Lapostolle, V Surget, S W Borron, M Desmaizières, D Sordelet, C Lapandry, M Cupa, F Adnet (2001). New England Journal of Medicine, 345:779-783.

(12) 〝福島県における東日本大震災後静脈血栓症発生状況について〟高瀬信弥、佐戸川弘之、三澤幸辰、若松大樹、佐藤善之、瀬戸夕輝、坪井栄俊、五十嵐崇、山本晃裕、高野智弘、藤宮剛、横山斉（2012）．第18回肺塞栓症研究会（会議録）．

(13) 『肺血栓塞栓症および深部静脈血栓症の診断、治療、予防に関するガイドライン（2017年改訂版）』（二〇一八）

(14) "Prevention of upper respiratory tract infections by gargling: a randomized trial" Kazunari Satomura, Tetsuhisa Kitamura, Takashi Kawamura, Takuro Shimbo, Motoi Watanabe, Mitsuhiro Kamei, Yoshihisa Takano, Akiko Tamakoshi (2005). American Journal of Preventive Medicine, 29: 302-307.

第5章

(1) 〝MRI検査における安全管理：事故事例の検討〟引地健生（2004）．日本職業・災害医学会会誌、

52:257-264.
(2) 東京消防庁「年末年始の救急事故をなくそう」
(https://www.tfd.metro.tokyo.lg.jp/camp/2020/202012/camp2.html)
(3) 日本光電工業株式会社「青柳卓雄氏とパルスオキシメータ」
(https://www.nihonkohden.co.jp/information/aoyagi/)
(4) 〝医療ガス供給システム〟尾頭希代子、安本和正（２０１２）．昭和医学会雑誌、72:14-21.
(5) 〝術中管理と医療ガス～酸素はどこからくるの?～〟佐藤暢一（２０１３）．Medical Gases, 15:55-57.
(6) オリンパスグループ企業情報サイト「オリンパスの強み」
(https://www.olympus.co.jp/ir/individual/strength.html?page=ir)
(7) 日本赤十字社「エイズ、肝炎などのウイルス保有者、またはそれと疑われる方」
(https://www.jrc.or.jp/donation/about/refrain/detail_04/)

監修・謝辞

小林知広（京都ルネス病院泌尿器科）
柴田育（歯科医・株式会社ＳＰＡＲＫＬＩＮＫＳ．代表取締役）
武田親宗（京都大学医学部附属病院麻酔科）
沼尚吾（京都大学医学部附属病院眼科・一般社団法人ＭｅｄＣｒｅｗ代表理事）
堀向健太（東京慈恵会医科大学葛飾医療センター小児科）
前田陽平（大阪大学医学部附属病院耳鼻咽喉科）

山本健人

やまもと・たけひと

2010年、京都大学医学部卒業。博士（医学）。外科専門医、消化器病専門医、消化器外科専門医、感染症専門医、がん治療認定医など。運営する医療情報サイト「外科医の視点」は開設3年で1000万ページビューを超える。Yahoo!ニュース個人、時事メディカルなどのウェブメディアで定期連載。Twitter（外科医けいゆう）アカウント、フォロワー8万人超。著書に『医者が教える正しい病院のかかり方』『がんと癌は違います〜知っているようで知らない医学の言葉55』（以上、幻冬舎）、『医者と病院をうまく使い倒す34の心得』（KADOKAWA）、『もったいない患者対応』（じほう）ほか多数。

Twitterアカウント　https://twitter.com/keiyou30

公式サイト　https://keiyouwhite.com

すばらしい人体

あなたの体をめぐる知的冒険

2021年 8月31日　第1刷発行
2024年 3月26日　第11刷発行

著　者　山本健人
発行所　ダイヤモンド社
〒150-8409　東京都渋谷区神宮前6-12-17
https://www.diamond.co.jp/
電話／03・5778・7233（編集）　03・5778・7240（販売）
ブックデザイン　鈴木千佳子
装画・本文イラスト　竹田嘉文
ＤＴＰ　宇田川由美子
校　正　神保幸恵
製作進行　ダイヤモンド・グラフィック社
印刷／製本　三松堂
編集担当　田畑博文

 ISBN 978-4-478-11327-1